S. SCHWAB · W. HA

Die Notfalltherapie und Intensivtherapie bei Schlaganfall

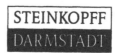
STEINKOPFF
DARMSTADT

Priv.-Doz. Dr. S. Schwab
Prof. Dr. W. Hacke
Neurologische Klinik
Ruprecht-Karls-Universität Heidelberg
Im Neuenheimer Feld 400
69120 Heidelberg, Germany

Wir danken der DRK Rettungsdienste- u. Sozialdienste-Starkenburg
GmbH, Darmstadt, für die freundliche Unterstützung bei der Gestaltung
des Umschlagmotivs.

Steinkopff Verlag Darmstadt,
ein Unternehmen der BertelsmannSpringer Science+Business Media GmbH

http://www.steinkopff.springer.de

© by Steinkopff Verlag Darmstadt 2003

Verlagsredaktion: Sabine Ibkendanz – Herstellung: Holger Frey
Umschlaggestaltung: Erich Kirchner, Heidelberg
Satz: K + V Fotosatz, Beerfelden
Druck: Stürtz AG, Würzburg
Gedruckt auf säurefreiem Papier

INHALTSVERZEICHNIS

1–2
© Steinkopff Verlag 2003

S. Schwab
W. Hacke

Schlaganfallmanagement: Von der Notfallversorgung bis zur maßgeschneiderten Behandlung

Dieser Sammelband zum Thema „Die Notfalltherapie und Intensivtherapie bei Schlaganfall" fasst neun Beiträge einer Artikelserie aus der Zeitschrift Intensivmedizin und Notfallmedizin des Jahres 2002 zusammen. Die Themen reichen von der initialen Notfallversorgung bis zur differentiellen Therapie der Erkrankung. Der Schlaganfall ist mittlerweile die zweithäufigste Todesursache in den industrialisierten Ländern und die häufigste Ursache einer dauerhaften Invalidisierung. Circa 200 000 Patienten erleiden allein in Deutschland pro Jahr einen akuten Schlaganfall. Diese Zahlen sind alarmierend. Dennoch haben wir heute erstmals Behandlungskonzepte an der Hand, die eine Behandlung dieser Erkrankung erlauben und zu einer Verbesserung des Behandlungsergebnisses führen können. Damit dies aber möglich wird, ist – ebenso wie bei der Behandlung des akuten Myokardinfarktes – das rasche und reibungslose Ineinandergreifen von Notfall- und Akutversorgung im Krankenhaus notwendig. Leider ist es aber so, dass für die meisten Schlaganfälle nur bei einer rechtzeitigen Behandlung, d. h. innerhalb der ersten drei, maximal sechs Stunden nach Ereignis, wirkungsvolle Therapien zur Verfügung stehen. Diese Tatsache verlangt eine optimale Organisation der

Abläufe in der Klinik genauso wie das Ineinandergreifen von Prähospitalphase und Versorgung in der Notaufnahme. Auch die rasche Verfügbarkeit und ein sachkundiger Einsatz der bildgebenden Diagnostik und Ultraschalldiagnostik ist Voraussetzung für eine optimale Behandlung. Schlaganfallspezialstationen (sog. Stroke-Units) können durch ihre verbesserte Personalstruktur und Optimierung des Schlaganfallmanagements die Versorgung von Schlaganfallpatienten wesentlich verbessern und damit zählbare Erfolge für jeden einzelnen Patienten bringen.

Für den kompetenten Intensiv- und Notfallmediziner ist es besonders wichtig, neben den Strategien zur Erstversorgung von Patienten mit Schlaganfall auch mögliche Differentialdiagnosen, therapeutische Optionen genauso wie sekundäre Komplikationen von Schlaganfällen (Hirnödem, Rezidivblutungen, Aspiration, Pneumonie usw.) rasch zu erkennen und dann entsprechend zu behandeln. Die oben angesprochene „Versorgungskette" kann nur dann funktionieren, wenn alle Beteiligten um die Fallstricke genauso wie um die optimalen Behandlungsmodalitäten wissen. Diese Kenntnisse müssen vom erstbehandelnden Notarzt bis zur Rehabilitationsklinik reichen.

Die Beiträge des vorliegenden Bandes behandeln die optimale Versorgung, angefangen bei der Prähospitalphase über die Diagnostik in der Notfallambulanz bis zur speziellen intensivmedizinischen Therapie. Die spezielle intensivmedizinische Behandlung von zerebraler Ischämie, intrakranieller Blutung, Subarachnoidalblutung und Sinusvenenthrombose wird jeweils in einem eigenen Artikel dargestellt.

Die Bedingungen für eine optimale Behandlung des akuten Schlaganfalls sind in Deutschland prinzipiell nahezu überall gegeben. Es existieren flächendeckende Rettungssysteme, in denen Patienten durch die Notärzte versorgt werden. Mittlerweile besteht

PD Dr. S. Schwab (✉) · Prof. Dr. W. Hacke
Neurologische Klinik
Ruprecht-Karls-Universität Heidelberg
Im Neuenheimer Feld 400
69120 Heidelberg, Germany

auch eine fast flächendeckende Versorgung der Bevölkerung mit sog. Schlaganfall-Spezialstationen. Wir möchten an dieser Stelle nochmals darauf hinweisen, dass die Schlaganfallversorgung eine interdisziplinäre Zusammenarbeit von Notärzten, Neurologen, Kardiologen und Internisten und natürlich von Schwestern, Pflegern, Logopäden und Krankengymnasten erfordert.

Wir hoffen, dass wir den Lesern mit den vorgelegten Übersichten eine praxisnahe Orientierungshilfe für das klinische Management des akuten Schlaganfalls geben können.

3–14
© Steinkopff Verlag 2003

F. Heid
H.-J. Hennes
T. Steiner

Schlaganfallversorgung in der Prähospitalphase

Prehospital treatment of stroke

Summary In the Western industrialized nations, stroke is the third leading cause of death and the number one cause of acquired disability. To optimize the therapeutic options available to these patients, early signs of stroke need to be recognized and treatment has to be initiated within 3 hours from symptom onset. A "chain of stroke-management" consisting of an early diagnosis and rapid prehospital treatment, efficient diagnostic procedures, and subsequent initiation of acute therapy is required. This article provides an overview of this approach. Focus is directed at the prehospital phase because, in contrast to trauma or myocardial infarction, the signs of stroke are often not recognized as readily by relatives and bystanders or even by medical staff and emergency medical services (EMS), which causes treatment delays. Therefore, by informing the public better and educating emergency personnel concerning stroke, the number of stroke patients treated as an emergency could increase. Prehospital treatment can be targeted towards adequate cerebral oxygenation and individual management of hypertension, treatment of cardiac arrhythmia, and preventing hyperglycemia and hyperthermia. Optimizing the initiation of in-hospital treatment requires early notification of the emergency room personnel in the selected hospital (stroke unit/ stroke team, 24-hour CCT).

Key words Stroke – ischemic stroke – prehospital treatment – stroke team

Zusammenfassung In westlichen Industrienationen ist der Schlaganfall die dritthäufigste Todesursache und die häufigste Ursache für erworbene Behinderungen überhaupt. Optimale Behandlungsbedingungen bestehen nur dann, wenn die Frühsymptome des Schlaganfalls rechtzeitig erkannt werden und die Behandlung innerhalb von 3 h nach Einsetzen der Erstsymptome eingeleitet wird. Eine „Rettungskette des Schlaganfalls" muss deshalb Konzepte zur Früherkennung, eine rasche prähospitale Versorgung gefolgt von effizienter Diagnostik und eine unmittelbar einsetzende Akuttherapie sinnvoll integrieren. Der vorliegende Beitrag hat zum Ziel, diesen Ansatz unter besonderer Berücksichtigung der prähospitalen Phase darzustellen. Diese Akzentuierung erscheint notwendig, da dem Schlaganfall im Vergleich zum Trauma oder Herzinfarkt weitaus weniger Priorität beigemessen wird. Laien, aber auch rettungsdienstliches und medizinisches Personal erschweren durch diese Auffassung die notfallmäßige Behandlung von Schlaganfallpatienten. Intensivierte Aufklärungs- bzw. Ausbil-

Dr. med. F. Heid (✉)
Klinik für Anästhesiologie
Klinikum
der Johannes-Gutenberg-Universität
Langenbeckstr. 1
55131 Mainz, Germany
Tel.: +49-6131/176502
Fax: +49-6131/173440
E-Mail: heid@mail.uni-mainz.de

Dr. med. H.-J. Hennes
Kath. St.-Johannes-Gesellschaft gGmbH
Johannesstr. 9–17
44137 Dortmund, Germany

PD Dr. med. T. Steiner
Neurologische Klinik
der Rupprecht-Karls-Universität
Im Neuenheimer Feld 400
69120 Heidelberg, Germany

dungsmaßnahmen, die sowohl die Öffentlichkeit als auch notfallmedizinisches Personal berücksichtigen, können eine Verbesserung dieser Situation erreichen. Die Zielgrößen der prähospitalen Behandlung sind eine adäquate zerebrale Oxygenierung, ein an den einzelnen Patienten angepasstes Blutdruckniveau, die Behandlung von Herzrhythmusstörungen und das Vermeiden von Hyperglykämie, Hypoglykämie und Hyperthermie. Ein optimaler Übergang von der prähospitalen in die hospitale Phase der Versorgung erfordert die frühzeitige Anmeldung des Schlaganfallpatienten in der geeigneten Klinik (Stroke-Unit/Stroke-Team, 24-Stunden CCT).

⬛ **Schlüsselwörter** Schlaganfall – Ischämischer Insult – Prähospitale Versorgung – Stroke-Team

Epidemiologie

Weltweit ist der Schlaganfall eine der größten Herausforderungen des Gesundheitswesens. Im Rahmen des WHO MONICA(World Health Organization Monitoring Trends and Determinants in Cardiovascular Disease)-Projekts wurden zwischen 1985 und 1987 in einer Gesamtpopulation von 2,9 Millionen Menschen 13 597 Schlaganfälle registriert. Daraus ergaben sich altersstandardisierte Inzidenzraten pro 100 000 von 101–285 bei Männern, bei Frauen von 47–198 (68). Die Gesamtinzidenz des Schlaganfalls bezogen auf Deutschland beträgt etwa 127 000 pro Jahr, 75% davon sind Ersterkrankungen (59). Unter Berücksichtigung der Altersentwicklung der Bevölkerung in Deutschland ist aktuell von noch höheren Zahlen auszugehen.

Das „Erlangen-Stroke-Projekt" differenzierte bei einer Gesamtinzidenz von 1,34 Schlaganfällen pro 1000 Einwohner (1,48 für Männer, 1,25 für Frauen) verschiedene Ätiologien: die Inzidenz des akuten ischämischen Infarktes (AIS) betrug 1,37/1000, die der intrakraniellen Blutung 0,24/1000; die Inzidenz der Subarachnoidalblutung betrug 0,06/1000 und die der nicht klassifizierbaren Schlaganfälle 0,08/1000 (34). In Deutschland starben 1995 36 228 Männer und 64 806 Frauen an zerebrovaskulären Krankheiten, das entsprach 8,8% beziehungsweise 13,7% aller Sterbefälle. Damit ist der Schlaganfall – nach kardiozirkulatorischen Erkrankungen und Neoplasien – auch heute dritthäufigste Todesursache in industrialisierten Ländern. Bei nichttödlichem Erkrankungsverlauf entsteht häufig eine lebenslange Abhängigkeit und Pflegebedürftigkeit, die zu enormen sozio-ökonomischen Belastungen führt: So lagen 1994 die Behandlungskosten zerebrovaskulärer Erkrankungen in Deutschland bei etwa 12,2 Mrd. DM (Statistisches Bundesamt, 1998). Analysen in den USA, die neben medizinischen Kosten auch eine verminderte Produktivität berücksichtigen, schätzen die Gesamtbelastungen auf 30 Milliarden US-$ jährlich (2).

Einteilung des Schlaganfalls

⬛ Akuter ischämischer Infarkt (AIS)

70–80% aller Schlaganfälle sind durch thrombembolische Stenosen und Verschlüsse hervorgerufen und werden als akute ischämische Infarkte (Acute Ischemic Stroke = AIS) bezeichnet. Bei 80% dieser Patienten lassen sich innerhalb von 24 h nach Einsetzen der neurologischen Symptomatik entsprechende Gefäßverschlüsse nachweisen (58).

Häufig erreichen primär extrakranielle Emboli aus der Karotisbifurkation, dem Aortenbogen oder dem Herzen die intrakranielle Zirkulation. Zum Teil stammen die Thromben aus arteriosklerotischen Läsionen intrakranieller Arterien.

Die regionale Hirndurchblutung (Regional Cerebral Blood Flow = rCBF) in gesundem Hirngewebe beträgt etwa 50 ml/100 g/min. In der Frühphase nach einem zerebralen Gefäßverschluss können zwei Zustände, bezogen auf ihre Perfusion, unterschieden werden: zum einen der Infarktkern mit einer Perfusion von unter 8–10 ml/100 g/min und zum anderen eine an den Kern angrenzende Zone, in welcher über Kollateralgefäße eine „Notversorgung" des Gewebes erfolgt. Die Perfusion in dieser Zone, der sog. „ischämischen Penumbra", beträgt unter 20–30 ml/100 g/min. Ein rCBF von mindestens 15–18 ml/100 g/min ist zur Aufrechterhaltung elektrischer Aktivität erforderlich (Abb. 1). Dabei bleibt die zelluläre Integrität noch erhalten, neuronale Funktionen sind nicht mehr nachweisbar (5, 30). Bildgebende Verfahren in den ersten 3 h nach einem Infarkt zeigen, dass die Verminderung des rCBF den wesentlichen Prädiktor für das Ausmaß des neuronalen Schadens darstellt (28).

Die komplexen metabolischen Veränderungen im Rahmen einer Ischämie sind durch veränderte Elektrolytkonzentrationen zwischen Intra- und Extrazellularraum gekennzeichnet und können als *ischämische Kaskade* verstanden werden: Die Aktivierung von Natrium- und Kalzium-Kanälen führt zu einer gesteigerten Freisetzung von Glutamat. Die konsekutive Aktivierung von N-methyl-D-Aspartat (NMDA)- und

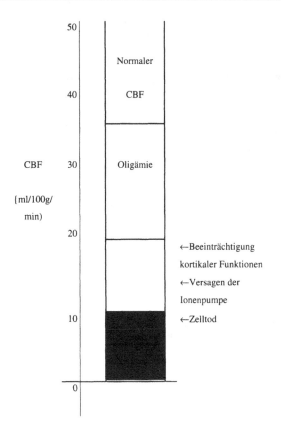

50 — Normaler

40 — CBF

CBF 30 — Oligämie
{ml/100g/
min)
20 —
         ←Beeinträchtigung
         kortikaler Funktionen
         ←Versagen der
         Ionenpumpe
10 —   ←Zelltod

0 —

Abb. 1 Ischämische Grenzen der Hirndurchblutung (modifiziert nach: Jafar J, Crowell R (1987) Cerebral blood flow. In: Wood J (ed) Focal ischemic thresholds: Cerebral blood flow and metabolism. McGraw-Hill, New York, 449–457)

α-amino-3-hydroxy-5-methyl-4-Isoxazolpropionsäure (AMPA)-Rezeptoren bedingt eine ausgeprägte Steigerung des Natrium- und Kalziuminflux. Im weiteren Verlauf werden Sauerstoffradikale gebildet, wodurch Strukturmoleküle angegriffen, Zellmembranen destruiert und in einer Kettenreaktion weitere Radikale erzeugt werden. Die Freisetzung von Stickstoffmonoxid (NO) bedroht ebenfalls die zelluläre Integrität: indem es mit Superoxidanionen das potente Oxidans Peroxynitrit bildet, führt NO zu Oxidationsschäden. Werden auf diesem Weg DNA-Schäden gesetzt, kann NO den programmierten Zelltod (Apoptose) triggern. Aber auch die Wiederherstellung der Durchblutung kann schädlichen Einfluss haben und einen ursprünglich ischämisch bedingten neuronalen Schaden aggravieren (Reperfusionsschaden). Untersuchungen am Tiermodell legen nahe, dass in dieser sensiblen Phase eine erhöhte Konzentration molekularen Sauerstoffs im Blut, neben einer gesteigerten Lipidperoxidation und Membranolyse, auch eine erhöhte Konzentration von Superoxid- und Hydroxyl-Radikalen zur Folge haben kann (Abb. 2).

Intrakranielle Blutung (ICH)

Etwa 15–20% aller Schlaganfälle werden durch intrakranielle Blutungen (Intracranial Hemorrhage = ICH) hervorgerufen. Hauptursachen sind Massenblutungen auf dem Boden einer chronischen arteriellen Hypertonie und Rupturen zerebraler Aneurysmen, seltener sind vaskuläre Malformationen (Angiome), Kavernome, Amyloid-Angiopathien und Tumorblutungen für die Symptome verantwortlich.

Intrakranielle Blutungen können, unabhängig von ihrer Genese, raumfordernde Wirkung entfalten. Wird über diesen Mechanismus der intrakranielle Druck gesteigert, resultiert ein reduzierter zerebraler Perfusionsdruck und damit ein erniedrigter zerebraler Blutfluss, der zu hypoxischem Zelluntergang, vor allem im Bereich des die Blutung umgebenden Hirngewebes (Penumbra) führen kann (31). Sowohl die raumfordernde Wirkung des ursprünglichen Hämatoms, als auch eine generalisierte sekundäre Hirnschwellung, können akut die Kapazität der intrakraniellen Reserveräume erschöpfen und zu einer tödlichen Einklemmung des Hirnstamms führen. Bei Subarachnoidalblutungen ist die zerebrale Sauerstoffversorgung in 60–70% der Fälle zusätzlich durch einen konsekutiven Vasospasmus beeinträchtigt (47). Darüber hinaus ist bekannt, dass fast 30% aller ICH Patienten innerhalb der ersten 3 h und weitere 12% innerhalb der nächsten 23 h nachbluten (10). Zwar ist die Prognose der Patienten vor allem durch das Risiko der o.g. Einklemmung limitiert, die im Rahmen der ischämischen Kaskade (s.o.) ablaufenden komplexen Stoffwechselveränderungen lassen sich jedoch zum Teil auch auf intrakranielle Blutungen übertragen und sind Ansatz therapeutischer Überlegungen (26, 69). Neuroprotektive Maßnahmen sind wahrscheinlich auch bei intrakraniellen Blutungen nur dann effektiv, wenn sie so früh wie möglich eingeleitet werden. Unabhängig davon erfordern raumfordernde Hämatome mitunter unverzügliche chirurgische Intervention.

Therapeutisches Zeitfenster

Wird die Hirndurchblutung experimentell unterbrochen, können im Infarktkern nach wenigen Sekunden neuronale Dysfunktionen nachgewiesen werden, nach weiteren 6–8 Minuten kommt es zu irreversiblem Zelluntergang (5). Im umgebenden Bereich der Penumbra sind die Neuronen zwar in ihren Stoffwechselfunktionen beeinträchtigt, können aber innerhalb von 3–6 h nach Einsetzen der Ischämie wiederbelebt werden. Über diesen Zeitraum hinaus sind die Überlebenschancen in diesem Bereich ext-

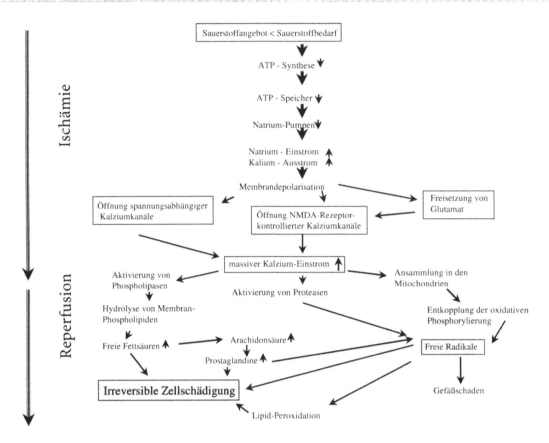

Abb. 2 Ischämische Kaskade. Das endgültige Ausmaß der Gwebsschädigung wird durch zwei Komponenten determiniert: die ischämische Komponente beinhaltet die Gewebsschädigung während der Ischämie; der Zelluntergang, der allein durch diese Schädigung verursacht wird, hängt von der Schwere und Dauer der Ischämie ab. Auch nach Wiederherstellung der Perfusion können biochemische Veränderungen auftreten, die die zelluläre Integrität bedrohen (Reperfusionsschaden). Die Dauer und das Ausmaß dieser sekundären Vorgänge, die für den endgültigen neurologischen Schaden verantwortlich sind, definieren das „therapeutische Fenster", während dessen eine Behandlung nach Ischämie noch wirksam sein könnte (nach: Bulkley GW (1987) Br J Cancer 55(Suppl), p 66)

rem limitiert. Daraus folgt, dass eine Kausaltherapie des akuten ischämischen Infarkts nur dann möglich ist, wenn es gelingt, innerhalb von 3–6 h nach Beginn der Symptomatik den Blutfluss wiederherzustellen und/oder neuroprotektive Massnahmen einzuleiten (Abb. 2) (19, 32). Klinische und experimentelle Untersuchungen bestätigen diese Limitation (2, 15, 54, 73), nur in besonderen Fällen wird das Zeitfenster mitunter deutlich ausgedehnt (z. B. bei Basilaristhrombose).

Prähospitale Akutversorgung – Erkennen und Alarmieren

Fortschritte im Bereich der Schlaganfallprävention konnten bereits erzielt werden. Aber neben der Beachtung von Risikofaktoren (Tabelle 1) ist es für die Öffentlichkeit von großer Bedeutung, die klinischen Zeichen des Schlaganfalls zu *erkennen*, da die Früherkennung für die Indikationsstellung und den Erfolg einer spezifischen Therapie unabdingbar ist (Abb. 3). Aufklärungsprogramme, die in den Medien die Symptome des Schlaganfalls (Tabelle 2) und die Notwendigkeit der frühzeitigen Behandlung erläutern, haben regional bereits die öffentliche Aufmerksamkeit erhöht (20). Alberts und Mitarbeiter zeigten, dass durch öffentliche Aufklärungsprogramme die Zeitspanne zwischen Auftreten der Erstsymptome und Erreichen des Krankenhauses signifikant reduziert werden kann (3). Aufklärungs- und Ausbildungsprogramme, die insbesondere auch notfallmedizinisches Personal ansprechen, können einen früheren Therapiebeginn ermöglichen. Der unverzügliche Beginn einer probaten Behandlung nach prähospitaler Diagnosestellung kann unnötigen Zeitverlust vermeiden (66). Möglicherweise kann auch der Einsatz moderner Kommunikationstechnologien (Videokonferenz, „Telestroke") zu einer Reduktion des therapiefreien Intervalls beitragen (41).

Ursache für Defizite in der Wahrnehmung des Schlaganfalls als Notfall sind unter anderem die

Tab. 1 Risikofaktoren des Schlaganfalls

- Alter über 55 Jahre
- Rasse (Negroide und Angehörige der hispanischen Rasse tragen ein höheres Risiko)
- TIA oder Schlaganfall in der Anamnese
- Arterieller Hypertonus
- Herzerkrankungen, insbesondere Vorhofflimmern
- Diabetes mellitus
- Arteriosklerose der Karotiden
- Rauchen
- Hypercholesterinämie
- Familiäre Belastung
- Erhöhter Alkoholkonsum

(Nach (29))

Tab. 2 Symptome des akuten Schlaganfalls

- Akute Bewusstseinsstörungen
- Plötzliche Schwäche oder Taubheit des Gesichts, eines Arms und/oder Beines, insbesondere im Bereich der gleichen Körperhälfte
- Schwäche oder Asymmetrie im Gesichtsbereich
- Plötzliches Auftreten von Doppelbildern oder Sehverlust auf einem oder beiden Augen
- Neu aufgetretene Gleichgewichtsstörungen, Gangstörungen, Koordinationsverlust
- Sprachverständniss- oder Sprechstörungen, Schluckstörungen
- Schwindel, Übelkeit und Erbrechen

(Nach (29))

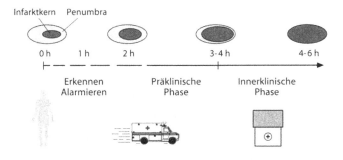

Abb. 3 Der Infarktkern dehnt sich mit zunehmender Zeitdauer auf die ischämische Penumbra aus. Hierdurch wird das therapeutische Zeitfenster limitiert (nach (61))

Lehrpläne zur Ausbildung von Rettungsassistenten: Nur 6 von 170 Stunden „spezielle Notfallmedizin" sind für neurologische Notfälle vorgesehen (39). Angehende Notärzte werden im Rahmen der 80-Stunden-Kurse zur Erlangung der *Fachkunde Rettungsdienst* nur insgesamt 1,5 h über neurologische *und* psychiatrische Notfälle unterrichtet (12). Auch in den USA ist dieser Mangel bekannt, die Curricula für Rettungsassistenten sehen 3 von insgesamt 300 h für neurologische Krankheiten vor (37). Angesichts der hohen Inzidenz und Mortalität dieses Krankheitsbildes und der daraus resultierenden hohen sozio-ökonomischen Bedeutung, erscheint eine intensivierte Ausbildung dringend erforderlich. Mit Hilfe von einfachen Scoresystemen zur prähospitalen Verifizierung der Verdachtsdiagnose *Schlaganfall*, wie z. B. der „Cincinnati Prehospital Stroke Scale (CPSS)", konnten Schlaganfallpatienten sowohl von ärztlichem, als auch von nicht-ärztlichem Rettungspersonal identifiziert werden (36, 38). Mit diesem einfachen Hilfsmittel gelang es den Notärzten mit einer Sensitivität von 100% und einer Spezifität von beinahe 90% die Patienten zu erkennen, die für eine Thrombolyse geeignet gewesen wären. Gemeinsam

mit dem Notfallmedizinischen Institut der Berufsfeuerwehr Köln entwickelte die Neurologische Klinik der Universität Köln ein Schulungsprogramm mit dem Ziel, möglichst viele Patienten einer thrombolytischen Therapie zuzuführen. Das gesamte notfallmedizinische Personal (Ärzte, Rettungsassistenten, Rettungssanitäter, Leitstellendisponenten; insgesamt 856 Personen) wurde in ein einfaches Triageprotokoll eingewiesen (1. Akuter Schlaganfall, Symptombeginn weniger als 3 h zurückliegend; 2. Alter unter 70 Jahren; 3. Erhaltenes Bewusstsein). Darüberhinaus wurden Zuweisungs- und Rekrutierungskriterien standardisiert. Damit konnte die aus älteren Studien bekannte Thombolyserate von unter 5 auf 22% gesteigert werden und erheblich mehr Patienten von einer spezifischen Therapie profitieren. Den Autoren zufolge sind ein einfaches und klares Triageprotokoll, die Ausbildung aller Rettungsdienstmitarbeiter und die Durchführung regelmäßiger Besprechungen mit der Möglichkeit der Fehleranalyse wichtige Voraussetzungen für den Erfolg derartiger Programme (24, 40).

Voraussetzung für eine optimale Versorgung jedes medizinischen Notfalls ist ein nahtloses Ineinandergreifen der einzelnen Glieder der Rettungskette (44, 52). Demnach sollte das *Erkennen* eines medizinischen Notfalls von unmittelbarer *Alarmierung* geeigneter Rettungsmittel gefolgt sein (Abb. 3), bei Schlaganfallpatienten unterbleibt jedoch häufig die Alarmierung des Rettungsdienstes über die bundesweit einheitlichen Telefonnummern (19222/112), da Frühsymptome nicht erkannt, oder bagatellisiert werden. Doch selbst wenn die Rettungsleitstelle informiert wird, ist eine verspätete Versorgung nicht ausgeschlossen. Einerseits entscheidet der Leitstellendisponent aufgrund der Information über Art und Schwere des vorliegenden Notfalls und unter Berücksichtigung der Notarztindikationen über die Disposition der verfügbaren Rettungsmittel. Erhält der Leitstellendisponent aber andererseits nur uncharakteristische, allgemeine Informationen und unterlässt gezieltes Nachfragen, kann er den Notfall nicht erkennen und beauftragt unter Umständen ungeeignete Rettungsmittel ohne Dringlichkeit mit der Versorgung des Patienten. Die Verdachtsdiagnose *Schlaganfall* sollte generell zweifelsfrei abgeklärt und darüber hinaus bundesweit einheitlich in Notarztindikationslisten aufgenommen werden.

Prähospitale Akutversorgung – Vorschläge zum Behandlungsstandard

Atmung

Die Sicherung der Atemwege, ein adäquater Gasaustausch und eine angemessene Ventilation haben absolute Priorität. Um einer Ausdehnung des Infarktareals entgegenzuwirken, muss die zerebrale Perfusion und Oxygenierung aufrechterhalten werden. Determinanten der zerebralen Oxygenierung sind das Herzzeitvolumen und die pulmonale Oxygenierung. Eine reduzierte pulmonale Oxygenierung kann Folge einer stattgehabten Aspiration bei Verlust von Schutzreflexen sein, und/oder durch direkte Schädigung des Atemzentrums hervorgerufen werden. Waren Intubation und Beatmung aufgrund neurologischer Komplikationen (progrediente Bewusstseinsstörung, Verlust von Schutzreflexen mit Aspiration) erfolgt, verschlechterte sich die Prognose der Patienten (60), andererseits konnte bei elektiver Frühintubation eine niedrigere Sterblichkeit beobachtet werden (25). Allen Schlaganfallpatienten sollte prinzipiell Sauerstoff verabreicht werden, im Zweifelsfall sollten die Patienten frühzeitig intubiert werden. Die Indikation zur Intubation stützt sich auf die in Tabelle 3 genannten Kriterien (29).

Blutdruck

Bei etwa 70% der Patienten lassen sich in der Akutphase nach Schlaganfall erhöhte Blutdruckwerte (>160/95 mmHg) nachweisen. Diese Werte entsprechen häufig einer Bedarfshypertonie und bilden sich

Tab. 3 Indikationen zur Intubation und Beatmung

Bewusstlosigkeit
Respiratorische Insuffizienz Atemwegsverlegung Ausfall der Schutzreflexe Diagnostik unter Analgosedierung
Parameter
Sauerstoffsättigung <85% GCS <8 Atemfrequenz <5–7, >30

(Nach (29))

Tab. 4 Behandlungsschema der arteriellen Hypertonie

Ischämie: systolischer BP <220 mmHg, diastolischer BP <120 mmHg Blutung: systolischer BP <180 mmHg, diastolischer BP <100 mmHg
Keine generelle Behandlungsnotwendigkeit Ausnahmen: akuter Myokardinfarkt, Aortendissektion oder vor und in den ersten 24 Stunden nach Lysetherapie
Ischämie: systolischer BP >220 mmHg; diastolischer BP 110–120 mmHg Blutung: systolischer BP >180 mmHg; diastolischer BP 100–110 mmHg wiederholt gemessen im Abstand von 5 Minuten

	Substanz	Dosis	Unerwünschte Wirkungen
Intravenös	Urapidil (*Ebrantil* ®)	5–25 mg	Hypotonie
	Clonidin (*Catapresan* ®)	0,075 mg –0,15 mg	Initiale Blutdrucksteigerung, Sedierung

BP = Blutdruck (modifiziert nach(29))

innerhalb weniger Tage zurück (6). Generell sollten hochnormale Werte toleriert werden, eine behutsame Senkung durch den Einsatz von Substanzen mit kurzer Wirkdauer und guter Steuerbarkeit ist nur bei extremen Werten erforderlich (Tabelle 4). Der Nutzen einer antihypertonen Therapie als Primär- und Sekundärprophylaxe des Schlaganfalls dagegen ist gesichert: Durch eine diastolische Blutdrucksenkung um 5–6 mmHg reduziert sich das Risiko eines Schlaganfalls um 35–40% (46, 50, 55). Unklar ist der Einfluss einer antihypertonen Therapie in der akuten Phase nach Schlaganfall unterhalb oben genannter Grenzwerte (13, 43). In Ermangelung entsprechender Studien können derzeit nur pathophysiologisch begründete Empfehlungen gegeben werden. In amerikanischen Leitlinien wird als Grenze ein arterieller Mitteldruck von 130 mmHg bzw. ein maximaler systolischer Blutdruck von 220 mmHg angegeben (1). Bei folgenden Patienten sollte – ohne, dass exakte Grenzwerte empfohlen werden können – auch ein mittelgradig erhöhter Blutdruck zu therapeutischer Intervention Anlass geben: Bei Patienten mit akutem Myokardinfarkt oder Aortendissektion, weil hier das kardiale Risiko die Prognose bestimmt und bei Patienten, die einer Lysebehandlung zugeführt werden sollen, weil das Risiko einer intrakraniellen Blutung mit steigendem Blutdruck zunimmt (8).

Die Auswahl einer bestimmten Substanz sollte verschiedene Aspekte berücksichtigen. Komorbidität des Patienten, Ursache und Schwere der Blutdruckerhöhung, sowie die Erfahrung des Anwenders sind variable Einflussfaktoren, die die eine oder andere Substanz geeigneter erscheinen lassen. Vor dem Hintergrund einer verlässlichen Pharmakokinetik und -dynamik ist die intravenöse Gabe anderer Applikationsformen vorzuziehen (Tabelle 4). Bei zu rascher oder ausgeprägter Blutdrucksenkung (der Blutdruck sollte um nicht mehr als 5–10 mmHg/h in den ersten 4 h, anschließend um 5–10 mmHg/4 h gesenkt werden (9)), muss medikamentös gegengesteuert werden, um eine suffiziente Hirnperfusion zu gewährleisten.

Herzrhythmusstörungen

In etwa 25–40% der Fälle werden bei akuten ischämischen Infarkten erstmals Herzrhythmusstörungen diagnostiziert. Am häufigsten komplizieren ventrikuläre Tachyarrhythmien (10–20%) und Vorhofflimmern (9%) das klinische Bild (51), Bradyarrhythmien charakterisieren einen bereits gesteigerten intrakraniellen Druck. Erregungsrückbildungsstörungen sind bei 20% der ischämischen Infarkte und 60% der ICHs zu beobachten (51). Allerdings sollten in der prähospitalen Phase differentialdiagnostische Bemühungen hinsichtlich der vorliegenden Rhythmusstörungen nicht zu unnötigem Zeitverlust führen, sondern nur die Anomalien behandelt werden, die über eine Einschränkung des Herzzeitvolumens die zerebrale Sauerstoffversorgung akut gefährden. Die Differentialtherapie richtet sich nach den internationalen Leitlinien und Empfehlungen der kardiopulmonalen Reanimation (4, 53).

Hyperglykämie

Erhöhte Blutzuckerwerte bei der Krankenhausaufnahme von Schlaganfallpatienten korrelieren wahrscheinlich mit einer schlechteren Prognose (11, 16, 57). In einer Untersuchung an 811 Patienten konnte der Blutzuckerwert sogar als unabhängiger Prädiktor eines schlechteren neurologischen Ergebnisses definiert werden. Weir et al. empfehlen, einen Grenzwert von 140 mg/dl nicht zu überschreiten und glukosehaltige Lösungen zu vermeiden (72). Trotzdem muss eine Hypoglykämie bei allen neurologischen Notfällen durch die obligate Blutzuckerbestimmung ausgeschlossen werden.

Hyperthermie

Eine erhöhte Körpertemperatur beeinflusst das Ausmaß eines sich entwickelnden Hirnödems und steigert das Risiko einer sekundären Einblutung. Temperaturerhöhungen sollte deshalb frühzeitig entgegengesteuert werden (14, 22). Für die prähospitale Phase der Schlaganfallbehandlung ergibt sich in dieser Hinsicht nur selten ein Handlungsbedarf, da im Rahmen der Transportvorbereitung und -durchführung

häufig eine moderate Hypothermie akzidentell entsteht; dass im klinischen Bereich Schlaganfallpatienten von einer moderaten Hypothermie mitunter profitieren (56), darf allerdings nicht dazu führen, Patienten in der prähospitalen Phase der Behandlung auskühlen zu lassen, da wache Patienten auf einen Abfall der Körperkerntemperatur mit Muskelzittern reagieren. Dadurch steigt der Sauerstoffverbrauch und die zerebrale Ischämie wird aggraviert.

Prähospitale Akutversorgung – effiziente Diagnostik

Parallel zu der Primärversorgung findet eine klinisch-neurologische Evaluation des Patienten statt, welche sich unter den zeitökonomischen Erfordernissen der prähospitalen Phase in der Regel auf eine neurologische Notfalluntersuchung beschränken muss. Die Befunde der neurologischen Untersuchung werden grundsätzlich im DIVI-Notarztprotokoll dokumentiert (49). Es gibt keine verlässlichen Kriterien, mittels derer in der prähospitalen Phase eine eindeutige Unterscheidung zwischen zerebraler Ischämie oder ICH vorgenommen werden könnte, beide Ätiologien verursachen akute neurologische Ausfallserscheinungen. Akute Kopfschmerzen, insbesondere bei Subarachnoidalblutungen (SAB), Erbrechen und frühe Bewusstseinsstörungen treten häufiger bei ICH auf, können aber auch bei ischämischen Infarkten beobachtet werden. Fokale Defizite, wie z.B. eine sensomotorische Hemiparese, treten bei hemispheraler Schädigung kontralateral auf, während Hirnstammläsionen zu beidseitigen oder gekreuzten Symptomen führen können.

Bei Hirnstammläsionen ist häufig die Okulomotorik betroffen (Achsenabweichung der Bulbi, Nystagmen, Störungen der Lichtreaktion und des Kornealreflexes), darüberhinaus der 5. (Sensibilitätsstörungen im Gesicht, abgeschwächter Kornealreflex), der 4. und 6. (Störung der Okulomotorik), der 7. (Fazialisparese) oder 10. Hirnnerv (Schluckstörungen, Dysarthrie). Auch Atemstörungen, Schwindel und Erbrechen lassen auf eine Hirnstammbeteiligung schließen. Neben der klinischen Untersuchung ist die Erhebung einer Fremdanamnese besonders wichtig. Die Informationen durch Angehörige oder Umstehende bieten häufig wertvolle Hinweise auf die Ursache des vorliegenden Krankheitsbildes. Insbesondere sollten erfragt werden:
der Beginn und Verlauf einer Bewusstseinsstörung,
der Beginn von Lähmungen oder Schmerzen,
zerebrovaskuläre Risikofaktoren (Diabetes mellitus, arterielle Hypertonie, Rauchen),

Abb. 4 Kriterien, die die Auswahl der Ziel-Klinik für Patienten mit der Verdachtsdiagnose Schlaganfall beeinflussen.
* Ischämien im Stromgebiet der A. basilaris (nach (62))

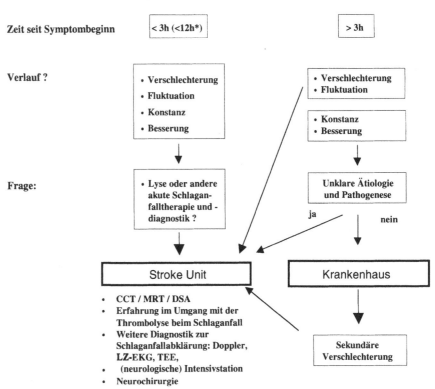

Auswahlkriterien für die geeignete Krankenhausaufnahme

Anfallsleiden, Schlaganfälle oder Herzinfarkte in der Vorgeschichte,

vorbestehende Kopftraumen oder -operationen,

Alkohol- oder Drogenabusus, Medikamenteneinnahme (29).

Zwar lassen sich die jeweiligen Syndrome zumeist differentialdiagnostisch eingrenzen, die definitive Diagnose einer zerebralen Ischämie oder einer ICH kann jedoch nur mittels bildgebender Verfahren in der Klinik gestellt werden (Computer- und Magnetresonanztomographie).

Prähospitale Akutversorgung – Auswahl der Zielklinik

Auf der einen Seite sollte der Transport in die weiterbehandelnde Klinik entsprechend den vorangegangenen Überlegungen zum „therapeutischen Zeitfenster" möglichst unverzüglich durchgeführt werden, auf der anderen Seite beinhaltet die Verlegung des Patienten in die eine oder andere Einrichtung mitunter eine therapeutische Vorentscheidung (Abb. 4) (62, 63). Die Auswahl der Zielklinik muss deshalb bestimmte Kriterien berücksichtigen.

Eine optimale Versorgung von Schlaganfallpatienten setzt neben einer adäquaten Infrastruktur (z.B. 24 h CCT, Neurochirurgie) vor allem eine gute Kommunikation und effiziente Kooperation der an Aufnahme, Diagnostik und Akutbehandlung beteiligten Abteilungen voraus (64). Idealerweise wird der Patient vom begleitenden Notarzt im Rahmen eines „Arzt zu Arzt Gesprächs" in einer neurologischen Notaufnahme oder einer Notaufnahme mit neurologischem Konsiliardienst angemeldet. Bei Verdacht auf ICH hat sich im eigenen Haus der direkte Transport in die Neuroradiologie zur CT-Untersuchung, unter Hinzuziehung der Neurochirurgie, bewährt. In Abhängigkeit von der klinischen Symptomatik und den daraus folgenden therapeutischen Konsequenzen wird über die weitere Versorgung des Patienten entschieden. Die Aufnahme auf eine neurologische/neurochirurgische Intensivstation ist indiziert, wenn:

Schlaganfallpatienten beatmungspflichtig sind,

bei großen Hemisphären- oder Kleinhirninfarkten Einklemmungsgefahr durch Massenverschiebung und ödembedingte Kompression des Hirnstamms besteht,

Subarachnoidalblutungen vorliegen,

die ersten 24 h nach einer Thrombolyse überwacht werden (Gefahr der Einblutung),

- Infarkte aufgrund rezidivierender Embolien progredient verlaufen,
- Blutungen prolongiert verlaufen (neurochirurgische Versorgungsmöglichkeit vorausgesetzt)
- Liquorzirkulationsstörungen auftreten.

Die Aufnahme auf eine Stroke-Unit ist indiziert:
- bei Patienten mit akutem Schlaganfall, die nicht intensiv- aber überwachungspflichtig sind,
- zur weiteren Behandlung und Überwachung von Patienten 24 h nach Thrombolyse,
- zur Vorbereitung vor und Überwachung nach invasiven diagnostischen und/oder therapeutischen Maßnahmen (diagnostische DSA, Ballondilatation, Stentimplantation, Coiling (61)).

Prähospitale Akutversorgung – Ausblick: neue Behandlungskonzepte

Bis vor etwa zehn Jahren war es üblich, in der Frühphase nach ischämischem Infarkt Therapieschemata anzuwenden, die durch den Einsatz von Antikoagulanzien und Antithrombotika im Wesentlichen sekundärpräventiven Charakter hatten (7, 64). Aktuelle Konzepte zielen darauf ab, ähnlich wie bei der Lysetherapie des akuten Myokardinfarkts, die beeinträchtigte Perfusion wiederherzustellen und gleichzeitig die Neuronen im Bereich der Penumbra zu schützen. Im Unterschied zum Myokardinfarkt ist die Indikation und Durchführung einer zerebralen Lysetherapie an besondere Bedingungen geknüpft, denn der sichere Ausschluss einer intrakraniellen Blutung im CT erfordert immer eine Krankenhausbehandlung. Im Gegensatz dazu können neuroprotektive Maßnahmen unmittelbar nach Einsetzen der Symptomatik initiiert werden. Unter Maßgabe eines frühen, nach Möglichkeit prähospitalen Behandlungsbeginns müssen die Substanzen besondere Anforderungen erfüllen (19, 65). Weil sich die Verdachtsdiagnose Schlaganfall nur bei etwa 50–60% der Patienten bestätigen lässt und demzufolge ein erheblicher Teil der Patienten, die keinen Schlaganfall erlitten haben, ebenfalls behandelt wird, müssen unerwünschte Wirkungen im Verhältnis stehen und einfach zu kontrollieren sein (35, 37, 42). Daraus ergibt sich vor dem Hintergrund ökonomischer Aspekte auch die Forderung nach moderaten Behandlungskosten. Logistische und galenische, bzw. pharmakokinetische Besonderheiten der prähospitalen Umgebung müssen ebenfalls berücksichtigt werden.

Aktuelle Studien untersuchen die neuroprotektive Wirksamkeit verschiedener Substanzen. Die im Tiermodell teilweise hocheffizienten Wirkstoffe sind jedoch in klinischen Studien hinter ihren Erwartungen zurück geblieben. Allenfalls Subgruppenanalysen konnten einen Nutzen zeigen. Der zukünftige Stellenwert der Neuroprotektion wird davon abhängen, ob es gelingt, Patientengruppen zu selektieren (z.B. nach Größe des infarzierten Areals), bei denen eine signifikante Verbesserung nachgewiesen werden kann.

Die verschiedenen Abläufe der *ischämischen Kaskade* (Abb. 2) bieten viele pharmakologische Ansatzpunkte: Unter ischämischen Stoffwechselbedingungen kommt es zur Freisetzung des exzitatorischen Neurotransmitters Glutamat. Erhöhte Glutamatkonzentrationen führen zu gesteigerter NMDA-Rezeptoraktivierung (s.u.) und zu einem gesteigerten intrazellulär gerichteten Kalziumeinstrom, der den neuronalen Zelltod bedeuten kann. Der Versuch, durch den Einsatz von Kanalblockern wie Nimodipin oder Nicardipin diesen Kalzium-Influx zu reduzieren, führte zu keiner Verbesserung der untersuchten Zielgrößen (70).

Glutamat-Rezeptor-Antagonisten: Die bisherigen Ergebnisse sind uneinheitlich: Zwar konnte in tierexperimentellen Untersuchungen durch Blockade von NMDA-Rezeptoren mittels Acamprosat das Infarktvolumen verringert werden (21), andere Substanzen wurden jedoch nach klinischer Prüfung abgelehnt.

Radikalfänger: Die klinische Phase 3 Prüfung von Tirilazad mesylat beim ischämischen Schlaganfall erbrachte keine eindeutigen Ergebnisse. Die vermutete membranstabilisierende Wirkung als neuroprotektives Wirkprinzip ließ sich nicht sicher nachweisen (67), ein prophylaktischer Nutzen bei durch SAB bedingten Vasospasmen, konnte in einer männlichen Subpopulation dagegen belegt werden (33). Lubeluzol, aus der Gruppe der Benzothiazole, kann den extrazellulären Anstieg von Glutamat im Bereich der ischämischen Penumbra verhindern (17). Zusätzlich vermittelt Lubeluzol eine Suppression des durch Glutamat aktivierten NO-Pathways und scheint antagonistische Effekte an Kalzium-Rezeptoren auszuüben (48). Inwieweit diese – auf Rezeptorebene noch nicht abschließend geklärten Effekte – neuroprotektive Wirkung beim Menschen bedeuten, ist unsicher. In einer doppelblinden, placebokontrollierten Untersuchung konnte kein Vorteil in der Behandlungsgruppe nachgewiesen werden (18).

Magnesiumsalze: Die neuroprotektive Wirksamkeit wird durch antagonistische Effekte gegenüber exzitatorischen Aminosäuren und Kalzium erklärt, ein klinischer Nachweis der Wirksamkeit steht noch aus (45).

GABA-Rezeptor-Agonisten: Der Wirkmechanismus von Clomethiazol beruht auf einer Aktivierung des GABA (γ-Aminobuttersäure)-Rezeptors. Die Folge ist eine Membran-Hyperpolarisation, die wahrscheinlich einer Depolarisation durch ATP-Mangel oder erhöhte Glutamatkonzentration entgegenwirkt. Am Tiermodell konnte eine neuroprotektive Wirkung der Substanz nachgewiesen werden, in einer doppelblinden und placebokontrollierten Untersuchung (1360 Patienten) ließ sich jedoch nur für eine Subgruppe mit besonders großen Infarkten eine bessere funktionelle Unabhängigkeit der Patienten nachweisen (23, 71). Auch im Bereich der ICH zeichnen sich neue Therapiekonzepte ab. In einer multizentrischen, plazebokontrollierten Phase-IIa-Studie wird derzeit untersucht, ob durch die Gabe von rekombinantem Faktor VII innerhalb von 3 h nach Auftreten der ersten Symptome die hohe Nachblutungsrate gesenkt werden kann.

Schlussfolgerung

Durch die Anwendung neuer therapeutischer Konzepte kann das neurologische Ergebnis von Schlaganfallpatienten verbessert werden. Die Wiederherstellung einer suffizienten Hirnperfusion mittels Thrombolyse und der Schutz vital bedrohter Neurone durch Neuroprotektiva sind allerdings durch ein enges Zeitfenster limitiert, außerhalb dessen eine sichere und effektive Anwendung nicht möglich ist. Die Durchführung einer Thrombolyse erfordert immer eine bildgebende Diagnostik zum Ausschluss einer ICH und ist somit an klinische Bedingungen gebunden. Im Gegensatz dazu könnten Neuroprotektiva – nachgewiesene Wirksamkeit vorausgesetzt – bereits in der prähospitalen Phase eingesetzt werden. Um Schlaganfallpatienten bereits in der prähospitalen Phase behandeln zu können, muss die Erkrankung frühzeitig erkannt werden. Schulungsprogramme, die das gesamte Rettungsdienstpersonal einbeziehen, haben sich hierbei als effektiv erwiesen.

Darüber hinaus führen öffentliche Aufklärungs- und Informationskampagnen, die Frühsymptome eines Schlaganfalls für Laien vermitteln, zu einer schnelleren Versorgung der Patienten. In Abhängigkeit von strukturellen und personellen Ressourcen (Schlaganfallspezialstationen, Stroke-Teams) kann ein größerer Anteil von Schlaganfallpatienten einer spezifischen Therapie zugeführt werden. Die Realisierung dieser Konzepte dient einer verbesserten Strukturqualität und ist Voraussetzung einer optimierten Prozessqualität. Eine mögliche Verbesserung des neurologischen Ergebnisses und der Lebensqualität der Patienten, unterstreicht die Forderung nach deren Umsetzung.

Literatur

1. Adams HP, Brott TG, Crowell RM, Furlan AJ, Gomez CR, Grotta J, Helgason CM, Marler JR, Woolson RF, Zivin JA, Feinberg W, Mayberg M (1994) Guidelines for the management of patients with acute ischemic stroke. Stroke 25:1901–1914
2. Adams HP, Brott TG, Furlan AJ, Gomez CR, Grotta J, Helgason CM, Kwiatkowski T, Lyden PD, Marler JR, Torner J, Feinberg W, Mayberg M, Thies W (1996) Guidelines for thrombolytic therapy for acute stroke: a supplement to the guidelines for the management of patients with acute ischemic stroke. Stroke 27:1711–1718
3. Alberts MJ, Perry A, Dawson DV, Bertels C (1992) Effects of public and professional education on reducing the delay in presentation and referral of stroke patients. Stroke 23:352–356
4. American Heart Association (AHA) and International Liaison Committee on Resuscitation (ILCOR) (2000) Guidelines 2000 for cardiopulmonary Resuscitation and emergency cardiovascular care. An international consensus on science. Part 1: Introduction to the international guidelines 2000 for CPR and ECC. Circulation 102(Suppl):I1–I11
5. Astrup J, Siesjö BK, Symon L (1981) Thresholds in cerebral ischemia – the ischemic penumbra. Stroke 12:723–725
6. Britton M, Carlsson A, de Faire U (1986) Blood pressure course in patients with acute stroke and matched controls. Stroke 17:861–864
7. Bronstein KS, Chadwick LR (1994) Ticlopidine hydrochloride: its current use in cerebrovascular disease. Rehabil Nursing 19:17–20
8. Brott T (1997) Reopening occluded cerebral arteries. In: Bogousslavsky J (ed) Acute stroke treatment. Martin Dunitz, London, pp 109–148
9. Brott T, MacCarthy EP (1989) Antihypertensive therapy in stroke. In: Fischer M (ed) Medical therapy of acute stroke, Vol 2, Marcel Dekker, New York Basel, pp 117–141
10. Brott T, Broderick J, Kothari R, Barsan W, Tomsick T, Sauerbeck L, Spilker J, Duldner J, Khoury J (1997) Early hemorrhage growth in patients with intracerebral hemorrhage. Stroke 28:1–5
11. Bruno A, Biller J, Adams HP Jr, Clarke WR, Woolson RF, Williams LS, Hansen MD (1999) Acute blood glucose level and outcome from ischemic stroke. Neurology 52:280–284
12. Bundesärztekammer (Hrsg) (1995) Kursbuch Rettungsdienst. Curriculum zum Fachkundenachweis Rettungsdienst, Köln
13. Chalmers J (1998) Volhard lecture. Brain, blood pressure and stroke. J Hypertens 16:1849–1858
14. Davalos A, Castillo J, Pumar JM, Noya M (1997) Body temperature and fibrinogen are related to early neurological deterioration in acute ischemic stroke. Journal of Cerebrovascular Diseases 7:64–69
15. del Zoppo GJ, Zeumer H, Harker LA (1986) Thrombolytic therapy in stroke: possibilities and hazards. Stroke 17:595–607
16. Demchuk AM, Morgenstern LB, Krieger D, Chi TL, Hu W, Wein TH, Hardy RJ, Grotta J, Buchan A (1999) Serum Glucose level and Diabetes predict Tissue Plasminogen Activator Related intracerebral hemorrhage in acute ischemic stroke. Stroke 30:34–39
17. Diener H, Hacke W, Hennerici M (1996) Lubeluzole in acute ischemic stroke: a double-blind placebo controlled phase II trial. Stroke 27:76–81

18. Diener HC, Cortens M, Ford G, Grotta J, Hacke W, Kaste M, Koudstaal P, Wessel T (2000) Lubeluzole in acute ischemic stroke treatment: A double-blind study with an 8-hour inclusion window comparing a 10-mg daily dose of lubeluzole with placebo. Stroke 31:2543–2551
19. Dyker AG, Lees KR (1998) Duration of neuroprotective treatment for ischemic stroke. Stroke 29:535–542
20. Ellinger K, Koch C, Daffertshofer M, Behrens S, Luiz Th (1999) Das Mannheimer Schlaganfallprojekt – Eine Initiative zur Optimierung der Versorgungsstrategie. Notfall & Rettungsmedizin 2:428–433
21. Engelhard K, Werner C, Lu H, Mollenberg O, Zieglgänsberger W, Kochs E (2000) Der neuroprotektive Einfluss des Glutamat-Antagonisten Acamprosat nach experimenteller zerebraler Ischämie. Ein Vergleich mit dem Lipidperoxidase-Inhibitor U-101033e. Anaesthesist 49:816–821
22. Ginsberg MD, Busto R (1998) Combating hyperthermia in acute stroke. Stroke 29:529–534
23. Green AR (1998) Clomethiazole (Zendra) in acute ischemic stroke: Basic pharmacology and biochemistry and clinical efficacy. Pharmacol Ther 80:123–147
24. Grond M, Stenzel C, Schmülling S, Rudolf J, Neveling M, Lechleuthner A, Schneweis S, Heiss W-D (1998) Early intravenous thrombolysis for acute ischemic stroke in a community-based approach. Stroke 29:1544–1549
25. Grotta J, Pasteur W, Khwaja G, Hamel T, Fisher M, Ramirez A (1995) Elective intubation for neurologic deterioration after stroke. Neurology 45: 640–644
26. Hall ED (1996) Efficacy and mechanisms of action of the cytoprotective lipid peroxidation inhibitor tirilazad mesylate in subarachnoid haemorrhage. Eur J Anaesth 13:279–289
27. Harper G, Castleden CM, Potter JF (1994) Factors affecting changes in blood pressure after acute stroke. Stroke 25:1726–1729
28. Heiss WD, Thiel A, Grond M, Graf R (1999) Which targets are relevant for therapy of acute ischemic stroke? Stroke 30:1486–1489
29. Hennes HJ, Heid F, Steiner Th (1999) Präklinisches Management des Patienten mit Schlaganfall. Anaesthesist 48:858–870
30. Hossmann KA (1994) Viability threshold and the penumbra of focal ischemia. Ann Neurol 36:557–565
31. Jantzen J-P, Fischer F (1999) Verbesserung der zerebralen Perfusion bei intrakranieller Blutung. In: Hennes HJ (Hrsg) Anästhesiologische Aspekte der gestörten zerebralen Perfusion. Wissenschaftliche Verlagsgesellschaft mbH, Stuttgart, S 93–95
32. Kasner SE, Grotta J (1997) Emergency identification and treatment of acute ischemic stroke. Ann Emerg Med 30:642–653
33. Kassell NF, Haley EC, Apperson-Hansen C, Alves WM (1996) Randomized, double-blind, vehicle-controlled trial of tirilazad mesylate in patients with aneurysmal subarachnoid hemorrhage: a cooperative study in Europe, Australia, and New Zealand. J Neurosurg 84:221–228
34. Kolominsky-Rabas PL, Sarti C, Heuschmann PU, Graf C, Siemonsen S, Neundoerfer B, Katalinic A, Lang E, Gassmann K-G, von Stockert T (1998) A prospective community-based study of stroke in Germany – The Erlangen stroke project (ESPro). Stroke 29:2501–2506
35. Kothari R, Barsan W, Brott T, Broderick J, Ashbrock S (1995) Frequency and accuracy of prehospital diagnosis of acute stroke. Stroke 26:937–941
36. Kothari R, Hall K, Brott T, Broderick J (1997) Early stroke recognition: Developing an out-of-hospital NIH stroke scale. Acad Emerg Med 4:986–990
37. Kothari RU, Brott T, Broderick JP, Hamilton CA (1995) Emergency physicians. Accuracy in the diagnosis of stroke. Stroke 26:2238–2241
38. Kothari RU, Pancioli A, Liu T, Brott T, Broderick J (1999) Cincinnati prehospital stroke scale: Reproducibility and validity. Ann Emerg Med 33:373–378
39. Kurtenbach H, Gorgass B, Raps W (Hrsg) (1990) Rettungsassistentengesetz. Kohlhammer, Köln, S 12
40. Lechleuthner A, Grond M (1998) Prehospital triage of acute stroke for lysis – implementation and results of 60 cases after 1 year. Eur J Emerg Med 5:114–114
41. Levine SR, Gorman M (1999) „Telestroke" – The application of telemedicine for stroke. Stroke 30:464–469
42. Libman RB, Wirkowski E, Alvir J, Rao TH (1995) Conditions That Mimic Stroke in the Emergency Department. Arch Neurol 52:1119–1122
43. Lisk DR, Grotta JC, Lamki LM, Tran HD, Taylor JW, Molony DA, Barron BJ (1993) Should hypertension be treated after acute stroke? A randomized controlled trial using single photon emission computed tomography. Arch Neurol 50:855–862
44. Lott C, Hennes HJ, Dick W (1999) Stroke – a medical emergency. J Accid Emerg Med 16:2–12
45. MacDonald JW, Silverstein FS, Johnston MV (1990) Magnesium reduces N-methyl-D-aspartate (NMDA)-mediated brain injury in perinatal rats. Neurosci Lett 109:234–238
46. MacMahon S, Peto R, Cutler J, Collins R, Sorlie P, Neaton J, Abbott R, Godwin J, Dyer A, Stamler J (1990) Blood pressure, stroke, and coronary heart disease. Part 1, prolonged differences in blood pressure: prospective observational studies corrected for the regression dilution bias. Lancet 335:765–774
47. MacPherson P, Graham DI (1978) Correlation between angiographic findings and the ischaemia of head injury. Journal of Neurology, Neurosurgery, and Psychiatry 41:122–127
48. Marrannes R, De-Prins E (2000) Site of action of lubeluzole on voltage-sensitive Ca(2+) channels in isolated dorsal root ganglion cells of the rat: influence of the pH. J Pharmacol Exp Ther 295:531–545
49. Moecke H, Dirks B, Friedrich H-J, Hennes H-J, Lackner C-K, Messelken M, Neumann C, Pajonk F-G, Reng M, Schachinger U, Violka T (2000) DIVI-Notarzteinsatzprotokoll, Version 4.0. Anaesthesist 49:211–349
50. O'Connel JE, Gray CS (1994) Treating hypertension in acute stroke. BMJ 308:1523–1524
51. Oppenheimer SM, Hachinski VC (1992) The cardiac consequences of stroke. Neurol Clin 10:167–176
52. Pepe PE, Zachariah BS, Sayre MR, Floccare D (1998) Ensuring the chain of recovery for stroke in your community. Acad Emerg Med 5:352–358
53. Robertson C, Steen P, Adgey J, Bossaert L, Carli P, Chamberlain D, Dick W, Ekstrom L, Hapnes SA, Holmberg S, Juchems R, Kette F, Koster R, de Latorre FJ, Lindner K, Perales N (1998) The 1998 European Resuscitation Council guidelines for adult advanced life support. Resuscitation 37: 81–90
54. Sandercock PAG, van den Belt AGM, Lindley RI, Slattery J (1993) Antithrombotic therapy in acute ischaemic stroke: an overview of the completed randomised trials. J Neurosurg Psychiatry 56:17–25
55. Schrader J, Röthemeyer M, Lüders S, Kollmann K (1998) Hypertension and stroke – rationale behind the ACCESS trial. Basic Res Cardiol 93:69–78

56. Schwab S, Schwarz S, Spranger M, Keller E, Bertram M, Hacke W (1998) Moderate hypothermia in the treatment of patients with severe middle cerebral artery infarction. Stroke 29:2461–2466

57. Sieber FE, Traystman RJ (1992) Glucose and the brain. Crit Care Med 20:104–114

58. Solis O, Robertson G, Taveras J, Mohr J, Pessin M (1979) Cerebral angiography in acute cerebral infarction. Rev Interam Radiol 2:19–25

59. Spitzer K, Becker V, Kunze K (1989) The Hamburg stroke data bank: goals, design and preliminary results. J Neurol 236:139–144

60. Steiner T, Mendoza G, De Georgia M, Schellinger P, Holle R, Hacke W (1997) Prognosis of stroke patients requiring mechanical ventilation in a neurologic care unit. Stroke 28:711–715

61. Steiner T, Hennes H-J, Kretz R, Hacke W (2000) Akute klinische Schlaganfallbehandlung. Anaesthesist 49:2–8

62. Steiner T, Hennes H-J, Ringleb P, Bertram M, Hacke W (1999) Zeitbasiertes Management des akuten Schlaganfalls. Notfall & Rettungsmedizin 2:400–407

63. Steiner T, Schellinger P (1999) Auswahlkriterien für die Krankenhausaufnahme bei der Verdachtsdiagnose Schlaganfall. Notfall & Rettungsmedizin 2:434–435

64. The American-Canadian Co-Operative Study Group (1985) Persantine aspirin trial in cerebral ischaemia. Part II: Endpoint results. Stroke 16:406–415

65. The European Ad Hoc Consensus Group (1998) Neuroprotection as initial therapy in acute stroke. Third report of an Ad Hoc Consensus Group Meeting. Cerebrovasc Dis 8:59–72

66. The National Institute of Neurological Disorders and Stroke (NINDS) rt-PA Stroke Study Group (1997) A systems approach to immediate evaluation and management of hyperacute stroke. Stroke 28:1530–1540

67. The RANTTAS Investigators (1996) Randomized trial of tirilazad in acute stroke (RANTTAS) by the RANTTAS investigators, the neuroclinical centre, University of Charlottsville, VA, and the North American RANTTAS participants. Stroke 27:164–164

68. Thorvaldsen P, Asplund K, Kuulasmaa K, Rajakangas A, Schroll M (1995) Stroke incidence, case fatality, and mortality in the WHO MONICA project. Stroke 26:361–367

69. Wahlgren NG, Diez-Tejedor E, Teitelbaum J, Arboix A, Leys D, Ashwood T (2000) Results in 95 hemorrhagic stroke patients included in CLASS, a controlled trial of clometiazole versus placebo in acute stroke patients. Stroke 31:82–85

70. Wahlgren NG, MacMahon DG, De Keyser J, Indredavik B, Ryman T (1994) Intravenous Nimodipine West European Stroke Trial of nimodipine in the treatment of acute ischaemic stroke. Cerebrovasc Dis 4:197–203

71. Wahlgren NG, Ranasinha KW, Rosolacci T, Franke CL, van Erven PMM, Ashwood T, Claesson L (1999) Clomethiazole Acute Stroke Study (CLASS). Stroke 30:21–28

72. Weir CJ, Murray GD, Dyker AG, Lees KR (1997) Is hyperglycaemia an indipendent predictor of poor outcome after acute stroke? Results of a long term follow up study. BMJ 314:1303–1306

73. Zivin JA (1998) Factors determining the therapeutic window for stroke. J Neurol 50:599–603

15–24

P. A. Ringleb
G. Seidel

Neurosonologische Diagnostik beim Schlaganfall

Neurosonological diagnostic in acute stroke

Summary Neurosonological procedures are very suitable for diagnostic clarification in all phases of cerebrovascular disease. Doppler sonography which is based on the effect described by Christian Doppler 1843 measures bloodflow velocity. For the Duplex-technique two-dimensional sectional images are generated. Flow information can be determined by insertion of a doppler information. By the application of contrast media in combination with specific ultrasonic modes, like the perfusion harmonic imaging (PHI) and the stimulated acoustic emission (SAE), it is possible to represent blood flow in the cerebral microcirculation.

In the early phase of ischemic stroke neurosonological procedures can help to clarify the substantial question about presence of an intracranial vessel occlusion. Transcranial doppler (TCD) and transcranial color coded duplex (TCCD) both revealed a high sensitivity for proofing of intracranial occlusions. Ethiological classification of stroke, which is important in the subsequent phase of stroke, is a domain of neurosonological techniques, because sensitivity and specifity of these techniques to detect extra- or intracranial lesions are very high. Also for detection of cardial right-to-left shunt neurosonological techniques exists. A special application for transcranial B-mode is the measurement of the midline-shift under the circumstance of large hemispheric stroke. The fields of application of the neurosonological techniques in the post acute phase are particularly the examination of the risk and the effectiveness of secondary preventive measures, like CEA or stenting.

Key words Ultrasound – doppler – stroke – diagnostic

Dr. P. A. Ringleb (✉)
Neurologische Klinik
Ruprecht-Karls-Universität Heidelberg
Im Neuenheimer Feld 400
69120 Heidelberg, Germany
Tel.: +49-62 21/56 82 11
Fax: +49-62 21/56 53 48
E-Mail: PeterArthur_ringleb@med.
uni-heidelberg.de

Zusammenfassung Neurosonologische Verfahren eignen sich hervorragend zur diagnostischen Abklärung in allen Phasen zerebrovaskulärer Erkrankungen. Die auf dem von Christian Doppler 1843 beschriebenen Effekt basierende Doppler-Sonographie verwendet die korpuskulären Blutbestandteilen als Reflektor zur Messung der Blutflussgeschwindigkeit. Bei der Duplexsonographie werden zweidimensionale Schnittbilder mit der B-Bild-Technik generiert. Durch Einblendung eines Doppler-Strahles können Geschwindigkeitsinformationen aus bestimmten Bildteilen ermittelt werden. Durch den Einsatz von Ultraschall-Kontrastmittel (UKM) gelingt es in Kombination mit UKM-spezifischen Ultraschallverfahren, wie dem „Perfusion Harmonic Imaging" (PHI) und der „stimulierten akustischen Emission" (SAE) Kontrastmittel als Indikator für fließendes Blut in der zerebralen Mikrozirkulation darzustellen.

In der Perakutphase eines Hirninfarkts können neurosonologische Verfahren helfen, die wesentliche Frage nach dem Vorliegen eines intrakraniellen Gefäßverschlusses zu klären. Transkranieller Doppler (TCD) und transkranieller Farbduplex (TCCD) haben eine hohe Sensitivität beim Nachweis intrakranieller Ver-

16

schlüsse gezeigt. Die in der Akutphase zu klärende Frage der ätiologische Einordnung ist ebenfalls Domäne der Neurosonologie, da klare diagnostische Aussagen über das Vorliegen extra- oder intrakranieller Gefäßstenosen oder -verschlüsse geliefert werden können. Auch zum Nachweis von kardialen Rechts-Links-Shunts sind neurosonologische Verfahren etabliert. Eine besondere Anwendung der transkraniellen B-Bild-Sonographie (TCS) ist die Messung der Mittellinienverlagerung bei raumfordernden Mediaterritorialinfarkten. Die Anwendungsgebiete der neurosonologischen Verfahren in der Postakutphase liegen vor allem in der Überprüfung des Risikos und der Effektivität sekundärprophylaktischer Maßnahmen.

▨ **Schlüsselwörter** Ultraschall – Doppler – Schlaganfall – Diagnostik

Einleitung

Ultraschallmethoden sind derzeit die kostengünstigsten und für den Patienten gefahrlosesten Verfahren für die Diagnostik von Erkrankungen der Hirnarterien.

Die Doppler-Sonographie basiert auf dem von Christian Doppler 1843 beschriebenen und nach ihm benannten Effekt (8). Hiernach ändern Wellen ihre Frequenz in Abhängigkeit von der relativen Bewegung von Sender und Empfänger. Mit den korpuskulären Bestandteilen als Reflektor kann deshalb mit Hilfe von Ultraschall die Geschwindigkeit fließenden Blutes gemessen werden. Die Frequenzverschiebung zwischen gesendetem und empfangenen Ultraschall ist linear proportional zur Blutflussgeschwindigkeit. Als weiterer Proportionalitätsfaktor geht der Cosinus des Beschallungswinkels in die Berechnung der realen Flussgeschwindigkeit ein. Hieraus folgt, dass nur „winkelkorrigierte" Geschwindigkeiten miteinander vergleichbar sind und dass Blutgefäße mit einem möglichst kleinen Winkel zu beschallen sind, um den Messfehler zu minimieren (25). Technisch unterscheidet man continuous-wave (CW) und pulsed-wave (PW) Doppler-Systeme. *CW-Doppler-Systeme*, die jeweils ein Kristall zur Ultraschallemission und zum -empfang aufweisen, messen alle bewegten Reflektoren innerhalb des Schallstrahls. Hauptnachteil dieser Systeme ist, dass sich Signale verschiedener Gefäße überlagern können. Mit *PW-Doppler-Systemen*, die nur einen alternierend sendenden und empfangenden Kristall besitzen, können durch entsprechenden zeitlichen Abstand von gesendeten und empfangenen Ultraschallsignalen Doppler-Informationen aus definierten Gewebetiefen analysiert werden. Bei der PW-Technik kann das sogenannte Aliasing-Phänomen auftreten, wodurch hohe Flussgeschwindigkeiten beim Überschreiten des sog. Nyquist-Limits als Grenzgeschwindigkeit, nicht messbar werden.

Das zur Analyse verwendete Doppler-Signal setzt sich aus allen Doppler-Shifts der im Messvolumen vorhandenen Erythrozyten zusammen, die je nach Position und Strömungsprofil im Blutgefäß unterschiedlich schnell fließen. Da die Frequenzen des Doppler-Shifts bei den üblichen medizinischen Anwendungen im hörbaren Bereich (20–18 000 Hz) liegen, können sie mit einfachen technischen Verfahren hörbar gemacht werden. Visuell können sie als Frequenz-Zeit-Spektrum dargestellt werden, in diesen wird die Intensität bestimmter Frequenzanteile zumeist farbig kodiert dargestellt.

Bei der *Duplexsonographie* werden zweidimensionale Schnittbilder mit der B-Bild-Technik generiert. Hierfür wird die Reflexion des Ultraschalls an Gewebeschichten mit unterschiedlichem akustischen Widerstand verwendet, diese Unterschiede werden in verschiedenen Grautönen (brightness mode) dargestellt. Durch Einblendung eines Doppler-Strahles können Geschwindigkeitsinformationen aus bestimmten Bildteilen ermittelt werden. In der Kardiologie werden CW-Verfahren eingesetzt, die als sog. M-Mode Informationen über Klappen- oder Wandbewegungen im Verlauf des Herzzyklus liefern. Im Gegensatz hierzu spielen in der Neurosonologie insbesondere PW-Verfahren eine Rolle, da somit Flussinformation aus bestimmten Gefäßregionen abzuleiten sind. Basierend auf einem modifizierten PW-Doppler-Verfahren kann der Blutfluss auch farbkodiert zweidimensional dargestellt werden, woraus sich die *Farbduplexsonographie* ergibt. Die Farbinformation setzt sich hierbei aus einer Vielzahl kleinvolumiger Doppler-Shiftmessungen zusammen, die je nach Flussgeschwindigkeit und -richtung unterschiedlichen Anteilen eines Farbspektrums zugeordnet werden (Abb. 1). Üblich sind Farbübergänge von rot nach blau. Eine wesentliche Rolle spielt in der Farbduplexsonographie das Aliasing-Phänomen: beim Überschreiten des Nyquist-Limits schlägt die Farbe mit dazwischen liegender heller Trennzone von rot nach blau (oder umgekehrt) um. Solche Artefakte können auf diagnostisch wichtige Gefäßabschnitte wie z. B. Stenosen hinweisen. Für den sog. Power-Mode wird anstelle der Doppler-Frequenz-Verschiebung die Amplitude des gestreuten Ultraschalls zur Generierung des Farbsignals verwendet. Dieses Verfahren ist besonders zum Nachweis von

Abb. 1 Transtemporale (**A, C**) und transnuchale (**D**) farbduplexsonographische Darstellung eines Normalbefunde. Magnetresonanz-Angiographie (**B**) in gleicher Schnittebene wie A und C bei einer Normalperson. *Transtemporal* (frequenzkodierter Farbduplexsonographie = f-TCCS): Ipsilateral: 1: A. cerebri media (ACM), 2: A. cerebri anterior (ACA), 5: P1-Segment der A. cerebri posterior (ACP), 6: P2-Segment der ACP. Kontralateral: 3: ACA, 4: ACM. *Transnuchal* (Power Doppler = p-TCCS): 7: A. vertebrales (V4-Segmente bds.), 8: A. basilaris

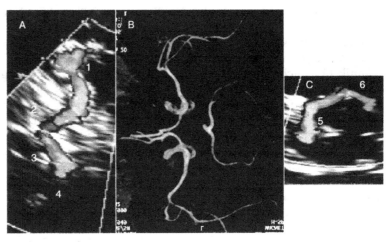

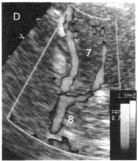

langsamen Flussgeschwindigkeiten geeignet. Nachteil ist das Fehlen einer Information über die Flussrichtung.

Durch den Einsatz von Ultraschall-Kontrastmittel (UKM) gelingt es in Kombination mit verfeinerten, UKM-spezifischen Ultraschallverfahren, wie dem *„Perfusion Harmonic Imaging"* (PHI) (30) und der *„stimulierten akustischen Emission"* (SAE) (26, 27) Kontrastmittel als Indikator für fließendes Blut in der zerebralen Mikrozirkulation darzustellen. Beide Verfahren nutzen die Interaktion zwischen Kontrastmittel-Bläschen und Ultraschall, wobei das PHI die Resonanzeigenschaften ausnutzt und die SAE die akustischen Phänomene nach Zerplatzen der Kontrastmittelbläschen zur Generierung der zweidimensionalen Schnittbilder verwendet.

Untersuchungstechnik

Mit den genannten Ultraschallverfahren können alle größeren Hirngefäße untersucht werden. Extrakraniell können der Truncus brachiocephalicus, die Aa. carotides communes, Aa. carotides internae, Aa. carotides externae, die Aa. vertebrales und die Aa. subclaviae beurteilt werden. Transkraniell sind durch temporale Schallfenster die distalen Abschnitte der Aa. carotides internae (Carotissiphon), die Aa. cerebri anteriores, mediae und posteriores und durch das Foramen magnum die distalen Abschnitte (V4) der Aa. vertebrales und die A. basilaris untersuchbar. Für die Bestimmung von Kollateralkreisläufen ist die Untersuchung der supraophthalmischen Äste am inneren Augenwinkel wichtig. Für speziellere Fragestellung ist auch die Untersuchung weiterer Äste der A. carotis externa, z.B. der A. temporalis superficialis und der A. occipitalis, möglich. Mittels transkranieller B-Bild-Verfahren ist es außerdem möglich, morphologische Aussagen über das Hirnparenchym und weiterer intrakranieller Strukturen zu gewinnen (23).

Einige Abschnitte der hirnversorgenden Gefäße sind einer direkten neurosonologischen Beurteilung nicht zugänglich. Hierzu gehört vor allem der proximale Abschnitt des Carotissiphon in seinem knöchernen Verlauf in der Schädelbasis. Höhergradige Obstruktionen können jedoch indirekt anhand der hämodynamischen Auswirkungen auf vor- oder nachgeschaltete Gefäßabschnitte erkannt werden. Limitierend bei der Untersuchung des intrakraniellen Kompartiments kann eine unzureichende Schallpenetration durch die Schädelkalotte sein. Solche insuffizienten Schallfenster werden für etwa 8–30% der

Patienten beschrieben, vermehrt bei Frauen und älteren Patienten (23). Durch die Anwendung von Ultraschall-Kontrastmitteln (UKM) kann die diagnostische Aussagekraft der konventionellen Ultraschalltechnik bei solchen Patienten gesteigert werden (10, 18). Aber auch bei der Untersuchung höchstgradiger Karotisstenosen haben Ultraschall-Kontrastmittel eine Bedeutung (12).

Die Interpretation der Doppler-Befunde beruht auf Kenntnissen der Anatomie und der Hämodynamik. Die Flussgeschwindigkeit ist proportional der Stromstärke und umgekehrt proportional dem Gefäßradius. Bei konstanter Stromstärke steigt nach dem Bernoulli-Effekt die Geschwindigkeit quadratisch zur Radiusabnahme an. Bei laminarer Strömung ist das Flussprofil parabelförmig, im Doppler-Spektrum überwiegen submaximale Frequenzen. Unmittelbar nach Stenosen, wie auch an Gefäßgabelungen oder -krümmungen kann es zu Turbulenzen kommen. Solche sind im Doppler-Spektrum durch Auftreten negativer Frequenzen oder Zunahme nulliniennaher Frequenzen hör- bzw. sichtbar. Wie andere technisch anspruchsvolle Verfahren auch, setzt die korrekte Befundinterpretation einen geübten Untersucher voraus. Ausbildungsstandards sind im Curriculum der Deutschen Gesellschaft für Neurophysiologie (DGKN, http://www.DGKN.de) und der Sektion Neurologie der Deutschen Gesellschaft für Ultraschall in der Medizin (DEGUM, http://www.DEGUM.de) definiert.

Entsprechend dieser methodischen Gegebenheiten sind neurosonologische Verfahren hervorragend zur diagnostischen Abklärung in allen Phasen zerebrovaskulärer Erkrankungen geeignet. Hierfür ist allerdings notwendig, dass die Ultraschalldiagnostik schnell und zuverlässig rund um die Uhr verfügbar steht.

Bewertung der Verfahren in verschiedenen Phasen der Schlaganfallbehandlung

In der *Perakutphase* nach Beginn eines Hirninfarkts, in der es um unverzüglich durchzuführende therapeutische Maßnahmen wie Thrombolyse geht, können neurosonologische Verfahren helfen, die primäre Frage nach dem Vorliegen eines intrakraniellen Gefäßverschlusses zu klären. Nach den Zulassungsbestimmungen für rt-PA ist dessen Anwendung für die vordere Zirkulation auf ein 3-Stunden-Zeitfenster beschränkt. Nach den ECASS-Resultaten ist bei richtiger Selektion ein therapeutischer Effekt jedoch auch nach dieser Zeit möglich. Ein wesentliches Argument auch nach 3 Stunden noch eine Lysetherapie durchzuführen, ist der persistierende Verschluss ei-

nes intrakraniellen Gefäßes. Transkranieller Doppler (TCD) und transkranieller Farbduplex (TCCD) haben eine hohe Sensitivität beim Nachweis intrakranieller Verschlüsse gezeigt (6, 13). In einer Untersuchung von Demchuk und Kollegen (7) lag die Sensitivität des TCD für den Nachweis von Verschlüssen der A. cerebri media bei 93%. Doppler-Kriterien, die für einen Verschluss der A. cerebri media sprechen, sind ein umschrieben fehlendes Signal trotz guter technischer Untersuchungsbedingungen, Reduktion der Strömungsgeschwindigkeit in zuführenden Gefäßabschnitten und ggfs. Nachweis von Kollateralen (17). Der dopplersonographische Nachweis distal gelegener Mediaastverschlüsse (M2- oder M3-Abschnitt) ist problematischer, dafür sprechen eine im Seitenvergleich niedrigere Strömungsgeschwindigkeit in der proximalen A. cerebri media, ein fehlendes Signal im distalen Gefäßverlauf, und die Zunahme der Strömungsgeschwindigkeit in der A. cerebri anterior oder posterior (25). Schneller und zuverlässiger als mit der TCD können Verschlüsse der A. cerebri media mittels TCCD diagnostiziert werden, da man das B-Bild zur Orientierung verwenden und die A. cerebri media in der Sylvischen Furche aufsuchen kann (Abb. 1). Für den transkraniellen Duplex fanden Kenton und Mitarbeiter eine Sensitivität und Spezifität von je 100% im Vergleich zur Magnetresonanzangiographie (20).

Schwieriger ist der dopplersonografische Nachweis von Verschlüssen im vertebrobasilären Stromgebiet, in der Untersuchung von Demchuk lag die Sensitivität des TCD zum Nachweis eines Verschlusses der A. basilaris bei nur 60% (7). Die Diagnostik im vertebrobasilären Gebiet wird durch die erhebliche Variabilität des Gefäßverlaufs und die in aller Regel zahlreichen Kollateralen erschwert. Hinweisend auf einen Basilarisverschluss können Hochwiderstandssignale in beiden Vertebralarterien und der Nachweis eines Kollateralkreislaufes über den Basilariskopf sein.

Bei der Wahl der Methodik ist entscheidend, keine unnötige Zeit bis zur Diagnosestellung aufzuwenden, da Erfolg und Risiko der Lysetherapie entscheidend vom Zeitintervall bis zum Therapiebeginn abhängt. Daher kann bei dieser konkreten Fragestellung von einem starren Untersuchungsregime abgewichen und im Wesentlichen auf die das klinische Bild erklärenden Gefäße fokussiert werden. Eine derartige Einschränkung des Untersuchungsprotokolls sollte allerdings immer nur temporär sein, eine komplette neurovaskuläre Untersuchung des Patienten zu einem späteren Zeitpunkt ist unumgänglich. Bei technischen Schwierigkeiten, wie Durchschallungsprobleme oder fehlende Signale in den Zielgefäßen, sollte frühzeitig auch der Einsatz von Ultraschall-Kontrastmitteln in Erwägung gezogen werden (14), ebenso gilt es ggfs. Alternativmethoden wie CT- oder MR-Angiographie (29) in Betracht zu ziehen.

Im Vergleich zu den neuroradiologischen Verfahren haben die neurosonologischen Verfahren den Vorteil der höheren Verfügbarkeit und der raschen Durchführbarkeit auch bei unruhigen Patienten. Insbesondere im vertebrobasilären Bereich hat die CT-Angiografie jedoch eine deutlich höhere Sensitivität als die TCD und sollte hier bevorzugt werden (3), systematische Studien zur diagnostischen Wertigkeit der TCCS in der vertebrobasilären Strombahn in der Perakutphase stehen noch aus.

Die wesentliche in der *Akutphase* zu klärende Frage ist die ätiologische Einordnung der Schlaganfallursache, da hiervon sekundärprophylaktische Entscheidungen abhängig sind. Neurosonologische Verfahren können klare diagnostische Aussagen über das Vorliegen extra- oder intrakranieller Gefäßstenosen oder -verschlüsse liefern. B-Bild und Duplexverfahren können darüberhinaus Hinweise auf die Ätiologie eines Gefäßprozesses liefern (Abb. 2). Auch zum Nachweis von kardialen Rechts-Links-Shunts (Offenes Foramen ovale, pulmonale Shunts) sind neurosonologischen Verfahren etabliert.

Zum Nachweis und zur Quantifizierung von Stenosen der extrakraniellen *Aa. Carotides* werden CW-Verfahren schon seit Jahrzehnten eingesetzt. Mittels solcher Verfahren können Strömungsbehinderungen erfasst werden, wenn die Lumeneinengung berechnet nach dem lokalen Stenosegrad mindestens 50% beträgt. Die Korrelation zu neuroradiologischen Verfahren ist problematisch wegen der Schwierigkeiten, den „exakten" Stenosegrad aus wenigen Angiographieebenen adäquat einzuschätzen. Hämodynamische Angaben zum Stenosegrad sind daher in Kenntnis des Messproblems zu betrachten und ausreichend große Sicherheitsbereiche für Messungen sind zu empfehlen. Anhand folgender Parameter gelingt eine Einteilung der Obstruktionen in Schweregradgruppen (siehe Tabelle 1): qualitative Audiossignalveränderungen (Turbulenzen), Zunahme der systolischen und/oder diastolischen Strömungsgeschwindigkeit, Abnahme der pulsatilen Amplitudenmodulation, Veränderung des Doppler-Signals proximal oder distal der Obstruktion, fehlendes Doppler-Signal. Solche Einteilungen gelten einschränkend nur für einseitige Gefäßprozesse, Modifikationen sind notwendig bei Obstruktion der Gegenseite und auch bei Mehretagenstenosen („Tandemstenosen").

Ergänzt und stellenweise ersetzt wird die CW-Doppler-Sonographie, durch die B-Bild- und Duplex-Sonographie, die eine direkte morphologische Beurteilung der Gefäßobstruktion und weitergehende ätiologische Einordnung gestattet. Über das Stenoseausmaß hinaus können Informationen über die Beschaffenheit des zumeist arteriosklerotischen Materi-

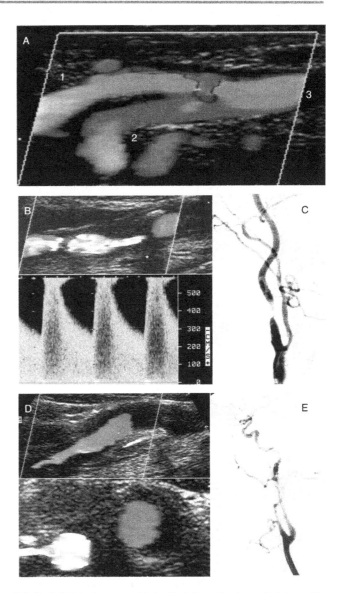

Abb. 2 A Farbduplexsonographische Darstellung der A. carotis interna (1), externa (2) und communis (3) einer Normalperson. **B** Filiforme Abgangsstenose der A. carotis interna, arteriosklerotisch bedingt mit Schallschatten (*) im Bereich der Stenose sowie korrespondierende digitale Subtraktionsangiographie (DSA) (**C**). **D** Langstreckige 50–60% Stenose der A. carotis interna im farbduplexsonographischen Längs- und Querschnitt. Unter links: A. carotis externa, unten rechts: A. carotis interna mit halbmondförmiger semizirkulärer echoarmer Stenose. **E** Korrespondierende DSA

als, seine Binnen- und Oberflächenstruktur gewonnen werden (Abb. 2)

Zum Nachweis kompletter Carotisocclusionen ist die Duplex-Sonografie unerlässlich. Außergewöhnliche Gefäßverläufe und subtotale Stenosen können in der CW-Sonographie als Verschluss fehlinterpretiert werden, die mittels der morphologischen Verfahren als solche rasch zu erkennen sind. Insbesondere Power-Mode-Verfahren und die Anwendung von Echokontrastmitteln zeigen bei der Differenzie-

Tab. 1 Dopplersonographische und morphologische Kriterien zur Bestimmung von Stenosegraden an der A. carotis interna (modifiziert nach (25))

	Nicht-stenosierende Plaques	Geringgradige Stenose	Mittelgradige Stenose	Hochgradige Stenose	Subtotale Stenose
Lokaler Stenosegrad	<40%	40–60%	60–70%	ca. 80%	>90%
Stenosierungsgrad relativ zum distalen Lumen (NASCET)	0	<30%	ca. 50%	ca. 70%	>90%
Indirekte Kriterien	keine	keine	keine	A. ophthalmica: Nullfluss oder retrograd A. carotis communis: Erhöhte Pulsatilität	
Direkte CW-Kriterien	unauffällig	geringe lokale Strömungszunahme	deutliche Strömungs-zunahme Verlust der Pulsatilität und systolische Dezeleration	starke lokale Strömungs-zunahme mit systolischer Dezeleration	variables Stenosesignal mit Intensitätsminderung
Poststenotisch	unauffällig		kurzstreckige Turbulenz	langstreckig Turbulenz, verminderte systolische Strömungsgeschwindig-keit	schwer auffindbares, stark reduziertes Signal
Systolische Spitzenfrequenz	<4 kHz	ca. 4 kHz	4–8 kHz	>8 kHz	variabel
B-Bild Nachweisgüte	+++	+++	++	+	+
B-Mode	geringe Plaqueausdehnung		mittelgradige Lumeneinengung	hochgradige Lumeneinengung	höchstgradige Lumeneinengung
Farbduplex	keine oder lokale Verwirbelung	lange segmentale systolische Strömungs-beschleunigung	umschriebene segmentale systolische Strömungs-beschleunigung	eng umschriebene segmentale hochgradige Strömungsbeschleunigung, post-stenotische Rückströmungsanteile	
Systolische Maximal-geschwindigkeit	<120 cm/s	ca. 120 cm/s	>120 cm/s	>240 cm/s	variabel

rung zwischen Pseudo-Occlusion und kompletter Occlusion eine ähnlich hohe Sensitivität wie konventionelle angiographische Verfahren (19).

Neben arteriosklerotischen Veränderungen spielen insbesondere bei jüngeren Schlaganfallpatienten auch Gefäß-Dissektionen eine wesentliche ätiologische Rolle (Abb. 2). Richtungsweisende dopplersonographische Befunde der Carotisdissektion sind Hochwiderstandssignale („Stumpfsignal") in der A. carotis communis und der proximalen A. carotis interna bei retrogradem Fluss in den Ophthalmicakollateralen (35). Dieser Befund weist auf eine Obstruktion der distalen A. carotis interna vor dem Ophthalmicaabgang hin, der häufigsten Lokalisation von Carotisdissektionen. Da andererseits arteriosklerotische oder embolische Obstruktionen an dieser Stelle sehr selten sind, kann der dopplersonographische Nachweis einer Gefäßpathologie in dieser Lokalisation als ätiologischer Hinweis gewertet werden. Morphologisch sind im B-Bild entsprechend der distalen Position der Gefäßpathologie häufig Normalbefunde zu erheben, bei weiter proximaler Lage des Dissekates sind gelegentlich echoarme Wandverdickungen mit spitz zulaufendem Restlumen detektierbar. Daneben können auch weiter proximal lokalisierte Stenosen auftreten. Hierbei kann als Hinweis auf eine mögliche Dissektion das homogen echoarme Signalverhalten der Stenose sowie deren langstreckige Ausdehnung gelten (Abb. 2).

Die neurosonologische Untersuchung der *Aa. vertebrales* ist durch einige anatomische Besonderheiten erschwert (Abb. 3). Aufgrund des Verlaufs in den Querfortsätzen der Wirbelkörper können sie nicht kontinuierlich untersucht werden, Anlagevarianten wie der direkte Abgang aus der Aorta oder eine Endigung in der A. cerebelli inferior posterior und Kaliberdifferenzen sind häufig. Außerdem beeinflussen Strömungshindernisse in der A. subclavia die Doppler-Signale der A. vertebralis.

Bei der dopplersonographischen Untersuchung der A. vertebralis sollte auf eine Ableitung an mindestens drei Stellen geachtet werden (Abgangsbereich, Atlasschleife, intrakraniell), um segmentale Pathologien mit guter Kollateralisierung erfassen zu können. Die ergänzende oder alternative Untersuchung mit der Farbduplexsonographie ist ins-

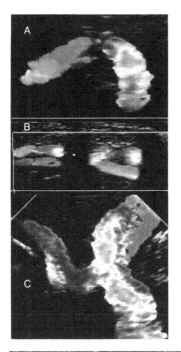

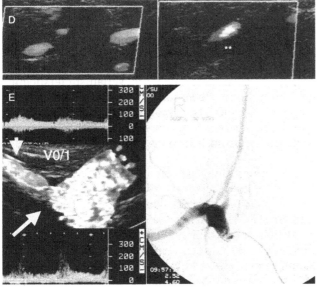

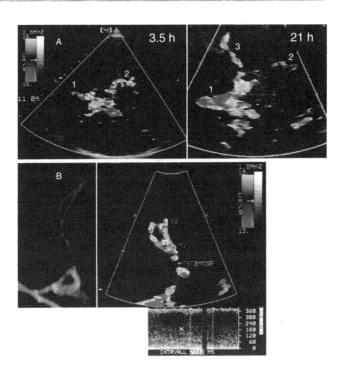

Abb. 4 A Verschluss der A. cerebri media, 3,5 Stunden nach Beginn eines Media-Syndroms (1: ACA, 2: PCA) (links, f-TCCS, Übersichtsdarstellung) und spontane Rekanslisation der A. cerebri media (3) 21 Stunden nach Beginn der Klinik (rechts, f-TCCS, Detaildarstellung). **B** Filiforme Stenose der A. cerebri media im M1-Segment mit diastolischen Flussgeschwindigkeiten intrastenotisch von 200 cm/s, links MR-angiographische und rechts farbduplexsonographische Darstellung (f-TCCS)

Abb. 3 Farbduplexsonographische Normalbefunde der A. vertebralis (**A–C**). **A** Altas-Schlinge (V3-Segment), **B** intertransversaler Abschnitt (V2-Segment) zu beachen sind die Schallschatten durch die Wirbelquerfortsätze (*) und die Darstellung von Arterie (rot) sowie der Venenplexus (blau). **C** Abgang (V0- und V1-Segment). Pathologishe Befunde (**D, E**): **D** links: normales arterielles Farbsignal im intertransversalen Abschnitt der A. vertebralis (rot), rechts: lediglich Darstellung des venösen Farbsignals (blau), fehlendes arterielles Signal im Lumen der A. vertebralis (**) bei A. vertebralis Verschluss. **E** Farbduplexsonographische Darstellung einer Abgangsstenose der A. vertebralis mit korrespondierender DSA

besondere bei fehlender Ableitmöglichkeit im CW-Doppler, bei Verdacht auf eine Vertebralis-Hypoplasie und bei Hinweisen auf einen Vertebralisverschluss sinnvoll (Abb. 3). Auch mit dieser Technik sollte proximal, im intervertebralen Abschnitt und an der Atlasschleife untersucht werden. Die direkte morphologische Beurteilung einer Vertebralisabgangsstenose gelingt aufgrund der anatomischen Verhältnisse nicht immer. Durch eine Kombination beider Techniken kann im Vergleich zur Angiographie eine über 90% betragende Korrelation erreicht werden (33).

Auch *intrakranielle Stenosen* sind unter oben genannter Einschränkung der Schallpenetration der Evaluation mit neurosonologischen Verfahren gut zugänglich. Die Zuordnung zu den einzelnen Gefäßen gelingt in der TCD durch die Flussrichtung und die Ableittiefe. Aus den Spektren der gepulsten Doppler-Sonographie werden verschiedene Kriterien zur Quantifizierung herangezogen. Bei geringgradigen Stenosen kommt es zu einer lokal umschriebenen Zunahme der systolischen und ggfs. auch diastolischen Maximalgeschwindigkeit. Bei höhergradigen Stenosen kommt es zusätzlich auch zum vermehrten Auftreten niederfrequenter Frequenzanteile, evtl. zu sog. Musical-Murmurs (vermutlich durch Wandschwingungen entstehende harmonische Signale) und zur Veränderung des Flussprofils distal der Stenose (25) (Abb. 4). Die transkranielle Farbduplexsonographie hat im Vergleich zum TCD den

Vorteil der leichteren Differenzierbarkeit einzelner Gefäßsegmente und der winkelkorrigierten Flussmessung (Abb. 4). Bei ähnlich hoher Nachweissensitivität kann sie demnach besser zwischen distalem Carotissiphon- und proximalen Mediastenosen, sowie zwischen Mediaast- und distalen Mediahauptstammstenosen differenzieren (22, 28). Beiden Methoden gemeinsam ist, dass die Kenntnis des extrakraniellen Gefäßbefundes wichtig ist, um das Risiko einer Fehlinterpretation, z.B. aufgrund von Kollateralkreisläufen, zu reduzieren. Eine verbreitete Klassifikation intrakranieller Stenosen analog der für extrakranielle Arterien ist bisher nicht erarbeitet worden, vor allem auch, da die methodischen Schwierigkeiten der angiographisch exakten Bestimmung des Stenosegrades hier noch größer sind, als bei den extrakraniellen Gefäßen (29). Die Arbeitsgruppe um Baumgartner hat im Vergleich zur konventionellen Angiographie allerdings TCCD-basierte Kriterien zur Graduierung intrakranieller Stenosen über 50% erarbeitet (1). Tabelle 2 gibt die Schwellenwerte der Strömungsgeschwindigkeit für die einzelnen Gefäßabschnitte wieder, die eine Stenose über 50% charakterisieren.

Eine besondere Anwendung der transkraniellen B-Bild-Sonographie (TCS) ist die Messung der Mittellinienverlagerung bei raumfordernden Mediaterritorialinfarkten (2, 34). In zwei prospektiven Studien konnte gezeigt werden, dass die Geschwindigkeit der Mittellinienverlagerung in der Initialphase des Mediainfarktes prognostische Aussagen über den weiteren Verlauf im Hinblick auf die raumfordernde Wirkung gestattet (13, 14). Ebenso kann diese Methode nach osteoklastischen Trepanationen angewendet werden, um Komplikationen frühzeitig zu erkennen. Die TCS gestattet mit einem positiven und negativem prospektiven Wert von 0,88–0,91 und 0,95–0,98 größere (über 1 cm durchmessende) supratentorielle intrazerebralen Hämatome in der Akutphase anhand des signalreichen Echomusters zu diagnostizieren (24, 31). Mit dem Perfusion Harmonic Imaging (PHI) können Perfusionsdefekte bei Infarkten im Stromgebiet der A. cerebri media mit einer Sensitivität von 75–78,6% und einer Spezifität von 92,9–100% diagnostiziert werden (11, 32).

Tab. 2 Schwellenwerte der transkraniellen Farbduplexsonographie zur Bestimmung intrakranieller Stenosen über 50% (nach (1))

Gefäßabschnitt	Schwellengeschwindigkeit
A. cerebri anterior	155 cm/s
A. cerebri media	220 cm/s
A. cerebri posterior	145 cm/s
A. vertebralis	120 cm/s
A. basilaris	140 cm/s

Als weiteres neurosonologisches Verfahren zur ätiologische Einordnung ischämischer Schlaganfälle steht die TCD zur Detektion kardialer und pulmonaler Rechts-Links-Shunts zur Verfügung (sog. „OFO-Test"). Hierfür wird ein nicht-lungengängiges Ultraschallkontrastmittel in eine Cubiditalvene injiziert und parallel hierzu ein Monitoring des Doppler-Frequenz-Spektrums in der A. cerebri media durchgeführt. Bei Vorhandensein eines Rechts-Links-Shunts, in der Regel ein offenes Foramen ovale, gelangt ein Teil des Kontrastmittels in den arteriellen Kreislauf und kann aufgrund charakteristischer Signalmuster (HITS) im Spektrum der TCD-Ableitung identifiziert werden. Anhand des zeitlichen Auftretens, der Anzahl der HITS und des Zusammenhangs mit einem durchzuführenden Valsalva-Versuch kann eine semiquantitative Einschätzung des Shunt-Volumens erfolgen. Die Korrelation mit der transösophagealen Echokardiographie ist hoch (21), es gibt Hinweise, dass eine simultane oder additive Anwendung beider Verfahren das optimale Nachweisverfahren darstellt (16). Dies nicht zuletzt deswegen, weil mit dem TCD-Verfahren auch pulmonale Shunts diagnostiziert werden können.

Neben diesen Fähigkeiten der ätiologischen Klärung haben neurosonologische Verfahren aufgrund der Möglichkeit ihrer nahezu beliebigen Wiederholbarkeit insbesondere auch für Verlaufsuntersuchungen eine hohe Bedeutung. Sowohl transkranieller Doppler als auch transkranieller Farbduplex haben eine hohe Aussagefähigkeit bei der Bestimmung der Rekanalisation nach thrombolytischer Therapie (4, 5, 13).

Die Anwendungsgebiete der neurosonologischen Verfahren in der *Postakutphase* liegen vor allem in der Überprüfung des Risikos und der Effektivität sekundärprophylaktischer Maßnahmen.

Mittels transkranieller Monitoringsysteme besteht die Möglichkeit einer semiautomatischen Detektion asymptomatisch zirkulierender Mikroembolien (9). Während die klinische Relevanz solcher asymptomatischer Mikroembolien noch nicht gänzlich geklärt ist, konnte einerseits gezeigt werden, dass die Anzahl der Emboliesignal nach der Operation einer symptomatischen Carotisstenose reduziert ist (36), andererseits zeigten Goertler und Kollegen die deutliche Abnahme solcher Emboliartefakte nach Beginn einer Thrombozytenaggregationshemmung (15).

Auch zum Monitoring neuroradiologischer Interventionen eignen sich neurosonologische Verfahren. Zunehmend häufiger werden alternativ zur Carotis-TEA stentgeschützte Angioplastien durchgeführt. Das Risiko dieser Maßnahme ist ebenso wie der Langzeitnutzen noch nicht endgültig bestimmt. Momentan wird in einer multizentrischen Studie (http://www.space.stroke-trial.com) der Stellenwert

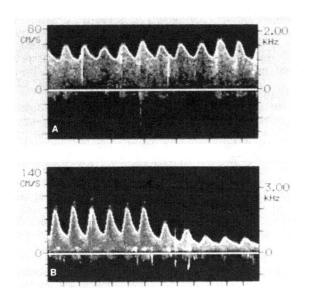

Abb. 5 Monitoring während einer stentgeschützten Angioplastie **A** Multiple Mikroembolien abgeleitet über der A.cerebri media. **B** Flussreduktion in der ipsilateralen A. cerebri media in der Phase der Ballon-Dilatation

dieses Verfahrens im Vergleich zur TEA evaluiert. Periinterventionell kann mittels transkraniellem Monitoring die individuelle Emboliehäufigkeit bestimmt

und so frühzeitig permanente Occlusionen bestimmt werden (Abb. 5). Außerdem ist es möglich die hämodynamischen Auswirkungen während der einzelnen Behandlungsphasen zu erkennen (Abb. 5), wodurch die Zeiten, in denen es zu einer kritischen Minderung der Hirnperfusion kommen kann, minimierbar sind. Nach der Stent-Applikation kann mittels Farbduplexsonographie die korrekte Lage und Morphologie des Stents überprüft werden. Frühe thrombotische Komplikationen oder im Verlauf auftretende Restenosen sind so zu erkennen. Dieses gilt aber auch für Patienten nach Carotis-TEA, die regelmäßig nachuntersucht werden sollten, um Restenosen rechtzeitig zu erkennen.

Weitere Patienten die von der Wiederholbarkeit und Reliabilität der neurosonologischen Verfahren profitieren können, sind solche mit asymptomatischen Stenosen, bei denen eine Zunahme auf eine kritisches Maß vor dem Auftreten hämodynamischer Probleme erkannt werden kann. Nach Gefäßdissektionen helfen die Verlaufsuntersuchungen in Abhängigkeit des Zeitpunkts der Rekanalisation über die Modalität der Sekundärprophylaxe zu entscheiden.

Danksagung Die Autoren danken Herrn Prof. Dr. D. Petersen, Leiter der Abteilung für Neuroradiologie für die Bereitstellung der Angiographie-Abbildungen (MRT, DSA).

Literatur

1. Baumgartner RW, Mattle HP, Schroth G (1999) Assessment of >=50% and <50% intracranial stenoses by transcranial color-coded duplex sonography. Stroke 30(1):87–92
2. Bertram M, Khoja W, Ringleb P, Schwab S (2000) Transcranial colour-coded sonography for the bedside evaluation of mass effect after stroke. Eur J Neurol 7(6):639–646
3. Brandt T, Knauth M, Wildermuth S, Winter R, von Kummer R, Sartor K, Hacke W (1999) CT angiography and Doppler sonography for emergency assessment in acute basilar artery ischemia. Stroke 30(3):606–612
4. Burgin WS, Malkoff M, Felberg RA, Demchuk AM, Christou I, Grotta JC, Alexandrov AV (2000) Transcranial doppler ultrasound criteria for recanalization after thrombolysis for middle cerebral artery stroke. Stroke 31(5):1128–1132
5. Christou I, Alexandrov AV, Burgin WS, Wojner AW, Felberg RA, Malkoff M, Grotta JC (2000) Timing of recanalization after tissue plasminogen activator therapy determined by transcranial doppler correlates with clinical recovery from ischemic stroke. Stroke 31(8):1812–1816
6. de Bray JM, Daugy J, Legrand MS, Pulci S (1998) Acute middle cerebral artery stroke and transcranial Doppler sonography. Eur J Ultrasound 7(1):31–36
7. Demchuk AM, Christou I, Wein TH, Felberg RA, Malkoff M, Grotta JC, Alexandrov AV (2000) Accuracy and criteria for localizing arterial occlusion with transcranial doppler. J Neuroimaging 10(1):1–12
8. Doppler C (1843) Über das farbige Licht der Doppelsterne und einiger anderer Gestirne des Himmels. Wissensch, Prag: Abh. Kgl. Böhm Ges
9. Droste DW, Kaps M, Nabavi Dea (1999) Embolusdetektion mit der transkraniellen Dopplersonographie. Deutsches Ärzteblatt 96(8):373–378
10. Droste DW, Kaps M, Navabi DG, Ringelstein EB (2000) Ultrasound contrast enhancing agents in neurosonology: principles, methods, future possibilities. Acta Neurol Scand 102(1):1–10
11. Federlein J, Postert T, Meves S, Weber S, Przuntek H, Büttner T (2000) Ultrasonic evaluation of pathological brain perfusion in acute stroke using second harmonic imaging. J Neurol Neurosurg Psychiatry 69:616–622
12. Fürst G, Sitzer M, Hofer M, Steinmetz H, Hackländer T, Mödder U (1995) Kontrastmittelverstärkte farbkodierte Duplexsonographie hochgradiger Karotisstenosen. Ultraschall in der Medizin 16(3):140–144
13. Gerriets T, Postert T, Goertler M, Stolz E, Schlachetzki F, Sliwka U, Seidel G, Weber S, Kaps M (2000) DIAS I: duplex-sonographic assessment of the cerebrovascular status in acute stroke. A useful tool for future stroke trials. Stroke 31(10):2342–2345

14. Gerriets T, Seidel G, Fiss I, Modrau B, Kaps M (1999) Contrast-enhanced transcranial color-coded duplex sonography: efficiency and validity. Neurology 52(6):1133–1137
15. Goertler M, Baeumer M, Kross R, Blaser T, Lutze G, Jost S, Wallesch CW (1999) Rapid decline of cerebral microemboli of arterial origin after intravenous acetylsalicylic acid. Stroke 30(1):66–69
16. Heckmann JG, Niedermeier W, Brandt-Pohlmann M, Hilz MJ, Hecht M, Neundorfer B (1999) Detection of patent foramen ovale. Transesophageal echocardiography and transcranial Doppler sonography with ultrasound contrast media are „supplementary, not competing, diagnostic methods". Med Klin 94(7):367–370
17. Kaps M, Damian MS, Teschendorf U, Dorndorf W (1990) Transcranial Doppler ultrasound findings in middle cerebral artery occlusion. Stroke 21(4):532–537
18. Kaps M, Seidel G (1999) Echokontrastverstärkung in der neurologischen Ultraschalldiagnostik. Deutsches Ärzteblatt 96(5):226–230
19. Keberle M, Jenett M, Wittenberg G, Keßler C, Beissert M, Hahn D (2001) Vergleich zwischen 3D-Power-Doppler-Ultraschall, farbkodierte Duplexsonographie und digitaler Subtraktionsangiographie bei Karotisstenosen. RöFo – Fortschritte auf dem Gebiet der Röntgenstrahlen und der bildgebenden Verfahren 173(2):133–138
20. Kenton AR, Martin PJ, Abbott RJ, Moody AR (1997) Comparison of transcranial color-coded sonography and magnetic resonance angiography in acute stroke. Stroke 28(8):1601–6

21. Klotzsch C, Janssen G, Berlit P (1994) Transesophageal echocardiography and contrast-TCD in the detection of a patent foramen ovale: experiences with 111 patients. Neurology 44(9): 1603–1606
22. Klötzsch C, Mäurer M, Seidel G, Sliwka U (2001) Stellenwert der transkraniellen Farbduplexsonographie. Deutsches Ärzteblatt 98(11):576–580
23. Marinoni M, Ginanneschi A, Forleo P, Amaducci L (1997) Technical limits in transcranial Doppler recording: inadequate acoustic windows. Ultrasound Med Biol 23(8):1275–1277
24. Mäurer M, Shambal S, Berg D, Woydt M, Hofmann E, Georgiadis D, Lindner A, Becker G (1998) Differentiation between intracerebral hemorrhage and ischemic stroke by transcranial color-coded duplex-sonography. Stroke 29:2563–2567
25. Neuerburg-Heusler D, Hennerici M (1994) Gefäßdiagnostik mit Ultraschall. Thieme,
26. Pohl C, Tiemann K, Schlosser T, Becher H (2000) Stimulated acoustic emission detected by transcranial color doppler ultrasound – a contrast-specific phenomenon useful for the detection of cerebral tissue perfusion. Stroke 31:1661–1666
27. Postert T, Hoppe P, Federlein J, Helbeck S, Ermert H, Przuntek H, Buttner T, Wilkening W (2000) Contrast agent specific imaging modes for the ultrasonic assessment of parenchymal cerebral echo contrast enhancement. J Cereb Blood Flow Metab 20:1709–1716
28. Ringleb P, Kunze A, Brandt T, Grau A (2001) Comparison of Intracranial Doppler- and Duplexsonography in Evaluation of Intracranial Stenosis. Cerebrovasc. Dis 11(Suppl 3):24

29. Röther J, Schwartz A, Wentz KU, Rautenberg W, Hennerici M (1994) Middle Cerebral Artery Stenoses: Assessment by Magnetic Resonance Angiography and Transcranial Doppler Ultrasound. Cerebrovasc Dis 4:273–279
30. Seidel G, Algermissen C, Christoph A, Claassen L, Vidal-Langwasser M, Katzer T (2000) Harmonic imaging of the human brain: visualization of brain perfusion with ultrasound. Stroke 31:151–154
31. Seidel G, Kaps M, Gerriets T (1995) Potentials and limitations of transcranial color-coded sonography in stroke patients. Stroke 26:2061–2066
32. Seidel G, Meyer K, Albers T (2001) Sonographic assessment of perfusion deficits in acute middle cerebral artery infarction using transcranial grey-scale harmonic imaging technique. Cerebrovasc Dis 11(Suppl 4):53
33. Sliwka U, Rautenberg W, Schwartz A, Hennerici M (1992) Multimodal ultrasound imaging of the vertebral circulation compared with intraarterial angiography. J Neurol 239S:38
34. Stolz E, Gerriets T, Fiss I, Babacan SS, Seidel G, Kaps M (1999) Comparison of transcranial color-coded duplex sonography and cranial CT measurements for determining third ventricle midline shift in space-occupying stroke. AJNR Am J Neuroradiol 20(8):1567–15671
35. Sturzenegger M, Steinke W (1996) Dissektion der Hirnarterien. Therapeutische Umschau 53(7):544–551
36. van Zuilen EV, Moll FL, Vermeulen FE, Mauser HW, van Gijn J, Ackerstaff RG (1995) Detection of cerebral microemboli by means of transcranial Doppler monitoring before and after carotid endarterectomy. Stroke 26(2):210–213

25–35
© Steinkopff Verlag 2003

Computertomographie beim Schlaganfall

I. Dzialowski
R. von Kummer

I. Dzialowski (✉) · R. von Kummer
Abteilung Neuroradiologie
Universitätsklinikum Carl-Gustav-Carus
Technische Universität
Fetscherstr. 74
01307 Dresden, Germany
Tel.: +49-3 51 / 4 58-26 60
Fax: +49-3 51 / 4 58-43 70

Impact of CT for stroke management

▒ **Summary** Computed tomography (CT) enables differentiating the causes of stroke and the underlying pathophysiology. Brain imaging is thus a critical step in the assessment of suspected ischemic stroke and a precondition for a carefully guided treatment. This paper describes the impact of unenhanced CT on diagnosis, treatment, and prognosis for stroke patients. The most important and highly sensitive and specific findings of CT in stroke patients are intracranial blood and ischemic brain edema. Patients without brain edema have a spontaneous beneficial clinical course and do not need thrombolysis. Patients with a relatively small edema compared to the affected arterial territory benefit from thrombolysis. Patients with extended ischemic edema (> one third of the middle cerebral artery territory or >150 ml) do not benefit from thrombolysis and bear a high risk for further clinical deterioration.

▒ **Key words** Computer-tomography – stroke – thrombolysis

▒ **Zusammenfassung** Die Computertomographie (CT) ermöglicht eine ätiologische und pathophysiologische Differenzierung des Syndroms „Schlaganfall" und schafft damit die Voraussetzungen für eine gezielte Behandlung. Diese Arbeit beschreibt die Sicherheit der diagnostischen Aussage bei Patienten mit Schlaganfall und den Einfluss des nativen CT-Befundes auf die Diagnose, die Behandlung und die Prognose. Die wichtigsten und hoch sensitiven Aussagen der CT bestehen im Ausschluss einer intrakraniellen Blutung und in der Abbildung des ischämischen Hirnödems. Patienten ohne ischämischen Hirnödem trotz Schlaganfallsymptomatik haben in der Regel eine guten spontanen Verlauf. Patienten mit begrenztem Ödem in einem arteriellen Territorium profitieren von der Thrombolyse. Patienten mit ausgedehntem Hirnödem (> ein Drittel des Territoriums der A. cerebri media oder >150 ml) profitieren nicht von der Thrombolyse und tragen ein hohes Risiko für eine weitere klinische Verschlechterung.

▒ **Schlüsselwörter** Computertomographie – Schlaganfall – Thrombolyse

Einleitung

Patienten mit akuter zerebraler Ischämie werden durch ein zentrales neurologisches Defizit auffällig, also z.B. durch Hemiparese, Hemianopsie, Sprachstörungen oder Bewusstseinsstörung. Die Differentialdiagnosen sind intrakranielle Blutung, zerebrale venöse Thrombose, fokale Enzephalitis, Multiple Sklerose, Tumor, Hypoglykämie oder somatoformes Syndrom. Eine bildliche Darstellung des Gehirns ist notwendig, einmal um die exakte Diagnose festzustellen, aber auch um die akute Gefährdung des Gehirns einzuschätzen. Die Annahme liegt nahe, dass die Bildinterpretation entscheidend für die Wahl der Therapie und Sekundärprophylaxe ist und letztlich die Schwere der resultierenden Behinderung des Patienten mit beeinflusst.

Der Nachweis, dass eine diagnostische Maßnahme schließlich zu einer besseren Behandlung der Patienten führt, ist nicht einfach zu erbringen. Die klinische Effizienz von diagnostischen Methoden lässt sich nach Kent und Larson in 5 Stufen unterteilen: 1) technische Kapazität; 2) diagnostische Genauigkeit; 3) Relevanz für den diagnostischen Prozess; 4) Relevanz für Therapieentscheidungen; 5) resultierende verbesserte Behandlung der Patienten (1). In dieser Arbeit werden wir untersuchen, was die native Computertomographie (CT) bei Patienten mit akutem Schlaganfall aussagen kann, wie exakt diese Information ist und ob die CT irgendeinen Einfluss auf Diagnose, Therapie und schließlich auf die resultierende Behinderung der Patienten mit Schlaganfall hat.

Stufe 1 der klinischen Effizienz: Technische Kapazität der CT beim Schlaganfall

Mit technischer Kapazität ist die Fähigkeit der CT gemeint, relevante pathologische Veränderungen zuverlässig und deutlich darzustellen, sodass ein Betrachter der CT-Bilder bei wiederholter Auswertung immer zu dem gleichen Ergebnis kommt, bzw. verschiedene Betrachter sich leicht auf das gleiche Ergebnis einigen (2). Basierend auf Veränderungen der Röntgenabsorption ist die CT in der Lage intrakranielle Blutungen abzubilden und thromboembolische Verschlüsse großer Hirnarterien, eine Hirnschwellung ohne Ödem und ein ischämisches Hirnödem zu erkennen. Veränderungen der Röntgenabsorption werden üblicherweise mit den Begriffen „Hypodensität" und „Hyperdensität" beschrieben. Diese Begriffe sind missverständlich solange keine Bezugsgröße definiert ist. Wir beziehen uns hier immer auf die Röntgendichte der pathologisch nicht veränderten, also normalen anatomischen Struktur. „Hypodensi-

tät" der grauen Substanz z.B. bedeutet in diesem Sinne jedes Absinken der Röntgenabsorption der grauen Substanz vom Normalwert.

▥ Blutnachweis

Bei Patienten mit akutem Schlaganfall kann in einem oder auch mehreren kranialen Kompartimenten Blut vorhanden sein: im Gehirnparenchym, den Ventrikeln, im Subarachnoidalraum und im Epi- oder Subduralraum. Klinisch kann eine akute parenchymale Blutung nicht zuverlässig von einem ischämischen Infarkt unterschieden werden. Nach einer akuten Blutung erscheint Blut als röntgendichte, oft raumfordernde Masse. Der Grad der Röntgendichte hängt zum einen von der Menge des Blutes ab, zum anderen davon, ob es geronnen oder flüssig und ob es mit Liquor oder Hirngewebe vermischt ist. Durch Koagulopathien oder Behandlung mit Antikoagulantien oder Thrombolytika verursachte Hämorrhagien sind oft inhomogen und zeigen Flüssigkeitsspiegel (Abb. 1). Die Sensitivität der CT für eine parenchymale Blutung wird als nahezu 100% angenommen, kleine Hämorrhagien in das Hirngewebe oder den Subarachnoidalraum können jedoch übersehen werden. Die Ärzte der European Cooperative Acute Stroke Studies (ECASS I+II) übersahen in einem Kollektiv von 1420 Patienten eine kleine parenchymale und eine subarachnoidale Blutung (0,1%), die später von Neuroradiologen entdeckt wurde (Abb. 2). Amerikanische Notärzte hatten in einer anderen Stu-

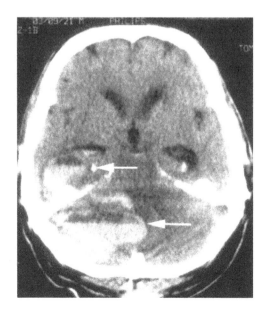

Abb. 1 Multiple Blutungen mit Flüssigkeitsspiegel (Pfeile) bei einem 79 Jahre alten Mann mit Thrombolyse wegen eines Herzinfarkts

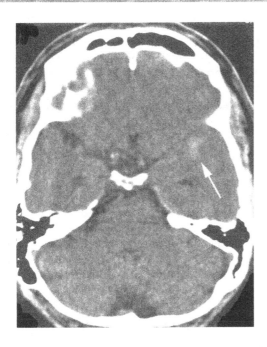

Abb. 2 CT mit ungünstig breitem Fenster zeigt röntgendichtes Substrat in der linken Fissura Sylvii bei einem 61 Jahre alten Mann. Die Subarachnoidalblutung (SAB) wurde initial übersehen und der Patient in ECASS II in die rt-PA-Gruppe randomisiert. Der klinische Verlauf war sehr gut. Die Kontroll-CT nach 24 Stunden und 7 Tagen bestätigte die SAB, ergab aber keinen Hinweis auf eine Nachblutung

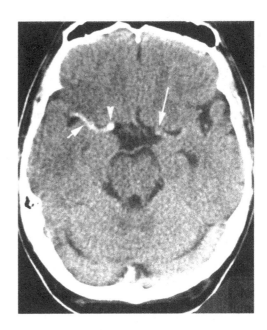

Abb. 3 Deutlich erhöhte Röntgenabsorption in der rechte A. carotis interna (Pfeilkopf) und rechten A. cerebri media (kurzer Pfeil) im Vergleich zur linken A. carotis interna und cerebri media (langer Pfeil) spricht hochspezifisch für einen thromboembolischen Verschluss

die eine Fehlerrate bei der Schlaganfallerkennung im CT, die doppelt so hoch lag wie die von Neuroradiologen und Radiologen. Nur 17% der Notärzte, 40% der Neurologen und 52% der Radiologen erkannten *alle* intrakraniellen Blutungen auf den CT-Bildern (3). Diese Beobachtung unterstreicht, dass manche Blutungen subtil sind, dass die Übereinstimmungsrate zwischen verschiedenen Beobachtern nicht nur von der technischen Kapazität der CT abhängt und dass die CT-Interpretation spezielles Training und Erfahrung erfordert, selbst wenn es sich um das Erkennen von Blutungen handelt.

Akute Blutungen zeigen für gewöhnlich eine vermehrte Röntgenabsorption ohne perifokales Ödem. Falls bei Eintritt der klinischen Symptomatik in den letzten Stunden schon ein ausgeprägtes Ödem vorhanden ist, sollte ein zugrundeliegendes Neoplasma oder eine venöse Obstruktion vermutet werden. Der Ort des Hämatoms gibt häufig Hinweise auf die zugrundeliegende Genese. Multiple hämorrhagische Läsionen sollten an Hirnmetastasen, eine Koagulopathie oder – bei Patienten über 70 Jahren – an eine zerebrale Amyloidangiopathie denken lassen.

Die CT hat eine 90%ige Sensitivität bei der Entdeckung einer Subarachnoidalblutung (SAB) innerhalb der ersten 24 Stunden nach dem Einbluten. Wenn sich das Blut später mit Liquor vermischt, nähert sich seine Dichte der des benachbarten Gehirns

an und wird dadurch schlechter sichtbar. Wenn die Blutung klein ist, kann sie gänzlich übersehen werden, was bei Patienten mit Anamnese und Syndrom einer vermuteten SAB eine Lumbalpunktion erfordert. Die Sensitivität der CT für subarachnoidales Blut verringert sich eine Woche nach stattgehabter SAB auf etwa 50% (4).

Eine Kalzifizierung der Basalganglien kann gelegentlich für eine tiefe intraparenchymale Blutung gehalten werden. Die Kalzifizierung hat eine frischem Blut ähnliche Röntgenabsorption, kann jedoch durch ihre charakteristische Lokalität und ihre Tendenz, bilateral aufzutreten, unterschieden werden.

Erkennung eines arteriellen Verschlusses

Thromboembolische Verschlüsse großer Hirnarterien können sich als hyperdenses arterielles Segment im Vergleich zu anderen arteriellen Segmenten im CT darstellen (Abb. 3). Die Übereinstimmung zwischen verschiedenen Beobachtern für den Verschluss des Hauptstamms der A. cerebri media (ACM), das „hyperdense Media-Zeichen", variierte zwischen schlecht und moderat ($\kappa = 0,2$ und 0,63, κ: vom Zufall bereinigter Übereinstimmungskoeffizient) (5–7). Eine neuere CT Methode in der Diagnostik arterieller Verschlüsse im Hirnkreislauf ist die CT-Angiographie (CTA), die ein Spiral-CT nach Kontrastmittelbolus erfordert (8). Hierfür stehen Untersuchungen zur klinischen Effizienz noch weitgehend aus. Die CTA wird jedoch schon in manchen Kliniken – wie in unserer – routinemäßig in der Schlaganfalldiagnostik eingesetzt.

Erkennung einer fokalen Hirnschwellung

Die Vergrößerung anatomischer Strukturen wie des zerebralen Kortex und die Verschmälerung der Liquorräume lässt eine Schwellung des Hirngewebes vermuten. Mit der CT lässt sich eine Schwellung des Hirngewebes ohne verminderte Röntgenabsorption für kurze Zeit nach arteriellem oder venösem Verschluss entdecken (Abb. 4). Diese Art der Hirnschwellung wird durch kompensatorische arterielle Dilatation bei niedrigem Perfusionsdruck oder passive arterielle Dilatation bei hohem venösen Druck verursacht (9, 10). Sechs Neuroradiologen stimmten bei CT Bildern von 45 Patienten nach akutem Schlaganfall mit einem $\kappa = 0{,}56{-}0{,}63$ in der Beurteilung einer Schwellung des Hirngewebes überein (6).

Erkennung des ischämischen Hirnödems

Die Röntgenabsorption im CT verhält sich linear proportional zum spezifischen Gewicht des untersuchten Gewebes und ist demnach geeignet, den Gewebewassergehalt zu messen und zu kontrollieren (11, 12). Eine Zunahme des Gewebewassers um 1% verursacht

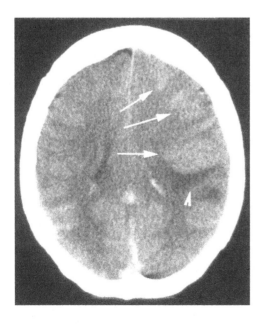

Abb. 4 Deutliche Schwellung des links frontalen Kortex (Pfeile) und umschriebenes subkortikales Ödem (Pfeilkopf) bei Thrombose des Sinus sagittalis superior

eine Abnahme der Röntgenabsorption um 2,6 Hounsfield Einheiten (HE) in Gelen (13) und um 2,1 HE im kryogen induzierten Hirnödem (12). Gleichzeitige Messungen von Röntgenabsorption und des zerebralen Blutfluss (CBF) zeigten, dass sich eine Abnahme der Röntgenabsorption nur in Gebieten kritisch minderdurchbluteten Hirngewebes entwickelt (14).

Die Schwellung des Hirngewebes mit Abnahme der Röntgenabsorption lässt sich somit am ehesten durch ein ischämisches Ödem erklären. Ein zerebraler Blutfluss (CBF) von 8–12 ml/100 g pro min gilt als die Schwelle der strukturellen Integrität der Gehirnzelle (15). Fällt die Durchblutung des Gehirns plötzlich unter 8–12 ml/100 g pro min ab, so beginnt die graue Substanz sofort Wasser aufzunehmen (16–19). Dieser Zustand ist nur für etwa 15 Minuten mit dem Überleben und Funktionserhalt der Zellen vereinbar. Die Menge an Wasser, die sich während einer Ischämie ansammelt, korreliert signifikant mit der Dauer der Ischämie (19). Ein signifikanter Rückgang des Hirnödems war nur zu beobachten, wenn die Ischämie weniger als 15 Minuten dauerte (20). Das frühe ischämische Ödem zeigt also das Gewebe mit Flusswerten unterhalb der Schwelle der strukturellen Integrität an und ist Vorbote einer ischämischen Nekrose. Der CT-Nachweis des ischämischen Ödems identifiziert somit denjenigen Anteil des ischämischen Hirngewebes, der irreversibel geschädigt ist.

Verwendet man ein CT-Fenster von 80 HE, liegt der minimal sichtbare Kontrast in etwa bei 4 HE, was einer ungefähren Zunahme des Gewebewassergehaltes um 1,5% entspricht. Daraus folgt, dass das frühe und potentiell reversible Stadium des sich entwickelnden ischämischen Ödems nicht im CT sichtbar ist. In anderen Worten: Ein normales CT bei einem Patienten mit Schlaganfall schließt zwar eine Blutung und andere Krankheiten aus, ein ischämisches Ödem im Frühstadium kann es jedoch nicht ausschließen. Diese Insensitivität der CT für das Frühstadium des ischämischen Ödems erhöht andererseits die Spezifität des Befundes: Die CT zeigt das ischämische Ödem nur in seinem irreversiblen Stadium. Nach arteriellem Verschluss zeigt Hirngewebe mit verminderter Röntgenabsorption im CT also die Folgen einer schweren Ischämie unterhalb der kritischen Schwelle der strukturellen Integrität an, die seit mindestens 1–3 Stunden besteht. Unter klinischen Bedingungen kann eine verminderte Röntgenabsorption schon 22 Minuten nach dem Beginn der ersten Symptome auftreten (21).

Wegen seiner Subtilität wird das ischämische Ödem im Frühstadium nur wenig zuverlässig erkannt (Abb. 5, 6) (6, 7, 22, 23). Die rt-PA-Studiengruppe des National Institute of Neurological Disorders and Stroke (NINDS) und wir zeigten, dass ein Training im Interpretieren von CT-Bildern die Sensitivität, ein ischämisches Ödem zu erkennen, ganz erheblich beeinflusst (23, 24). Es wurde auch mit anderen Methoden versucht, die Sensitivität der CT für ein ischämisches Ödem zu verbessern, indem man eine Analyse der Dichteunterschiede zwischen beiden Gehirnhemisphären durchführte, Fenster und Level am CT-Monitor variierte oder quantitative Scores einführte (25–27). Die Häufigkeit positiver CT-Befunde beim akuten Schlaganfall könnte auch durch den Abbau des Vorurteils verbessert werden, das CT sei innerhalb der ersten 24–48 Stunden gene-

rell negativ, wie es immer noch – leider an prominenter Stelle – in Übersichtsartikeln und Büchern verbreitet wird (28, 29).

Solche Artikel ignorieren zahlreiche Studien, die Anzeichen einer Ischämie im CT innerhalb der ersten 3–6 Stunden nach Symptombeginn beschrieben. Bekannt sind vor allem Arbeiten, die auf den Verlust anatomischer Information durch die Hypodensität der grauen Substanz aufmerksam machten. Tomura et al. untersuchten 25 Patienten mit embolischen Hirninfarkten zwischen 40 und 340 Minuten nach dem Insult und fanden in 23 CT-Scans (92%) ein „Verschwinden des Linsenkerns", verursacht durch abnehmende Röntgenabsorption (30). Bozzao et al. beobachteten eine parenchymale Hypodensität bei 25 von 36 (69%) Patienten (31). Ein „Verlust des insulären Kortex" wurde in 23 von 27 (85%) Fällen berichtet (32). Horowitz et al. beschrieben eine Hypodensität und einen Gewebeschwellung bei 56% von 50 Scans (33). Bei einem Vergleich MR versus CT bei identischen Patienten innerhalb der ersten 3 Stunden nach Symptombeginn war die CT bei 19 Patienten (53%) und die MRI bei 18 Patienten (50%) mit hemispheriellem Infarkt positiv (34). Wir berichteten von 17 positiven CT Scans aus einer Reihe von 25 Patienten mit proximalem ACM-Verschluss innerhalb der ersten 2 Stunden (35). Die Inzidenz positiver CT-Befunde stieg in dieser Serie auf 89% in der dritten Stunde nach Symptombeginn an und danach auf 100%. In einer anderen Serie von Patienten mit halbseitiger Ischämie lag die Häufigkeit früher CT-Zeichen eines Infarktes bei 82% (22). 12 von 23 Patienten, die für eine Thrombolyse ausgewählt waren, zeigten eine parenchymale Hypodensität im CT innerhalb der ersten drei Stunden nach Beginn der Symptomatik (14). In einer Reihe von 100 aufeinanderfolgenden Patienten mit ACM-Infarkt fand die CT eine Hypodensität des Linsenkerns in

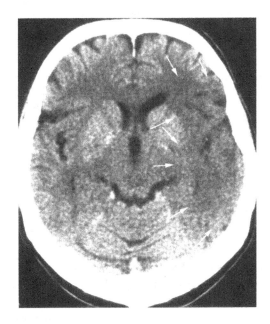

Abb. 5 Ausgedehntes frühes ischämische Ödem mit Hypodensität des gesamten linken insulären und temporalen Kortex und des hinteren Linsenkerns (Pfeile), also fast des gesamten Territoriums der A. cerebri media in dieser Schicht

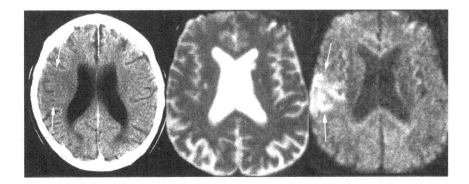

Abb. 6 Die CT (links) zeigt 90 Minuten nach Eintreten einer Hemiparese links eine Hypodensität eines Segment des rechts frontalen Kortex (Pfeile). Die T2 gewichtete Sequenz der MRT (mitte) ist 30 Minuten später noch völlig normal. Die Diffusions gewichtete Sequenz (DWI) (links) zeigt in dem glei- chen Segment eine Störung der Diffusion mit hohem Signal (Pfeile), die eindeutig leichter zu erkennen ist als die verminderte Röntgenabsorption. Die Frage ist noch offen, ob Hypodensität und Hyperintensität des Signals in der DWI die gleiche Pathophysiologie repräsentieren

48% und des Cortex in 59% der Patienten innerhalb von 14 Stunden nach Symptombeginn (36). In den Populationen von ECASS I und II hatten 688 von 1395 Patienten mit verwertbarem CT (49%) in den ersten 6 Stunden nach dem Insult einen Normalbefund. In einer aktuellen randomisierten Studie über Prourokinase bei Patienten mit ACM-Verschluss, fanden die Untersucher bei 125 von 171 Patienten (73%) Infarktanzeichen im CT innerhalb der ersten 6 Stunden (37). Es ist also in mehr als der Hälfte der Schlaganfallpatienten damit zu rechnen, dass die CT den Hirninfarkt in den ersten 6 Stunden nach dem Insult zeigt. Dieser Anteil ist höher, wenn die Patienten schwerer betroffen sind und ändert sich interessanterweise in den ersten 6 Stunden kaum (38).

Zusammenfassend hat die CT die Kapazität, unterschiedliche pathophysiologische Zustände voneinander zu unterscheiden, die alle das gleiche klinische Bild des akuten Infarktsyndromes erzeugen: eine intrakranielle Blutung, ein ischämisches Ödem und eine fokale Ischämie ohne ischämisches Ödem. Zusätzlich kann bei manchen Patienten, ein arterieller Verschluss entdeckt werden. Da diese CT-Befunde unterschiedliche pathophysiologische Zustände repräsentieren, ist es inkorrekt sie alle als „frühe Infarktzeichen" zu benennen. Es ist zudem sinnlos, bestimmt „CT-Zeichen" zu untersuchen und aufzuzählen, wie zum Beispiel „Verschwinden des Linsenkerns", „Verlust des insulären Rindenbandes", „fehlende Abgrenzung zwischen grauer und weißer Substanz", „Hypodensität", da all diese Phänomene durch eine verringerte Röntgenabsorption der grauen Substanz aufgrund eines ischämischen Ödems verursacht sind.

Stufe 2 der klinischen Effizienz: Diagnostische Genauigkeit der CT beim Schlaganfall

Diagnostische Genauigkeit ist die Genauigkeit mit der eine Pathologie entdeckt und klassifiziert wird, gemessen in richtig und falsch positiven, richtig und falsch negativen Befunden im Vergleich zu einem Referenzstandard. Die Sensitivität ist das Maß für die falsch negativen Befunde, die Spezifität für die falsch positiven. Das optimale Design für die Beurteilung der diagnostischen Genauigkeit der CT ist ein prospektiver, verblindeter Vergleich mit einem Referenzstandard bei einer Serie von aufeinanderfolgenden Patienten einer relevanten klinischen Population. Da die CT die erste Modalität war, die das Gehirn in vivo darstellen konnte, stand ein Referenzstandard für die Beurteilung der diagnostischen Genauigkeit der CT beim Schlaganfall nur selten zur Verfügung.

Die diagnostische Genauigkeit der CT beim Erkennen einer intrakraniellen Blutung

Nach allgemeiner Erfahrung bestätigt eine Operation oder Autopsie regelmäßig den CT-Befund einer intrakraniellen Blutung, sodass die Sensitivität der CT für kranielle Blutungen als hoch eingeschätzt wird. Soweit uns bekannt, wurde die Häufigkeit falsch negativer CT-Befunde bei Hirnblutungen bisher nicht ausführlich untersucht. Vermutlich kann die CT subtile und kleine Blutungen in das Hirnparenchym oder die Liquorräume nicht entdecken. Die Häufigkeit postischämischer hämorrhagischer Transformationen z.B. ist bei pathologischen Untersuchungsreihen höher als bei CT-Untersuchungen (39) und variiert innerhalb der Plazebogruppen großer Schlaganfallstudien. Letztere Beobachtungen unterstützen den Eindruck, dass die Häufigkeit hämorrhagischer Transformationen nach Hirninfarkt durch die CT-Technik, durch Dauer und Häufigkeit der CT-Untersuchungen, durch die Definition einer Blutung im CT, durch die Erfahrung im Beurteilen von CT-Bildern und von der untersuchten Patientenpopulation abhängt (40).

Die diagnostische Genauigkeit der CT beim Erkennen eines arteriellen Verschlusses

Die Bestimmung der Spezifität eines hyperdensen arteriellen Segmentes erfordert den Vergleich mit der digitalen Subtraktionsangiographie (DSA) als Goldstandard bei der Beurteilung eines arteriellen Verschlusses. Wir untersuchten das „hyperdense Media-Zeichen" (HMCAS) bei 53 Patienten mit in der DSA bewiesenem einseitigem Verschluss der A. cerebri media. Das HMCAS war bei 25 Patienten positiv (Sensitivität: 47%) und 100% spezifisch (keine falsch positiven Befunde) (35). Tomsick et al. beschrieben eine Sensitivität von 79% und eine Spezifität von 93% bei 25 Patienten (5). Man kann also davon ausgehen, dass eine segmentale Dichteanhebung des Hauptstamms der ACM einen Verschluss repräsentiert, aber das Fehlen dieses Zeichens den Verschluss nicht ausschließt.

Die diagnostische Genauigkeit der CT beim Erkennen einer ischämischen Schwellung des Hirngewebes

Für die Diskussion über „falsch negative" CT beim akuten Schlaganfall ist es wichtig zu erkennen, dass kein Referenzstandard existiert, der die Genauigkeit der CT bei der Beurteilung einer Schwellung des Hirngewebes mit und ohne Ödem bestimmen könnte. Ein normales CT ohne hypodenses Hirnparenchym bei einem Patienten mit akutem Schlaganfall kann richtig negativ sein und in diesem Fall eine Verringerung der Hirndurchblutung anzeigen, die noch oberhalb der ein Ödem induzierenden Schwelle liegt. Solch ein CT könte auch falsch negativ sein, wenn die Hypodensität zu klein oder subtil ist, um im CT entdeckt zu werden. Eine andere Frage ist, ob hypodenses Gewebe im frühen CT bei Schlaganfallpatienten spezifisch für eine irreversible Schädigung ist. Dies wurde kürzlich bei 786 Patienten prospektiv untersucht (21). In dieser Studie sagte die CT eine ischämische Nekrose bei 449 Patienten voraus, die bei 433 Patienten durch ein weiteres CT bestätigt wurde (positiver Vorhersagewert = 96%, Spezifität = 85%). Die falsch positiven Befunde bei 16 Patienten konnten retrospektiv durch Artefakte erklärt werden, die auf schlechte Technik bei der Bildgebung zurückzuführen sind. Eine echte Normalisierung vorher hypodensen Gewebes wurde nicht beobachtet.

Stufe 3 der klinischen Effizienz: Relevanz der CT-Diagnostik beim Schlaganfall

Es scheint so, als ob die Fortschritte bei der Bildgebung schneller voranschreiten als die Fähigkeit, ihre diagnostische und therapeutische Relevanz gänzlich zu evaluieren. Die diagnostische Relevanz der CT beim Schlaganfall wird im Vergleich mit vorhandenen Alternativen deutlich. Unbestritten ist, dass erst die bildliche Darstellung des Hirnparenchyms die pathophysiologische Differenzierung des Schlaganfallsyndroms ermöglichte. Die Relevanz der sicheren Unterscheidung zwischen Hirnblutung und ischämischem Hirninfarkt mit der CT wurde sehr schnell erkannt und in Therapiekonzepte umgesetzt. Die Relevanz der Darstellung des ischämischen Hirnödems wurde dagegen erst später erkannt und ist auch heute noch umstritten. Inzwischen wurde als zweite das Hirnparenchym darstellende Modalität die Magnetresonanztomographie (MRT) in die klinische Praxis eingeführt. Sie wird jetzt als aufkommender Standard bei der Versorgung des akuten Schlaganfalls angesehen, auch wenn wissenschaftliche Studien zur klinischen Effizienz noch weitgehend fehlen (41).

▓ Diagnostische Relevanz der CT für den Ausschluss einer Blutung

Da bisher nur für die Thrombolyse bei akuter zerebraler Ischämie ein Wirksamkeitsnachweis erbracht wurde, muss die vorausgehende Diagnostik mit hoher Zuverlässigkeit eine Blutung ausschließen. Der Blutungsausschluss ist weniger relevant für Therapien mit anderem Ansatz, z. B. die Neuroprotektion. Die CT gilt bislang als die sicherste Methode zwischen hämorrhagischem und ischämischen Insult zu unterscheiden. Es scheint, als ob besonders gewichtete MR-Sequenzen auch eine hohe Sensitivität für eine Hirnblutung haben (42). Erst wenn erwiesen ist, dass die MRT mit gleicher Sicherheit wie die CT akute intrakranielle Blutungen ausschließt, wird man die MRT als einzige bildgebende Modalität für die Schlaganfalldiagnostik in der Notfalldiagnostik empfehlen können.

▓ Relevanz der CT-Diagnose eines ischämischen Hirnödems

Die CT zeigt in etwa der Hälfte der Patienten in den ersten 6 Stunden nach einem Schlaganfall keinen pathologischen Befund. Bei einem großen Teil der Patienten ist die Hypodensität der grauen Substanz wenig offensichtlich und wird gerne übersehen. Diese Erfahrung mit richtigen und falsch negativen CT-Befunden hat zu der enttäuschten Einstellung geführt, dass die CT „wenig sensitiv" sei und lediglich zum Ausschluss von Blutungen tauge (28). Aus dieser Enttäuschung heraus, wird jetzt gerne die MRT befürwortet, die offensichtlich nach einem Schlaganfall öfter etwas zeigt. Übersehen wird dabei, dass der CT-Befund hochspezifisch für das ischämische Ödem und die ischämische Nekrose ist und das Fehlen der CT-Zeichen eines ischämischen Ödems einen spontan guten klinischen Verlauf spezifisch voraussagt. Die Spezifität von MRT-Befunden der Akutdiagnostik wurde dagegen bisher nicht ausreichend belegt. Wir zeigten darüber hinaus, dass das Volumen des Hirngewebes mit ischämiebedingter Hypodensität im CT mit dem neurologischen Score und der Schwere des klinischen Verlaufs assoziiert ist (21, 35, 38, 43–47). Fiorelli et al. schlossen aus ihrer Erfahrung mit Notfall-CT beim akuten Schlaganfall, dass es signifikant zur Voraussage des klinischen Verlaufs beiträgt (48).

Die diagnostische Genauigkeit und klinische Relevanz von CT und MRT in der Erkennung eines ischämischen Ödems wurde bisher selten prospektiv und randomisiert miteinander verglichen (34, 49). In den meisten Studien wurde die CT beträchtlich früher als die MRT durchgeführt (50–53). Nicht überraschend, fanden einige Studien, dass MRT inklusive diffusionsgewichtetem Imaging (DWI) sensitiver ist als die CT, wohingegen andere Studien eine Überlegenheit der MRT über die CT in der Darstellung des ischämischen Hirnödems nicht zeigten. Eine Erklärung widersprüchlicher Befunde in der Erkennung des ischämischen Ödems ist vor allem der fehlende Referenzstandard (Abb. 6). In einem Gel-Model wurde eine lineare Beziehung zwischen Wassergehalt, Röntgenabsorption im CT und T1-, und T2-Relaxationszeit beschrieben (13). Eine Zunahme des Wassergehaltes um 6% führte zu einer 19%igen Zunahme der Signalintensität im T2-gewichteten Bild, aber zu einer Veränderung der Röntgenabsorption im CT um 25% in der gleichen Probe. Dem entspricht die Erfahrung, dass im CT hypodenses Hirnparenchym in der T2w-Sequenz oft noch normal erscheint. Mit der Entwicklung diffusionsgewichteter Sequenzen (DWI) wurde ein Instrument geschaffen, von Ischämie betroffene Regionen innerhalb von Minuten zu erkennen (54, 55). Über die prognostische Bedeutung der Signalveränderungen in der DWI einschließlich ihrer Quantifizierung mit Messung des „apparent diffusion coefficient" (ADC) besteht noch weitgehende Unklarheit.

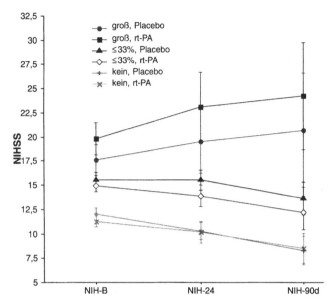

Abb. 7 Neurologischer Score vor und nach Behandlung mit rt-PA bzw. Placebo bei 1395 Patienten mit unterschiedlichen CT-Befunden auf dem initialen CT. NIHSS: National Institute of Health Stroke Score; NIH-B: NIHSS vor Randomisierung und Behandlung zur Zeit des ersten CT; NIH-24: NIHSS 24 Stunden nach der Behandlung; NIH-90: NIHSS 3 Monate nach der Behandlung. Je höher der NIHSS desto schlechter der neurologische Befund. Nur die Patienten mit einer Hypodensität ≤33% des Territoriums der A. cerebri media vor der Therapie profitieren von der Behandlung

Stufe 4 der klinischen Effizienz: Therapeutische Relevanz der CT beim Schlaganfall

Therapeutische Relevanz bedeutet den Effekt eines diagnostischen Tests auf die Patientenversorgung, auf die prognostische Information, auf die Wahl der Therapie und auf Kosten und Risiken des diagnostischen Prozesses (2). Zum ersten Mal in der Geschichte ermöglichte es die CT, die Patienten zu identifizieren, die eine zerebrale Ischämie erlitten. Als Konsequenz daraus konnte eine spezifische Behandlung wie die Thrombolyse getestet werden. Die CT hat folglich einen enormen therapeutischen Einfluss, bloß indem sie zwischen ischämischem und hämorrhagischem Infarkt unterscheiden kann.

Bei der akuten zerebralen Ischämie ist die einzige Therapie, die bewiesenermaßen die Prognose verbessert, die intravenöse Thrombolyse mit rekombinantem Gewebeplasminogenaktivator (rt-PA), die innerhalb von 3 Stunden nach Symptombeginn appliziert wird, oder die intraarterielle Infusion von Pro-Urokinase bei Patienten mit ACM-Verschluss, wenn sie innerhalb von 6 Stunden nach Symptombeginn gegeben wird.

Die NINDS-rt-PA-Studiengruppe verwendete die CT nur zum Ausschluss von Patienten mit intrakranieller Blutung und konnte unabhängig von der Feststellung des ischämischen Ödems und unabhängig von dem Nachweis eines arteriellen Verschlusses und der Verschlusslokalisation die Wirksamkeit von rt-PA beweisen (56). Dies spricht dafür, dass bei sehr früher Einleitung einer systemischen Thrombolyse

keine weiteren diagnostischen Informationen außer dem Blutungsausschluss relevant sind. Die PROACT-Untersucher schlossen dagegen Patienten aus der Studie aus, die ein Areal verminderter Röntgendichte im CT zeigten, das über ein Drittel des Territoriums der A. cerebri media (ACM) hinausging. Die erste ECASS ging von der Hypothese aus, dass Patienten mit einem derart großen ischämischen Ödem, nicht von einer Therapie mit rt-PA profitieren und ein erhöhtes Risiko für eine sekundäre parenchymale Blutung haben (38, 57, 58). Diese Hypothese wurde von ECASS II bestätigt (59). Zudem zeigten die ECASS-II-Daten, dass Patienten mit akutem ischämischem Hirninfarkt und normalem CT ein weniger schweres neurologisches Defizit und einen günstigeren klinischen Verlauf haben als Patienten mit Hirngewebe verminderter Röntgendichte (21). Dies wird in Abbildung 7 ersichtlich, die den neurologischen Score in den ECASS-I- und -II-Populationen über die Zeit darstellt und ihre Assoziation mit den Befunden im initialen CT zeigt.

Stufe 5 der klinischen Effizienz:
Der Einfluss der CT-Diagnostik
auf die Prognose der Schlaganfallpatienten

Der Einfluss der CT auf die Prognose der Patienten ist das wichtigste Kriterium der klinischen Effizienz, das zeigt, ob die CT-Diagnostik eine Behandlung ermöglicht, die den Krankheitsverlauf nachweisbar verbessert. Der Nachweis dieser höchsten Stufe der klinischen Effizienz setzt also den kontrollierten Einsatz der CT-Diagnostik in prospektiven und randomisierten Therapiestudien voraus. ECASS I und II sind neben PROACT II die einzigen Studien mit prospektiv definierten Kategorien für das Ausmaß des ischämischen Ödems im initialen CT. In beiden ECASS haben sich die CT-Kriterien nicht so ausgewirkt, dass ein Wirksamkeitsnachweis für die rt-PA-Behandlung einwandfrei erbracht werden konnte. Für PROACT II kann man annehmen, dass sich neben den CT-Kriterien vor allem der angiographische Nachweis des ACM Verschlusses auf die Patientenpopulation und damit auf den Wirksamkeitsnachweis auswirkten. Es existieren also für CT und MRT keine Studien, die die klinische Effizienz dieser Diagnostik auf dieser Stufe beweisen. Das gilt selbst für den Blutungsausschluss, da mit einigem Recht davon ausgegangen wird, dass eine Thrombolyse bei Patienten mit intraakranieller Blutung und damit eine entsprechende Studie nicht zu verantworten ist.

Auf der Basis von retrospektiven Analysen existieren dagegen Hinweise, mit der sich die Hypothese stützen lässt, dass die Wirkung einer systemischen Thrombolyse abhängig von dem Ausmaß des initialen ischämischen Ödems ist. Wenn sich diese Hypothese beweisen lässt, könnte die CT – oder die MRT, falls sie das ischämische Ödem spezifisch darstellt – für die Indikation zur Thrombolyse entscheidend werden.

Wir verwenden hier den kombinierten Datensatz von ECASS I und II, um zu untersuchen, ob das Ansprechen auf die rt-PA-Behandlung bei Patienten mit normalem CT sich von Patienten mit kleinem Ödem (≤33% des ACM-Territoriums) und Patienten mit ausgedehntem Ödem (>33% des ACM-Territoriums) unterschied (Abb. 7). Dieser Datensatz enthält 1395 Patienten. Dem gemeinsamen Urteil dreier Neuroradiologen entsprechend, hatten 688 Patienten ein normales initiales CT, 618 Patienten ein kleines ischämisches Ödem und nur 89 Patienten hatten ein ausgedehntes ischämisches Ödem. (Dieses ausgedehnte Ödem war in ECASS I+II ein Ausschlusskriterium). Abbildung 7 zeigt, dass nur Patienten mit einem kleinen ischämischen Ödem von der Behandlung mit rt-Pa profitierten. Die Odds-Ratio für einen günstigen Verlauf ohne funktionelle Beeinträchtigun-

gen (Ranking 0 und 1) nach 3 Monaten war 1,20 (95% CI, 0,89–1,63, n.s.) bei Patienten mit normalem CT, 1,47 (95% CI, 1,03–2,09) bei Patienten mit kleinem ischämischen Ödem und 0,71 (95% CI, 0,21–2,41, n.s.) bei Patienten mit großem Ödem. Dies zeigt, dass sich die rt-PA-Behandlung nur bei den Patienten günstig auswirkte, deren initiale CT ein kleines ischämisches Ödem aufwies. Hier war die Chance, nach 3 Monaten keine Behinderungen zu haben, um nahezu 50% erhöht. Andererseits konnte die Behandlung mit rt-PA den günstigen Krankheitsverlauf bei Patienten mit normalem CT nicht signifikant verbessern und sie verschlechterte tendenziell die Prognose der Patienten mit ausgeprägtem ischämischem Ödem. Diese Gruppe war jedoch zu klein und in ECASS und PROACT unterrepräsentiert, um den Einfluss ausgedehnter ischämischer Ödeme auf die rt-PA-Wirkung wirklich zu beweisen (37, 57, 60).

Bei Patienten mit ausgedehntem ischämischen Ödem ist das Risiko einer sekundären Hirnschwellung mit Massenverschiebung und Mittelhirnkompression erhöht (35). Beobachtungen sprechen dafür, dass eine frühe Kraniektomie den deletären Verlauf aufhalten kann (61–63). Es fehlen jedoch bisher prospektive Studien, die eindeutig zeigen, dass die frühe CT-Diagnose eines ausgedehnten ischämischen Ödems die Kraniektomie rechtfertigt und den klinischen Verlauf der Patienten positiv beeinflusst.

Kent und Larson beschrieben ebenfalls vier Abstufungen der methodische Qualität von diagnostische Tests: A) Studien mit weiter Generalisierbarkeit für verschiedene Patienten ohne signifikante Schwächen der Untersuchungsmethode. B) Studien mit einem engeren Spektrum der Generalisierbarkeit und wenigen methodischen Schwächen, die gut beschrieben sind, sodass ihr Einfluss auf die Schlussfolgerungen eingeschätzt werden kann. C) Studien mit mehreren Schwächen der Untersuchungsmethode, kleinen Fallzahlen oder inkompletten Angaben. D) Studien mit multiplen Schwächen der Untersuchungsmethode oder angegebene Meinungen, die nicht auf Daten basieren (1).

ECASS I und II waren doppel-blinde, randomisierte, multizentrische Studien mit einem prospektiven Protokoll der CT-Beurteilung. Diese Studie stützen mit hoher Qualität (Grad B) die Hypothese, dass der CT-Befund von Hirngewebe verminderter Röntgendichte in weniger als einem Drittel des ACM-Territoriums mit einem günstigen Effekt einer rt-PA-Behandlung beim ischämischen Infarkt assoziiert ist. Patienten mit normalem CT oder ausgedehntem ischämischen Hirnödem profitieren dagegen nicht von der systemischen Thrombolyse mit rt-PA.

Literatur

1. Kent D, Larson E (1992) Disease, level of impact, and quality of research methods; three dimensions of clinical efficacy assessment applied to magnetic resonance imaging. Invest Radiol 27:245–254
2. Powers W (2000) Testing a test. A report card for DWI in acute stroke. Neurology 54:1549–1551
3. Schriger D, Kalafut M, Starkman S, Krueger M, Daver J (1998) Cranial computed tomographys interpretation in acute stroke. Physician accuracy in determining eligibility for thrombolytic therapy. JAMA 279:1293–1297
4. Schievink W (1997) Intracranial aneurysms. New Engl J Med 336:28–40
5. Tomsick T, Brott T, Chambers A, Fox A, Gaskill M, Lukin R, Pleatman C, Wiot J, Bourekas E (1990) Hyperdense middle artery sign on CT: Efficacy in detecting middle cerebral artery thrombosis. AJNR Am J Neuroradiol 11:473–477
6. von Kummer R, Holle R, Grzyska U, Hofmann E, Jansen O, Petersen D, Schumacher M, Sartor K (1996) Interobserver agreement in assessing early CT signs of middle cerebral artery infarction. AJNR Am J Neuroradiol 17:1743–1748
7. Marks M, Holmgren E, Fox A, Patel S, von Kummer R, Froehlich J (1999) Evaluation of early computed tomographic findings in acute ischemic stroke. Stroke 30:389–392
8. Knauth M, von Kummer R, Jansen O, Hähnel S, Dörfler A, Sartor K (1997) Potential of CT angiography in acute ischemic stroke. AJNR Am J Neuroradiol 18:1001–1010
9. Gibbs J, Wise R, Leenders K, Jones T (1984) Evaluation of cerebral perfusion reserve in patients with carotid-artery occlusion. Lancet 8372:310–314
10. Yuh W, Simonson T, Wang A, Koci T, Tali E, Fisher D, Simon J, Jinkins J, Tsai F (1994) Venous sinus occlusive Disease: MR Findings. AJNR Am J Neuroradiol 15:309–316
11. Phelps M, Gado M, Hoffman E (1975) Correlation of effective anatomic number and electron density with attenuation coefficients measured with polychromatic x-rays. Radiology 117:585–588
12. Rieth KG, Fujiwara K, Di Chiro G, Klatzo I, Brooks RA, Johnston GS, O'Connor CM, Mitchell LG (1980) Serial measurements of CT attenuation and specific gravity in experimental cerebral edema. Radiology 135:343–348
13. Unger E, Littlefield J, Gado M (1988) Water content and water structure in CT and MR signal changes: Possible influence in detection of early stroke. AJNR Am J Neuroradiol 9:687–691
14. Grond M, von Kummer R, Sobesky J, Schmülling S, Heiss W-D (1997) Early computed-tomography abnormalities in acute stroke. Lancet 350:1595–1596
15. Hossmann KA (1994) Viability thresholds and the penumbra of focal ischemia. Ann Neurol 36:557–565
16. Watanabe, West C, Bremer A (1977) Experimental regional cerebral ischemia in the middle cerebral artery territory in primates. Part 2: Effects on brain water and electrolytes in the early phase of MCA stroke. Stroke 8:71–76
17. Schuier FJ, Hossmann KA (1980) Experimental brain infarcts in cats. II. Ischemic brain edema. Stroke 11:593–601
18. Gotoh O, Asano T, Koide T, Takakura K (1985) Ischemic brain edema following occlusion of the middle cerebral aretrey in the rat. I: The time courses of the brain water, sodium, and potassium contents and blood-brain-barrier permeability to ^{125}I-Albumin. Stroke 16:101–109
19. Todd N, Picozzi P, Crockard A, Ross Russel R (1986) Duration of Ischemia influences the development and resolution of ischemic brain edema. Stroke 17:466–471
20. Todd N, Picozzi P, Crockard A, Ross Russel R (1986) Reperfusion after cerebral ischemia: Influence of duration of ischemia. Stroke 17:460–465
21. von Kummer R, Bourquain H, Bastianello S, Bozzao L, Manelfe C, Meier D, Hacke W (2001) Early prediction of irreversible brain damage after ischemic stroke by computed tomography. Radiology 219:95–100
22. von Kummer R, Nolte PN, Schnittger H, Thron A, Ringelstein EB (1996) Detectability of hemispheric ischemic infarction by computed tomography within 6 hours after stroke. Neuroradiology 38:31–33
23. Grotta J, Chiu D, Lu M, Patel S, Levine S, Tilley B, Brott T, Haley E, Lyden P, Kothari R, Frankel M, Lewandowski C, Libman R, Kwiatkowski T, Broderick J, Marler J, Corrigan J, Huff S, Mitsias P, Talati S, Tanne D (1999) Agreement and variability in the interpretation of early CT changes in stroke patients qualifying for intravenous rtPA therapy. Stroke 30:1528–1533
24. von Kummer R (1998) Effect of training in reading CT scans on patient selection for ECASS II. Neurology 51(Suppl 3):S50–S52
25. Bendszus M, Urbach H, Meyer B, Schultheiß R, Solymosi L (1997) Improved CT diagnosis of acute middle cerebral artery territory infarcts with density-difference analysis. Neuroradiology 39:127–131
26. Lev M, Farkas J, Gemmete J, Hossain S, Hunter G, Koroshetz W, Gonzalez R (1999) Acute Stroke: Improved nonenhanced CT Detection – Benefits of soft-copy interpretation by using variable window width and center level settings. Radiology 213:150–155
27. Barber P, Demchuk A, Zhang J, Buchan A (2000) Validity and reliability of a quantitative computed tomography score in predicting outcome of hyperacute stroke before thrombolytic therapy. Lancet 355:1670–1674
28. Gilman S (1998) Imaging of the brain. N Engl J Med 338:812–820
29. Sorensen A, Reimer P (2000) Cerebral MR perfusion imaging. Thieme, Stuttgart New York
30. Tomura N, Uemura K, Inugami A, Fujita H, Higano S, Shishido F (1988) Early CT finding in cerebral infarction. Radiology 168:463–467
31. Bozzao L, Bastianello S, Fantozzi LM, Angeloni U, Argentino C, Fieschi C (1989) Correlation of angiographic and sequential CT findings in patients with evolving cerebral infarction. AJNR Am J Neuroradiol 10:1215–1222
32. Truwit C, Barkovich A, Gean-Marton A, Hibri N, Norman D (1990) Loss of the insular ribbon: Another early CT sign of acute middle cerebral artery infarction. Radiology 176:801–806
33. Horowitz SH, Zito JL, Donnarumma R, Patel M, Alvir J (1991) Computed tomographic – angiographic findings within the first five hours of cerebral infarction. Stroke 22:1245–1253
34. Mohr J, Biller J, Hilal S, Yuh W, Tatemichi T, Hedges S, Tali E, Nguyen H, Mun I, Adams Jr H, Grisman K, Marler J (1995) Magnetic resonance versus computed tomographic imaging in acute stroke. Stroke 26:807–812
35. von Kummer R, Meyding-Lamadé U, Forsting M, Rosin L, Rieke K, Hacke W, Sartor K (1994) Sensitivity and prognostic value of early computed tomography in middle cerebral artery trunk occlusion. AJNR Am J Neuroradiol 15:9–15

36. Moulin T, Cattin F, Crépin-Leblond T, Tatu L, Chavot D, Piotin M, Viel J, Rumbach L, Bonneville J (1996) Early CT signs in acute middle cerebral artery infarction: Predictive value for subsequent infarct locations and outcome. Neurology 47:355–375

37. Furlan A, Higashida R, Wechsler L, Gent M, Rowley H, Kase C, Pessin M, Ahuja A, Callahan F, Clark W, Silver F, Rivera F (1999) Intra-arterial Prourokinase for acute ischemic stroke. JAMA 282:2003–2011

38. von Kummer R, Allen K, Holle R, Bozzao L, Bastianello S, Manelfe C, Bluhmki E, Ringleb P, Meier D, Hacke W (1997) Acute stroke: usefulness of early CT findings before thrombolytic therapy. Radiology 205:327–333

39. Hornig C, Dorndorf W, Agnoli A (1986) Hemorrhagic cerebral infarction: A prospective study. Stroke 17:179–185

40. Fiorelli M, Bastianello S, von Kummer R, del Zoppo G, Larrue V, Lesaffre E, Ringleb, Lorenzano S, Manelfe C, Bozzao L (1999) Hemorrhagic Transformation within 36 hours of a cerebral infarct: Relationships with early clinical deterioration and 3-month outcome in the European Cooperative Acute Stroke Study I (ECASS I) Cohort. Stroke 30:2280–2284

41. Hacke E, Warach S (2000) Diffusion-weighted MRI as an evolving standard of care in acute stroke. Neurology 54:1548–1549

42. Schellinger P, Jansen O, Fiebach J, Hacke W, Sartor K (1999) A standardized MRI stroke protocol: comparison with CT in hyperacute intracerebral hemorrhage. Stroke 30:1974–1975

43. von Kummer R, Holle R, Rosin L, Forsting M, Hacke W (1995) Does Arterial Recanalization Improve Outcome in Carotid Territory Stroke? Stroke 26:581–587

44. von Kummer R, Bastianello S, Bozzao L, Manelfe C, Hacke W (1996) Early prediction of fatal ischemic brain edema. Stroke 27:181

45. von Kummer R, Zeumer H, Bozzao L, Manelfe C (1996) Neuroradiologische Prädiktoren letaler Hirnparenchymblutungen nach zerebraler Ischämie und Thrombolyse. RöFo 164:S20

46. von Kummer R, John C, Fröhlich E, del Zoppo GJ, Hacke W (1996) Infarct volume of day one after ischemic stroke and prognosis. Cerebrovasc Dis 6:188

47. von Kummer R, Bourquain H, Manelfe C, Bastianello S, Bozzao L, Meier D (1999) Predictive value of early CT in acute ischemic stroke. Stroke 30:250–250

48. Fiorelli M, Toni D, Bastianello S, Sacchetti, ML, Sette G, Falcou A, Argentino C, Lotenzano S, Di Angelantonio E, Bozzao L (2000) Computed tomography findings in the first few hours of ischemic stroke: implications for the clinician. J Neurol Sciences 173:10–17

49. Barber P, Demchuk A, Hill M, Pexman W, Hudon M, Tomanek A, Beaupre D, Frayne R, Buchan A (2001) A comparison of CT versus MR imaging in acute stroke using ASPECTS: Will the "new" replace the "old" as the preferred imaging modality? Stroke 325 (abstract)

50. Kertesz A, Black S, Nicholson L, Carr T (1987) The sensitivity and specificity of MRI in stroke. Neurology 37:1580–1585

51. Bryan N, Levy L, Whitlow W, Killian J, Preziosi T, Rosario J (1991) Diagnosis of acute cerebral infarction: Comparison of CT and MR Imaging. AJNR Am J Neuroradiol 12:611–620

52. Barber P, Darby D, Desmond P, Gerraty R, Yang Q, Li T, Jolley D, Donnan G, Tress B, Davis S (1999) Identification of Major Ischemic Change: Diffusion-Weighted Imaging Versus Computed Tomography. Stroke 30:2059–2065

53. Lansberg M, Albers G, Beaulieu C, Marks M (2000) Comparison of diffusion-weighted MRI and CT in acute stroke. Neurology 54:1557–1561

54. LeBihan D, Breton E, Lallemand D, Grenier P, Cabanis E, Laval-Jeanet M (1986) MR imaging of intravoxel incoherent motions: application to diffusion and perfusion in neurologic disorders. Radiology 161:401–407

55. Moseley M, Cohen Y, Mintorovitch J, Chileuitt L, Shimizu H, Kucharczyk J, Wendland M, Weinstein P (1990) Early detection of regional cerebral ischemia in cats: comparison of diffusion- and T2-weighted MRI and spectroscopy. Magn Reson Med 14:330–346

56. The National Institute of Neurological Diseases and Stroke rt-PA Study Group (1995) Tissue plasminogen activator for acute ischemic stroke. New Engl J Med 333:1581–1587

57. Hacke W, Kaste M, Fieschi C, Toni D, Lesaffre E, von Kummer R, Boysen G, Bluhmki E, Höxter G, Mahagne M, Hennerici M (1995) Intravenous thrombolysis with recombinant tissue plasminogen activator for acute hemispheric stroke. The European Cooperative Acute Stroke Study (ECASS). Jama 274:1017–1025

58. Larrue V, von Kummer R, del Zoppo G, Bluhmki E (1997) Hemorrhagic transformation in acute ischemic stroke. Potential contributing factors in the European Cooperative Acute Stroke Study. Stroke 28:957–960

59. Larrue V, von Kummer R, Müller A, Bluhmki E (2001) Risk factors for severe hemorrhagic transformation in ischemic stroke patients treated with rt-PA. Stroke 32:438–441

60. Hacke W, Kaste M, Fieschi C, von Kummer R, Davalos A, Meier D, Larrue V, Bluhmki E, Davis S, Donnan G, Schneider D, Diez-Tejedor E, Trouillas P (1998) Randomised double-blind placebo-controlled trial of thrombolytic therapy with intravenous alteplase in acute ischaemic stroke (ECASS II). Lancet 352:1245–1251

61. Rieke K, Schwab S, Krieger D, von Kummer R, Aschoff A, Hacke W (1995) Decompressive surgery in space occupying hemispheric infarction. Results of an open prospective trial. Crit Care Med 23:1576–1587

62. Schwab S, Rieke K, Aschoff A, Albert F, von Kummer R, Hacke W (1996) Hemicraniectomy in space-occupying hemispheric infarction: Useful early intervention or desperate activism? Cerebrovasc Dis 6:325–329

63. Doerfler A, Forsting M, Reith W, Staff C, Heiland S, Schäbitz WR, von Kummer R, Hacke W, Sartor K (1996) Decompressive craniectomy in a rat model of „malignant" cerebral hemispheric stroke: experimental support for an aggressive therapeutic approach. J Neurosurg 85:853–859

36–47
© Steinkopff Verlag 2003

P. D. Schellinger
J. B. Fiebach
J. Röther

MRT-Diagnostik beim akuten Schlaganfall

Dr. med. P. D. Schellinger (✉)
Neurologische Klinik
Universitätsklinikum Heidelberg
Im Neuenheimer Feld 400 – Kopfklinik
69120 Heidelberg, Germany
Tel.: +49-62 21 / 56-75 16
Fax: +49-62 21 / 56-53 48
E-Mail:
Peter_Schellinger@med.uni-heidelberg.de

J. B. Fiebach
Abteilung Neuroradiologie
Universitätsklinikum Heidelberg, Germany

J. Röther
Neurologische Klinik
Universitätsklinikum Hamburg-Eppendorf,
Germany

The role of MRI in acute stroke

■ **Summary** Computed tomography (CT) is the imaging standard of care in the diagnosis of stroke patients. CT has a better sensitivity for hyperacute intracranial hemorrhage (ICH) than for ischemic stroke. We present and critically discuss the role of new MR techniques such as diffusion- (DWI) and perfusion-weighted (PWI) MRI for the diagnosis of acute stroke. Important considerations are feasibility, practicality, economic aspects, and diagnostic impact of stroke MRI in daily clinical practice, the sensitivity for ICH, the comparative diagnostic strength with regard to CT as well as the prognostic power and the impact on clinical decision making in the acute setting of stroke. *Results* Stroke MRI is feasible, practical and safe in hyperacute stroke patients. Stroke MRI has a higher diagnostic potential than CT. When stroke MRI is available, other imaging procedures such as CT and Doppler ultrasound may be unnecessary in hyperacute stroke patients as vessel occlusions in the circle of Willis as well as ICH are readily demonstrated or excluded. Stroke MRI findings are consistent with stroke pathophysiology and can predict the morphological and clinical outcome. Early recanalization saves tissue at risk of irreversible infarction and leads to significantly smaller infarcts and a significantly better clinical outcome. Patients with more proximal vessel occlusions have a larger tissue at risk and a lower recanalization rate which is associated with a worse clinical outcome. *Conclusion* Stroke MRI is the imaging modality of choice for a differentiated diagnostic workup and follow-up of acute stroke patients.

■ **Key words** Diffusion MRI – Perfusion MRI – ischmeic stroke – intracrainial hemorrhage

■ **Zusammenfassung** *Hintergrund* Beim akuten Schlaganfall ist die kraniale Computertomographie (CT) das Routine-Diagnostikum der Wahl, wobei die CT für den Nachweis einer intrazerebralen Blutung (ICB) eine deutlich höhere Sensitivität als für den hyperakuten Ischämie-Nachweis hat. Es wird der Stellenwert neuer MR-Techniken wie die diffusions- (DWI) und perfusionsgewichtete (PWI) MRT bei der Diagnostik des akuten Schlaganfalls dargestellt und kritisch gewertet. Hierbei finden vor allem die Durchführbarkeit, Praktikabilität, Wirtschaftlichkeit und Aussagekraft des Schlaganfall-MRT (S-MRT) im klinischen Alltag, die Nachweisbarkeit von ICB, der Vergleich der diagnostischen Aussagekraft von CT und S-MRT, sowie die prognostische und differentialtherapeutische Aussagekraft des S-MRT Beachtung. *Ergebnisse* Das S-MRT ist auch bei hyperakuten Schlaganfallpatienten durchführbar, verlässlich und sicher. Es hat ein höheres diagnostisches und prognostisches Potential im Vergleich zur CT. Bei Verfügbarkeit der S-MRT sind zeitaufwendige zusätzliche diagnostische Untersuchungen wie z. B. CT und Doppler-Sonographie nicht notwendig, da auch die Abbildung des Gefäßstatus und der Nachweis oder der Ausschluss einer ICB gewährleistet sind. Die Befunde im S-MRT sind konsistent mit der Pathophysiologie des Schlaganfalls und prognostizieren das morphologische wie auch das funktionelle Endergebnis. Eine frühe Rekanalisation rettet ischämisches Risikogewebe entsprechend einer Normalisierung eines PWI-DWI-mismatch und führt zu signifikant kleineren Infarkten und einem signifikant besseren klinischen Endergebnis. Bei Patienten mit proximalen Gefäßverschlüssen ist das ischämische Risikogewebe größer, die Rekanalisationsrate kleiner und das klinische Endergebnis schlechter. *Schlussfolgerung* Die S-MRT ist das bildgebende Diagnostikum der Wahl für eine gezielte Differentialindikation und Verlaufsbeurteilung bei hyperakuten Schlaganfallpatienten.

Schlüsselwörter
Perfusions MRT – Diffusions MRT – zerebrale Ischämie – intrazerebrale Blutung

Einleitung

Beim akuten Schlaganfall ist die kraniale Computertomographie (CT) das Routine-Diagnostikum der Wahl, vor allem zum Ausschluss oder Nachweis einer intrazerebralen Blutung (ICB) (94, 97). Während die CT einen sicheren ICB-Ausschluss ermöglicht, gelingt der frühe Infarktnachweis häufig nicht, oder es sind nur sehr subtile ischämische Frühzeichen vorhanden (97). Konventionelle T2-gewichtete Spinecho MRT-Sequenzen (T2-WI) sind wenig geeignet, akute ICB zu identifizieren (10, 16, 36) aber auch bei zerebralen Ischämien der CT nicht überlegen (57). Gerade unter therapeutischen Aspekten ist jedoch eine bildgebende Methode gefragt, die im hyperakuten Zeitfenster eine sensitive, umfassende und einfach zu beurteilende Diagnostik bietet und dem Kliniker bei der Indikationsstellung zu spezifischen oder aggressiven Therapiemaßnahmen Entscheidungshilfen gibt (30). Eine solche Technik muss das Vorliegen einer Ischämie oder ICB ohne großen Zeitaufwand sicher nachweisen oder ausschließen und das Ausmaß der ischämischen oder hämorrhagischen Läsion darstellen können. Darüberhinaus sollte bei ischämischen Infarkten ein bildmorphologisches Korrelat der ischämischen Penumbra (1, 23), also ein von der irreversiblen Infarzierung bedrohtes Risikogewebe (RG), demonstriert werden soweit dieses vorhanden ist. Ergänzend dazu ist mittels der MR-Angiographie (MRA) der Gefäßstatus und mit konventionellen T2-WI die normale Anatomie und vorbestehende Gefäßpathologie darzustellen (40).

Neue MR-Techniken wie die diffusions- (DWI) und perfusionsgewichtete (PWI) MRT haben die Bildgebung beim akuten Schlaganfall revolutioniert (19, 48, 56, 59, 60, 99). Experimentelle und zunehmend auch klinische Erfahrungen zeigen, dass der irreversible ischämische Schaden mit der DWI schon innerhalb weniger Minuten demonstriert werden kann (61, 72, 99, 101) auch wenn sich die Hinweise für zumindest eine partielle Reversibilität von DWI Läsionen häufen (45). Die Sensitivität von DWI wird dabei innerhalb der ersten 6 Stunden nach Symptombeginn mit bis zu 94%, die Spezifität mit bis zu 100% angegeben (26, 52). Die PWI erlaubt darüberhinaus die Darstellung minderperfundierter Hirnareale, deren Volumen sich von der DWI-Läsion unterscheiden kann (37, 38, 100). Für eine ausführliche deutschsprachige Übersicht über die Grundlagen dieser neuen MRT-Techniken verweisen wir auf die Arbeiten von Röther et al. und Gass et al. (22, 72).

Einige Autoren fanden signifikante Korrelationen zwischen initialen DWI- und PWI-Veränderungen mit T2-WI Verlaufsuntersuchungen als auch mit dem neurologischen und funktionellen Outcome (4, 51, 84, 90, 98, 100). Als MR-bildmorphologisches Korrelat der ischämischen Penumbra wurde der Begriff des „Perfusions-Diffusions-Mismatch", ausgedrückt als Volumenverhältnis PWI/DWI oder Volumendifferenz PWI–DWI, geprägt (4, 90). Wenn die PWI-Läsion größer als die DWI-Läsion ist, kann von der Präsenz eines potentiell vor der irreversiblen ischämischen Schädigung rettbaren RG ausgegangen werden (5, 41). Einige Autoren schlussfolgerten, dass mit DWI und PWI verschiedene Infarkttypen identifiziert werden können und so eine rationalere Auswahl therapeutischer Strategien basierend auf dem Vorliegen oder Nicht-Vorliegen eines Perfusions-Diffusions-Mismatches ermöglicht werde. Andere Autoren schlugen vor, dass ein Verschluss der Arteria cerebri media eine penumbrale Konstellation in den kombinierten PWI/DWI-Sequenzen vorhersagt (5, 70).

Demgegenüber stehen substantielle Zweifel anderer Autoren, die die Durchführbarkeit, Praktikabilität, Wirtschaftlichkeit und Aussagekraft des Schlaganfall-MRT im klinischen Alltag bezweifeln (66, 67). Diese Zweifel bestehen unter anderem aufgrund der Tatsache, dass die meisten Studien eine oder mehrere der folgenden Schwachstellen aufweisen: 1) kleine Patientenzahlen; 2) Zeitfenster zwischen Symptombeginn und Schlaganfall-MRT (S-MRT) von mehr als 6 Stunden; 3) Mangel an MRA-Daten zur objektiven Beurteilung des Gefäßstatus; und 4) vornehmlich Untersuchung von TIA-Patienten sowie leicht und mäßiggradig betroffener Patienten.

Methodik, Praktikabilität und Durchführbarkeit des S-MRT

Mehrere Arbeitsgruppen publizierten S-MRT-Daten über Schlaganfallpatienten, die zumindestens zum Teil innerhalb eines Zeitfensters von 6 Stunden untersucht wurden (4, 41, 54, 76, 78, 80, 90). Damit ist die Durchführbarkeit des S-MRT auch bei schwer erkrankten Patienten unter dem Zeitdruck einer potentiellen spezifischen Therapie (z.B. Thrombolyse) in Fallserien belegt. Die optimale Versorgung von Schlaganfallpatienten geht mit einem erheblichen personellen Aufwand einher (75, 87). Um eine Diagnostik wie das S-MRT jederzeit zur Verfügung zu haben, ist ein Bereitschaftsdienst erforderlich, der neben dem Neurologen eine mit der Methode vertraute MTRA und einen Neuroradiologen umfasst. Empfehlenswert ist hierbei (abhängig vom Schweregrad des Schlaganfalls) neben der Anwesenheit des Neuroradiologen die Anwesenheit oder sofortige Abrufbarkeit eines intensiv/akut-neurologisch erfahrenen Assistenten. Grundsätzlich sollte großzügig Sauerstoff per Maske oder Nasensonde (4–8 l) gegeben und EKG und Sauerstoffsättigung kontinuierlich sowie der Blutdruck intermittierend überwacht werden. Ohrstöpsel reduzieren die Lärmbelästigung vor allem durch die EPI- (Echo Planar Imaging) Sequenzen (DWI, PWI), zusätzlich kann der Kopf des Patienten mit Schaumstoffpolstern (12 cm×5 cm×20 cm) in der Kopfspule fixiert werden, hierdurch wird eine weitere Lärmreduktion und eine beträchtliche Reduktion von Bewegungsartefakten erreicht. Wenn nötig, kann eine leichte Sedierung mit Midazolam (z.B. Dormicum 5–10 mg i.v.) oder Propofol (z.B. Disoprivan 20–60 mg/h kontinuierlich i.v.) durchgeführt werden. Das Heidelberger S-MRT-Protokoll besteht aus einer axialen T2-gewichteten Fast-Spin-Echo (FSE) Sequenz (T2-WI), einer isotropen axialen DWI Spin-Echo EPI Sequenz (b = 0, 333, 666, 1000 s/mm^2), einer axialen EPI Fluid Attenuated Inversion Recovery (FLAIR) Sequenz, einer Time-of-Flight (TOF) MR Angiographie

(MRA), und PWI mit einer axialen T2*-gewichteten Gradienten-Echo EPI Sequenz (40 Datensets während und nach Injektion von 25 ml Gd-DTPA (Magnevist®) mit einem Power-Injektor (5 ml/s). Das komplette Schlaganfall-MRT-Protokoll benötigt 20–25 Minuten inklusive Patientenlagerung- und -transfer sowie Berechnung der „apparenten Diffusionskoeffizienten Maps" (ADC-maps) und Perfusions-Parameterbilder (MTT, CBV oder TTP-maps). Die S-MRT-Protokolle verschiedener Arbeitsgruppen sind sich ähnlich. Eine frühe Kontrolle im Verlauf von 8–24 h und erneut nach etwa 4–7 Tagen ist zu empfehlen. Ob im Verlauf das komplette S-MRT-Protokoll wiederholt werden muss, bleibt der individuellen Indikation überlassen. Unseres Erachtens muss zumindestens einmalig ein Verlauf des Gefäßstatus und der DWI bzw. T2-WI dokumentiert werden, um finale Infarktgröße und Rekanalisation oder einen persistierenden Verschluss zu erfassen.

Die Heidelberger Arbeitsgruppe evaluierte die Logistik bei 64 Patienten, die im 12 Stunden Zeitfenster (N = 26 ≤3 h, N = 25 3–6 h, N = 13 6–12 h) ein S-MRT erhielten (79). Die mittleren Zeitintervalle zwischen Symptombeginn und Ankunft in der Klinik, CT, MRT und zwischen CT und MRT waren 1,6 h, 2 h, 3,8 h, und 1 h. Die Autoren zeigten eine hochsignifikante Verkürzung der benötigten Zeit bis zur Initiierung und Durchführung des S-MRT vor allem bedingt durch wachsende Akzeptanz und Erfahrung mit der Methode unter allen beteiligten Mitarbeitern (MTRA, Pflege, Neuroradiologen, Neurologen). In 63 von 64 Patienten war das oben beschriebene S-MRT-Protokoll vollständig durchführbar (98,4%). Vor allem die Schaumstoffpolster führten zu einer erheblichen Reduktion von Bewegungsartefakten.

Obwohl die CT der Bildgebungs-Standard beim akuten Schlaganfall ist, kann eine akkurate Infarktlokalisation und grobe Abschätzung der Infarktgröße in Dritteln des Arteria cerebri media Territoriums bei nur 50% bis 67% der Patienten getroffen werden und innerhalb des 2–3 Stunden Zeitfensters ist die CT häufig negativ (32, 86). Wir glauben deswegen, dass die CT nicht den heutigen Ansprüchen an diagnostischer Sensitivität und Spezifität gerecht wird, um eine optimale Patientenselektion für z.B. eine Thrombolysetherapie oder invasivere Therapieformen gewährleisten zu können. Diagnostische Alternativen, wie z.B. die Dopplersonographie, SPECT, PET oder Xenon CT sind zeitintensiver, stark untersucherabhängig (Doppler) oder technisch aufwendiger bei vielleicht gleicher oder besserer Perfusionsdarstellung aber mangelndem Nachweis des irreversibel geschädigten Hirnareals (DWI), des Risikogewebes (PWI-DWI), des Gefäßstatus (MRA) und von Vorschäden (T2-WI) sowie intrazerebralen Blutungen (T2*-WI). Zusammenfassend erlaubt das S-MRT eine umfassende diagnostische Aufarbeitung akuter

Schlaganfallpatienten, die durch eine optimierte Logistik auch unter dem in dieser Situation bestehenden Zeitdruck durchgeführt werden kann.

Nachweis intrazerebraler und subarachnoidaler Blutungen im S-MRT

Die MRT ist der CT bei der Diagnose subakuter und chronischer ICB und SAB weit überlegen insbesondere bezüglich der der Blutung zugrundeliegenden Pathologie (17, 63, 85). Außerdem wurden petechiale Blutungen, diskrete Kontusionsherde und Residuen einer abgelaufenen ICB nur durch die MRT demonstriert. Für den qualitativen Nachweis großer wie auch kleiner oder alter Blutungen sind dabei T2*-WI am besten geeignet. Zusätzliche Informationen wie z. B. das Vorliegen eines raumfordernden Ödems, von Mittellinienverlagerung und Ventrikeleinbruch lassen sich am besten auf den konventionellen T2-WI und PD-WI beurteilen. Zusätzlich zu dem standardisierten Schlaganfall-MRT-Protokoll können T1-WI nach MR-Kontrastmittelgabe durchgeführt werden, sollte eine andere der ICB zugrundeliegende Erkrankung (z. B. ein Malignom) vermutet werden.

Innerhalb der ersten 6–12 Stunden ist zur Differenzierung zwischen akuter zerebraler Ischämie und ICB bzw. SAB jedoch die konventionelle CT der diagnostische Standard und Modalität der Wahl (34, 39, 40). Vielerorts wird der Stellenwert der MRT für die Diagnose der ICB und Subarachnoidalblutung (SAB) in diesem hyperakuten Stadium als niedrig angesehen und viele Autoren postulieren, dass die Sensitivität der MRT zum Nachweis hyperakuter ICB gering sei (10, 35, 36, 102). Diese Unbehaglichkeit unter Klinikern und Radiologen ist zumindestens teilweise durch die Komplexität der MRT-Charakteristika von ICB und SAB in verschiedenen Sequenzen zu verschiedenen Zeitpunkten bedingt. Das Erscheinungsbild einer ICB im MRT hängt von der verwendeten MR-Sequenz, Feldstärke, von den verschiedenen Oxygenationsstadien im zeitverlaufsbedingten Abbau des Hämoglobins, Proteinkonzentration im Hämatom, Hydratation, Form und Größe der Erythrozyten, Hämatokrit, Gerinnselbildung und -retraktion wie auch Struktur und Zusammensetzung ab (10, 24, 25, 27, 28, 35, 64, 102). Das Schlüsselmolekül für den hyperakuten ICB-Nachweis ist das Deoxyhämoglobin, ein Blutabbauprodukt mit paramagnetischen Eigenschaften, das zu einem ausgeprägten Signalverlust in suszeptibilitätsgewichteten Sequenzen (T2*-WI) führt. Eine gute Übersichtsarbeit zu den Signalcharakteristiken der ICB an verschiedenen Zeitpunkten und zu den Einflüssen der oben genannten Faktoren auf das MRT-Signal

findet sich in Osborn, Diagnostic Neuroradiology (64).

Es gibt nur wenige Veröffentlichungen, die eine hohe Sensitivität der MRT für ICB innerhalb der ersten 6 Stunden berichten (2, 16, 29, 46, 50, 55, 65, 77). Gustavsson et al. und Küker et al. untersuchten im Tiermodell hyperakute ICB (29, 46). Bei beiden Arbeiten wurden MRT-Untersuchungen direkt nach der Injektion und im Verlauf innerhalb der ersten 6 Stunden, bei Küker et al. bis zu 10 Tagen nach der Injektion durchgeführt. In beiden Arbeitsgruppen gelang der Hämatomnachweis in den suszeptibilitätsgewichteten Sequenzen in allen Fällen, auch bei den Niederfelduntersuchungen. SAB und intraventrikuläres Blut zeigte sich am besten mit FLAIR-Sequenzen, und nicht mit konventionellen Spin-Echo-Sequenzen. Patel et al. waren die ersten, die beim Menschen frühe Veränderungen innerhalb von 6 h in suszeptibilitätsgewichteten T2*-WI bei 5 Patienten mit hyperakuten ICB zeigen konnten (65), allerdings ohne Vergleich mit der CT. Eine Vergleichsstudie zeigte eine 100%ige Sensitivität von S-MRT und CT für ICB (77). Eine volumetrische Analyse ergab eine gute Korrelation der Blutungsvolumina auf den CT-Bildern mit denen der MRT-Bilder. Linfante et al. untersuchten 5 hyperakute ICB-Patienten mit der MRT innerhalb von 23–120 Minuten nach Symptombeginn (50). Während der ersten Minuten nach Symptombeginn stellt sich das ICB-Zentrum auf allen Sequenzen (T2-WI, T2*WI, T1-WI) heterogen dar, während sich die Peripherie des Hämatoms mehr oder weniger hypointens mit einer progressiven Vergrößerung über die nächsten Minuten und ersten Stunden zeigt. Ein die ICB umgebender Randsaum (hyperintens auf T2-WI und T2*-WI, hypointens auf T1-WI) entspricht einem vasogenen Ödem. Diese Befunde sind konsistent mit tierexperimentellen Ergebnissen (29, 46). Diese Daten legen nahe, dass Deoxyhämoglobin in für den Nachweis durch T2*-WI ausreichender Konzentration schon innerhalb der ersten Minuten im Hämatom vorliegt. Ein Beispiel gibt Abbildung 1.

Bei SAB treffen die Regeln, die auf den Blutabbau bei ICB zutreffen, nicht zu, weil im Subarachnoidalraum ein höherer Sauerstoffpartialdruck herrscht (28) und außerdem die Bildung von Blutgerinnseln, die ebenfalls T2-verkürzend wirken, beeinträchtigt ist (102). Der paramagnetische Suszeptibilitätseffekt, der zum Nachweis einer ICB genutzt wird ist deswegen bei der SAB nur von eingeschränktem Nutzen. Durch die Kombination von FLAIR-Bildern, die den Suszeptibilitätseffekt nutzen, mit PD-WI, die den T1-verkürzenden Effekt der erhöhten Liquor-Proteinkonzentration mit konsekutiver Signalsteigerung ausnützen, ist eine sehr hohe Sensitivität des S-MRT für hyperakute SAB zu erreichen (43, 103). Vor al-

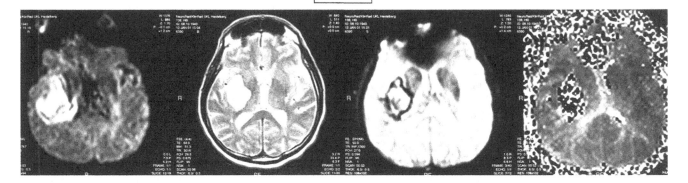

1a: ICB

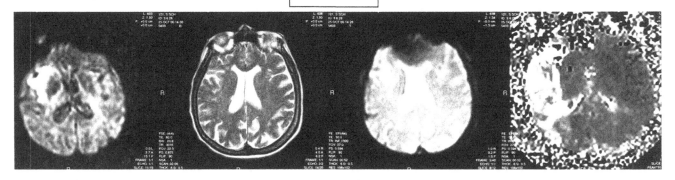

1b: Ischämie

Abb. 1 a 45-jähriger Patient mit rechtsseitiger Stammganglienblutung 35 Minuten nach Symptombeginn. Von links nach rechts auf den diffusions–gewichteten Bildern Hyperintensität (OxyHb) mit kleinem hypointensem Randsaum (DeoxyHb) und vasogenem Ödem (T2-Durchscheineffekt). Hyperintensität auf T2-WI, auf T2*-WI heterogenes mehr hyperintenses Signal im Kern der ICB umgeben von einem deutlichen hypointensen Randsaum. Auf den Perfusions-Parameterbildern Signalauslöschung in der ICB und leichte Transitzeitverzögerung perihämorrhagisch. MRA (nicht abgebildet) war unauffällig, das CT zeigte eine typische hyperdense Läsion mit perifokaler Hypo-

densität. **b** 57-jährige Patientin mit Mediateilinfarkt rechts insulär 48 Minuten nach Symptombeginn. Hyperintense Läsion in der rechten Inselregion, nicht sicher vom Aspekt der DWI in **a** unterscheidbar. Im Gegensatz dazu unauffällige T2-WI und T2*-WI als charakteristisches Differentialmerkmal zur ICB. Deutliche Perfusionsverzögerung auf dem Parameterbild mit erheblichem Perfusions-Diffusions-Mismatch. Die MRA (nicht abgebildet) zeigte einen distalen Arteria cerebri media Hauptstamm-Verschluss, das CT 68 Minuten nach Symptombeginn war unauffällig

lem Artefakte können durch die Kombination der beiden Sequenzen als solche besser erkannt werden.

Zusammenfassend legen vorläufige Ergebnisse bei noch ausstehenden größeren Patientenstudien nahe, dass das Schlaganfall-MRT mit T2*-WI genauso sensitiv wie die CT bei der ICB-Diagnose ist und dass die kombinierte Auswertung von PD-WI und FLAIR-Bildern verlässlich subakute, weniger sicher auch akute und hyperakute SAB von ICB und ischämischen Schlaganfällen differenzieren kann. Hierbei ist zu berücksichtigen, dass das klinische Bild einer SAB sich normalerweise von dem der ICB oder Ischämie unterscheidet, es sei denn, ein intrazerebraler Blutungsanteil liegt vor (der dann wieder auf T2*-WI zu sehen wäre). Deswegen ist das Schlaganfall-MRT unserer Ansicht nach das Diagnostikum der ersten Wahl nicht nur bei der hyperakuten Eva-

luation von ischämischen Schlaganfallpatienten, sondern auch für Patienten mit subakuten oder chronischen ICB und SAB.

Vergleich von S-MRT und CT bei der Diagnostik zerebraler Ischämien

Es gibt in der Literatur deutlich mehr Angaben dazu, dass das S-MRT mit DWI der CT überlegen ist, als dass Studien hierzu vorlägen. Die aktuelle Größe des irreversibel geschädigten Infarktareals ist bezüglich des Blutungsrisikos nach intravenöser Thrombolyse von entscheidender Bedeutung. Es zeigte sich, dass Patienten mit Frühzeichen eines ischämischen Schlaganfalles von mehr als einem Drittel des Territoriums der Arteria cerebri media (MCA) ein signifikant erhöhtes Blutungsrisiko nach Thrombolyse haben und dass Frühzeichen eines Infarktes von mehr als 50% des ACM-Territoriums eine Letalität von bis zu 80% einhergehen. Das führte zu dem „Drittel des Mediaterritoriums"-Kriterium bei der CT-basierten Indikationstellung für eine Lysetherapie (33, 93, 94). Die Sensitivität der CT innerhalb des 6-Stunden Zeitfensters liegt bei etwa 67% (9), sie kann durch Training verbessert werden (92), obwohl diese Aussage nicht unwidersprochen ist (81).

DWI kann im Tierexperiment eine ischämische Hirnschädigung innerhalb weniger Minuten nach Gefäßverschluss oder globaler Ischämie demonstrieren (7, 15, 71). Vergleichsstudien von CT und konventionellen MR-Sequenzen (T1-WI und T2-WI) zeigten eine schlechte Sensitivität für die MRT, es bestand kein signifikanter Unterschied zwischen beiden Methoden (57) und FLAIR-Sequenzen führen zu einer leichten Erhöhung der Sensitivität (11). Eine kleine Fallserie (11 Patienten) zeigte eine 100%ige Sensitivität der DWI innerhalb von 4 Stunden nach Schlaganfall-Symptombeginn (26). Eine andere Arbeit zeigte gute Interrater-Variabilitäten von CT und DWI (17 Patienten) innerhalb von 3:18 Stunden (CT) bzw. 4:01 Stunden (DWI) nach Symptombeginn (κ-Wert: 0,88) ohne einen großen Unterschied zwischen beiden Modalitäten festzustellen (3).

Wir führten eine vergleichende Analyse von CT und DWI bei 31 Patienten innerhalb von 6 h (Zeitintervall zwischen CT und DWI: 90 min (0,3–6 h; MW 2,43 h)) durch (18). Der Vergleich zwischen CT und DWI erfolgte durch drei für die klinische Symptomatik geblindete Reviewer, die einzeln zuerst die CT-Bilder und in einer zweiten Sitzung die DWI-Bilder aller Patienten analysierten. Es sollten Seite und Ausmaß (in Dritteln des Mediaterritoriums) angegeben werden. Zur Beurteilung der Interrater-Variabilität wurden Kappa-Werte nach der Methode von Fleiss et al. bestimmt (20), wobei Werte zwischen 0,4 und 0.7 als moderate Übereinstimmung und >0,7 als exzellente Übereinstimmung angesehen werden (47, 89, 95). Frühe CT-Infarktzeichen wurden von mindestens 2 Ratern in 24/31 Patienten identifiziert ($\kappa=0{,}39$–0,62). Eine Mehrheitsentscheidung ergab eine Detektionsrate für das CT von 77,4% mit einer Homogenität von $\kappa=0{,}58$. Bei 3 Patienten identifizierten die Rater einen Infarkt in einer nicht betroffenen Hemisphäre, bei 2 weiteren Patienten an einer falschen Stelle der betroffenen Hemisphäre. Eine pathologische Hyperintensität im DWI, die konsistent mit frühen Ischämiezeichen ist, wurde bei allen 31 Patienten identifiziert ($\kappa=1$). Das Infarktausmaß in Dritteln des Mediaterritoriums wurde im CT sehr inhomogen beurteilt ($\kappa=0{,}39$) während sich auf den DWI eine gute Übereinstimmung der Rater fand ($\kappa=0{,}70$). Bei der Interpretation dieser Ergebnisse

muss berücksichtigt werden, dass die vergleichende Auswertung zeitlich zuungunsten des CT ist, das immerhin im Mittel 2 h vor der DWI durchgeführt wurde. Hier stehen Ergebnisse einer neuen prospektiven für die Untersuchungsreihenfolge randomisierten Vergleichs-Studie aus.

Die Tatsache, dass etwa 20% aller Infarkte auf der CT nicht zu identifizieren waren, entspricht den Daten von ECASS II (European-Australasian Cooperative Acute Stroke Study). In den ECASS Studien waren frühe Infarktzeichen in mehr als 33% des Mediaterritoriums ein Ausschlusskriterium für die Lysetherapie. Es sollte daher bei der DWI-basierten Indikationsstellung für oder gegen eine Lysetherapie in Betracht gezogen werden, dass das Ein-Drittel-Kriterium des CT nicht für die DWI gilt und hier z.B. der Befall von <50% des Mediaterritoriums als Grenzwert genommen werden sollte.

Obwohl sich die Hinweise häufen, dass akute DWI-Läsionen potentiell reversibel sind, konnten wir in unserer Serie diesen Fall nicht beobachten. Die berichteten Fälle unterscheiden sich von unseren dadurch, dass es sich entweder um tierexperimentelle Daten (49), individuelle Beobachtungen (58), Patienten mit transienten ischämischen Attacken (44), oder Patienten, mit ultrafrüher Rekanalisation nach intraarterieller Lysetherapie mit rt-PA oder Urokinase handelt (45). In 3/7 Patienten der letztgenannten Studie traten die Läsionen im Verlauf wieder auf (45) eine Beobachtung die auch tierexperimentell gemacht wurde (62). Einerseits relativieren diese Ergebnisse das rigide Dogma des PWI/DWI-mismatches als das ischämische Risikogewebe und der Irreversibilität von DWI-Läsionen, andererseits glauben wir, dass nur ein kleiner Teil von Patienten mit TIA, sehr leichten Schlaganfällen oder ultrafrüher Rekanalisation einen reversiblen ischämischen Schaden in einem diffusionsgestörten Areal auf DWI aufweist.

Das S-MRT zur Indikationsstellung und Überwachung einer intravenösen Lysetherapie bei Patienten mit hyperakuten zerebralen Ischämien

Daten aus Schlaganfall-MRT Studien mit Patienten, die im therapierelevanten Zeitfenster von 6 Stunden untersucht wurden, sind rar. Ein Patientenbeispiel gibt Abbildung 1b. Zwei Arbeiten, bei denen 51 Patienten ($62\pm11{,}2$ Jahre, 29–83 Jahre) untersucht wurden, von denen 24 Patienten eine intravenöse Lysetherapie nach dem ECASS II Protokoll (32) erhielten, sollen im Folgenden geschildert werden (76, 78). Die mittlere Zeit vom Symptombeginn bis zur Ankunft

Punktwert

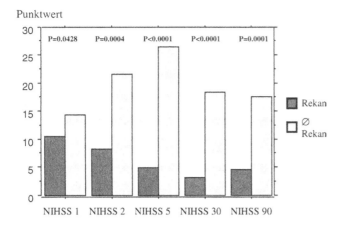

Punktwert

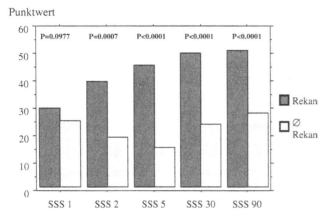

Abb. 2 NIHSS = National Institutes of Health Stroke Scale; SSS = Scandinavian Stroke Scale. Die Nummern nach den Schlaganfall-Skalen indizieren den Tag der Untersuchung. Die P-Werte wurden mit dem nicht-parametrischen Mann-Whitney *U*-Test bestimmt. Dunkelgraue Säulen: 15 Patienten mit initialem Verschluss (MRA 1) und folgender Rekanalisation (MRA 2). Hellgrau: 28 Patienten mit persistierendem Gefäßverschluss

Volumen [ml]

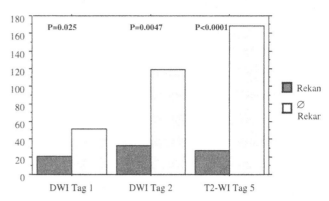

Abb. 3 DWI = Diffusion-weighted imaging; T2-WI = T2-weighted imaging. Die Nummern nach den Sequenzen indizieren den Tag der Untersuchung. Die P-Werte wurden mit dem nicht-parametrischen Mann-Whitney *U*-Test bestimmt. Dunkelgraue Säulen: 15 Patienten mit initialem Verschluss (MRA 1) und folgender Rekanalisation (MRA 2). Hellgrau: 28 Patienten mit persistierendem Gefäßverschluss

ten Patienten (55% vs 13% der Patienten mit gesichertem Gefäßverschluss). Der auch von anderen Autoren beobachtete statistische Trend (P = 0,09) zu niedrigeren Rekanalisationsraten bei proximaleren Gefäßverschlüssen wird mit größeren Patientenzahlen statistische Signifikanz erreichen (42, 96, 104).

43 der 51 Patienten hatten einen Gefäßverschluss (25 proximal, 18 distal). Das klinische Endergebnis bei Patienten mit Rekanalisation (spontan oder durch Therapie) war signifikant besser in allen drei Endpunkten (alle P-Werte <0,001). Dieses Ergebnis ist exemplarisch für die NIHSS und SSS in Abbildung 2 dargestellt. Außerdem zeigten Patienten ohne Rekanalisation ein erhebliches Infarktwachstum im Gegensatz zu Patienten mit Rekanalisation deren initiales Infarktvolumen sich nicht wesentlich von der Infarkt-Endgröße unterschied (Abb. 3). Weder die Größe des PWI/DWI-mismatch Verhältnisses (R<0,1; P>0,5) noch des absoluten Risikovolumens (R<0,35; P<0,05) korrelierten mit dem klinischen Endergebnis. Es gab einen nichtsignifikanten Trend zu höheren Rekanalisationsraten bei Patienten mit distalen im Gegensatz zu proximalen Gefäßverschlüssen (P = 0,1). Ebenso war das klinische Endergebnis signifikant schlechter bei Patienten mit proximalen Gefäßverschlüssen (kombinierter Endpunkt: P = 0,03; günstiges Ergebnis: P = 0,001; unabhängiges Ergebnis: P = 0,002).

Die Läsionsvolumina korrelierten nur mäßig mit der initialen Schlaganfallschwere oder dem Endergebnis, was den Angaben der bisher 5 in der Literatur vergleichbaren Arbeiten widerspricht (4, 6, 51, 90, 91). Von den insgesamt 140 Patienten dieser Arbeiten wurden jedoch nur 37 Patienten innerhalb

in der Klinik war 1,86 ± 1,23 h und vom Symptombeginn bis zum S-MRT 3,33 ± 1,29 h. Die klinischen Daten wurden an den Tagen 1, 2, 5, 30 und 90 mit der National Institutes of Health Stroke Scale (NIHSS) (88), Scandinavian Stroke Scale (SSS) (74), Barthel Index (BI) (53), und Modified Rankin Scale (MRS) (68) bestimmt. Ein gutes Ergebnis wurde als kombinierter Endpunkt von NIHSS ≤ 1, SSS ≥ 54, BI ≥ 95, MRS ≤ 1 an Tag 90 definiert. Zusätzlich wurde eine dichotomisierte Analyse analog zu ECASS II mit der MRS durchgeführt (Rankin 0–1 vs 2–6 (gut versus schlecht oder tot) und Rankin 0–2 vs 3–6 (unabhängig versus abhängig oder tot). Gefäßverschlüsse wurden in proximale (distale ACI und proximale M1) versus distale (distale M1, M2, A2) Lokalisation unterteilt. Die Analyse der Untergruppe von Lysepatienten (Therapiebeginn 3,27 h ± 1,39 h nach Symptombeginn) ergab ähnliche Ergebnisse wie die Analyse der Gesamtpopulation mit dem Unterschied einer deutlich höheren Rekanalisationsrate der lysier-

von 6 h untersucht. Je später nach Symptombeginn das S-MRT durchgeführt wird desto höher werden die Korrelation zwischen Klinik und Läsionsgröße, das ist konsistent mit älteren CT- und MRT-Daten (12, 57, 73, 93). Dementsprechend korrelierten die Läsionsvolumina an Tag 5 hervorragend und hochsignifikant mit dem klinischen Endergebnis (alle R>0,65; alle P<0,0001). Im hyperakuten Stadium der zerebralen Ischämie reflektieren DWI- und PWI-Läsionsgröße also nicht den akuten oder finalen klinischen Schweregrad sondern entsprechen dem morphologischen „Best Case (DWI)" oder „Worst Case (PWI)" Szenario. Im hyperakuten Schlaganfall-Stadium ist demnach der morphologische und klinische Verlauf noch komplett offen und kann durch effektive Therapiemaßnahmen beeinflusst werden.

Auch die Assoziation von Gefäßstatus und PWI-DWI-mismatch ist relevant. Frühe Daten legen den (logischen) Verdacht nahe, dass ein Gefäßverschluss mit einem PWI-DWI-mismatch einhergeht (5, 70). In unserem Patientengut war die Assoziation zwischen Mismatch und Gefäßverschluss (97,5%) sowie Match und offenem Gefäß (64%) hochsignifikant (P<0,0001). Die 4 Patienten mit einem PWI-DWI-match bei verschlossenem Gefäß hatten einen vollendeten Infarkt mit komplettem Verlust des Risikogewebes ohne Rekanalisation erlitten.

Das PWI-DWI-mismatch Verhältnis unterschied sich nicht zwischen Patienten mit proximalen und distalen Gefäßverschlüssen (P = 0,31) während das absolute Risikovolumen bei proximalen Verschlüssen signifikant größer war (P = 0,0023). Interessanterweise hatten 17 Patienten an Tag 2 noch ein PWI-DWI-mismatch. Das könnte das Vorliegen eines ischämischen Risikogewebes jenseits des 6 h Fensters implizieren und damit das relativ rigide therapeutische Zeitfenster relativieren. In Einzelfällen kann eine späte Rekanalisation (>8 h) eventuell bedingt durch eine späte metabolische Rekompensation das Endergebnis verbessern (8, 96). Andererseits waren die großen Lysestudien bezüglich Überschreiten des 3 h (intravenös) und 6 h (arteriell) negativ (13, 14, 21, 31, 32, 88).

Vorläufige S-MRT basierte Daten legten den Verdacht nahe, dass eine frühe Rekanalisation zu guten Endergebnissen bei kleinen Infarkten führt (41, 54). Bei unseren Patienten war eine frühe Rekanalisation bei Patienten mit primärem Gefäßverschluss mit einem signifikant besseren klinischen Ergebnis an Tag 30 und 90 bei vier klinischen Skalen alleine und in Kombination assoziiert, wobei der morphologische Verlauf dem klinischen entspricht.

Wir schlagen die S-MRT basierte Einteilung von Patienten in vier Kategorien vor, in dreien von diesen sollte eine Lysetherapie im 6 h-Zeitfenster und bei Infarkten mit einer DWI-Größe von weniger als 50% des Mediaterritoriums erwogen werden:

1) Keine Thrombolyse bei
   - Patienten ohne PWI/DWI-mismatch und ohne Gefäßverschluss
   - Patienten mit großen DWI Läsionen von mehr als 50% des Mediaterritoriums
2) die vorsichtige und zögerliche Erwägung einer Lysetherapie bei
   - Patienten ohne PWI/DWI-mismatch aber mit Gefäßverschluss
   - Patienten mit PWI/DWI-mismatch aber ohne Gefäßverschluss (theoretische Konstellation, klinisch bisher nicht beobachtet)
   - individuellen Patienten mit PWI/DWI-mismatch, Gefäßverschluss und DWI Läsionsvolumen <50% des Mediaterritoriums
3) die intravenöse und/oder intraarterielle Thrombolyse sind dringend indiziert bei Patienten mit A. cerebri media Verschlüssen distal der lentikulostriären Äste und Vorliegen eines PWI/DWI-mismatches
4) eine Rekanalisation sollte unter allen Umständen bei Patienten mit distalen A. carotis interna oder proximalen A. cerebri media Verschlüssen mit Vorliegen eines PWI/DWI-mismatches angestrebt werden.

Schlussfolgerung

Zusätzlich zu einem höheren diagnostischen und prognostischen Potential der Schlaganfall MRT im Vergleich zur CT ist das S-MRT auch bei hyperakuten Schlaganfallpatienten durchführbar, verlässlich und sicher. Wenn die S-MRT verfügbar ist, sind zeitaufwendige zusätzliche diagnostische Untersuchungen verschiedener Modalitäten wie z.B. CT, SPECT, Doppler-Sonographie nicht notwendig, um eine gezielte Therapie einzuleiten, da auch die Abbildung des Gefäßstatus und der Nachweis oder der Ausschluss einer intrazerebralen Blutung gewährleistet sind. Die Befunde im S-MRT sind konsistent mit dem allgemeinen Verständnis der Pathophysiologie des Schlaganfalls und prognostizieren das morphologische wie auch das funktionelle Endergebnis. Hyperakute DWI- und PWI-Läsionsvolumina korrelieren nur mäßig mit der klinischen Schlaganfallschwere zum selben Zeitpunkt oder im Verlauf, weil das hohe Ausmaß der Infarktdynamik innerhalb der ersten Stunden nach Symptombeginn die klinische Beobachtung reflektiert, dass das Schicksal des Patienten im hyperakuten Stadium noch nicht entschieden ist. Eine frühe Rekanalisation rettet ischämisches Risikogewebe entsprechend einer Normalisierung eines PWI-DWI-mismatch und führt zu signifikant kleineren Infarkten und einem signifikant besseren klinischem Endergebnis. Bei Patienten mit proximalen Gefäßverschlüssen ist das ischämische Risikogewebe größer, die Rekanalisationsrate kleiner und das klinische Endergebnis schlechter. Deshalb sollte gerade bei dieser Patientengruppe der Versuch einer Rekanalisation mit allen zur Verfügung stehenden Mitteln unternommen werden. Die Schlaganfall MRT erlaubt es also, eine gezielte Differentialindikation für oder gegen eine Thrombolyse zu stellen, diese im Verlauf zu überwachen und gegebenenfalls die Patienten zu identifizieren, bei denen aggressivere Therapieformen wie z.B. die Hemikraniektomie (69, 82, 83) indiziert sind.

Literatur

1. Astrup J, Siesjö B, Symon L (1981) Thresholds in cerebral ischemia – the ischemic penumbra. Stroke 12:723–725

2. Atlas SW, Thulborn KR (1998) MR Detection of Hyperacute Parenchymal Hemorrhage of the Brain. AJNR Am J Neuroradiol 19:1471–1477

3. Barber PA, Darby DG, Desmond PM, Gerraty RP, Yang Q, Li T, Jolley D, Donnan GA, Tress BM, Davis SM (1999) Identification of Major Ischemic Change – Diffusion-Weighted Imaging versus Computed Tomography. Stroke 30:2059–2065

4. Barber PA, Darby DG, Desmond PM, Yang Q, Gerraty RP, Jolley D, Donnan GA, Tress BM, Davis SM (1998) Prediction of stroke outcome with echo-planar perfusion- and diffusion-weighted MRI. Neurology 51:418–426

5. Barber PA, Davis SM, Darby DG, Desmond PM, Gerraty RP, Yang Q, Jolley D, Donnan GA, Tress BM (1999) Absent middle cerebral artery flow predicts the presence and evolution of the ischemic penumbra. Neurology 52:1125–1132

6. Beaulieu C, de Crespigny A, Tong DC, Moseley ME, Albers GW, Marks MP (1999) Longitudinal magnetic resonance imaging study of perfusion and diffusion in stroke: evolution of lesion volume and correlation with clinical outcome. Ann Neurol 46(4):568–578

7. Benveniste H, Hedlund LW, Johnson GA (1992) Mechanism of detection of acute cerebral ischemia in rats by diffusion-weighted magnetic resonance microscopy. Stroke 23:746–754

8. Berrouschot J, Barthel H, Hesse S, Knapp WH, Schneider D, von Kummer R (2000) Reperfusion and metabolic recovery of brain tissue and clinical outcome after ischemic stroke and thrombolytic therapy. Stroke 31(7):1545–1551

9. Bozzao L, Angeloni U, Bastianello S, Fantozzi LM, Pierallini A, Fieschi C (1991) Early angiographic and CT findings in patients with hemorrhagic infarction in the distribution of the middle cerebral artery. AJNR Am J Neuroradiol 12(6):1115–1121

10. Bradley WG, Jr. (1993) MR appearance of hemorrhage in the brain. Radiology 189(1):15–26

11. Brant-Zawadzki M, Atkinson D, Detrick M, Bradley W, Seidmore GSJ (1996) Fluid-attenuated inversion recovery (FLAIR) for assessment of cerebral infarction. Initial clinical experience in 50 patients. Stroke 27: 1187–1191

12. Brott T, Adams HP, Olinger CP, Marler JR, Barsan WG, Biller J, Spilker J, Holleran R, Eberle R, Hertzberg V, Walker M (1989) Developing measurements of acute cerebral infarction: a clinical examination scale. Stroke 20:864–870

13. Clark WM, Albers GW, Madden KP, Hamilton S (2000) The rtPA (alteplase) 0- to 6-hour acute stroke trial, part A (A0276g): results of a double-blind, placebo-controlled, multicenter study. Thrombolytic therapy in acute ischemic stroke study investigators. Stroke 31(4):811–816

14. Clark WM, Wissman S, Albers GW, Jhamandas JH, Madden KP, Hamilton S (1999) Recombinant tissue-type plasminogen activator (Alteplase) for ischemic stroke 3 to 5 hours after symptom onset. The ATLANTIS Study: a randomized controlled trial. Alteplase Thrombolysis for Acute Noninterventional Therapy in Ischemic Stroke. Jama 282(21):2019–2026

15. de Crespigny AJ, Roether J, Beaulieu C, Moseley ME (1999) Rapid Monitoring of Diffusion, DC Potential, and Blood Oxygenation Changes During Global Ischemia – Effects of Hypoglycemia, Hyperglycemia, and TTX. Stroke 30:2212–2222

16. Ebisu T, Tanaka C, Umeda M, Kitamura M, Fukunaga M, Aoki I, Sato H, Higuchi T, Naruse S, Horikawa Y, Ueda S (1997) Hemorrhagic and nonhemorrhagic stroke: diagnosis with diffusion-weighted and T2-weighted echo-planar MR imaging. Radiology 203(3):823–828

17. Felber S, Auer A, Wolf C, Schocke M, Golaszewski S, Amort B, zurNedden D (1999) MRI characteristics of spontaneous intracerebral hemorrhage. Radiologe 39(10):838–846

18. Fiebach JB, Jansen O, Schellinger PD, Knauth M, Hartmann M, Heiland S, Ryssel H, Pohlers O, Hacke W, Sartor K (2001) Comparison of CT with diffusion-weighted MRI in patients with hyperacute stroke. Neuroradiology 43:628–632

19. Fisher M, Albers GW (1999) Applications of diffusion-perfusion magnetic resonance imaging in acute ischemic stroke. Neurology 52:1750–1756

20. Fleiss J (1981) Statistical methods for rates and proportions. Wiley & Sons, New York 211–236

21. Furlan A, Higashida R, Wechsler L, Gent M, Rowley H, Kase C, Pessin M, Ahuja A, Callahan F, Clark WM, Silver F, Rivera F (1999) Intra-arterial prourokinase for acute ischemic stroke. The PROACT II study: a randomized controlled trial. Prolyse in Acute Cerebral Thromboembolism. Jama 282(21):2003–2011

22. Gass A, Röther J, Gaa J (1999) Diffusion- and Perfusion-Weighted MRI in Cerebral Ischaemia – Part 2: Clinical Applications. Akt Neurol 26(7):309–317

23. Ginsberg MD, Pulsinelli WA (1994) The ischemic penumbra, injury thresholds, and the therapeutic window for acute stroke. Ann Neurol 36(4):553–554

24. Gomori JM, Grossman RI (1988) Mechanisms responsible for the MR appearance and evolution of intracranial hemorrhage. Radiographics 8(3): 427–440

25. Gomori JM, Grossman RI, Goldberg HI, Zimmerman RA, Bilaniuk LT (1985) Intracranial hematomas: imaging by high-field MR. Radiology 157(1):87–93

26. Gonzales RG, Schaefer PW, Buonanno FS, Schwamm LH, Budzik RF, Rordorf G, Wang B, Sorensen AG, Koroshetz WJ (1999) Diffusion-weighted MR imaging: diagnostic accuracy in patients imaged within 6 hours of stroke symptom onset. Radiology 210(1):155–162

27. Grossman RI, Gomori JM, Goldberg HI, Hackney DB, Atlas SW, Kemp SS, Zimmerman RA, Bilaniuk LT (1988) MR imaging of hemorrhagic conditions of the head and neck. Radiographics 8(3):441–454

28. Grossman RI, Kemp SS, Ip CY, Fishman JE, Gomori JM, Joseph PM, Asakura T (1986) Importance of oxygenation in the appearance of acute subarachnoid hemorrhage on high field magnetic resonance imaging. Acta Radiol Suppl 369(1):56–58

29. Gustafsson O, Rossitti S, Ericsson A, Raininko R (1999) MR imaging of experimentally induced intracranial hemorrhage in rabbits during the first 6 hours. Acta Radiol 40(4):360–368

30. Hacke W, Brott T, Caplan L, Meier D, Fieschi C, von Kummer R, Donnan G, Heiss WD, Wahlgren NG, Spranger M, Boysen G, Marler JR (1999) Thrombolysis in acute ischemic stroke: controlled trials and clinical experience. Neurology 53(7):S3–14

31. Hacke W, Kaste M, Fieschi C, Toni D, Lesaffre E, von Kummer R, Boysen G, Bluhmki E, Hoexter G, Mahagne MH, Hennerici M (1995) Intravenous thrombolysis with recombinant tissue plasminogen activator for acute hemispheric stroke. The European Cooperative Acute Stroke Study. JAMA 274:1017–1025

32. Hacke W, Kaste M, Fieschi C, von Kummer R, Davalos A, Meier D, Larrue V, Bluhmki E, Davis S, Donnan G, Schneider D, Diez-Tejedor E, Trouillas P (1998) Randomised double-blind placebo-controlled trial of thrombolytic therapy with intravenous alteplase in acute ischaemic stroke (ECASS II). Lancet 352:1245–1251

33. Hacke W, Kaste M, Olsen TS, Orgogozo JM, Bogousslavsky J (2000) European Stroke Initiative (EUSI) Recommendations for Stroke Management. Cerebrovasc Dis: in press

34. Hacke W, Stingele R, Steiner T, Schuchardt V, Schwab S (1995) Critical care of acute ischemic stroke. Intensive Care Med 21(10):856–862

35. Hayman LA, Pagani JJ, Kirkpatrick JB, Hinck VC (1989) Pathophysiology of acute intracerebral and subarachnoid hemorrhage: applications to MR imaging. AJR 153(1):135–139

36. Hayman LA, Taber KH, Ford JJ, Bryan RN (1991) Mechanisms of MR signal alteration by acute intracerebral blood: old concepts and new theories. AJNR Am J Neuroradiol 12(5):899–907

37. Heiland S, Kreibich W, Reith W, Benner T, Doerfler A, Forsting M, Sartor K (1998) Comparison of different EPI-sequence types in perfusion-weighted MR imaging. Which one is the best? Neuroradiology 40:216–222

38. Heiland S, Sartor K (1999) Magnetic resonance tomography in stroke – its methodological bases and clinical use. Rofo Fortschr Geb Rontgenstr Neuen Bildgeb Verfahr 171(1):3–14

39. Higer HP, Pedrosa P, Schaeben W, Bielke G, Meindl S (1989) Intracranial hemorrhage in MRT. Radiologe 29(6):297–302

40. Jansen O, Heiland S, Schellinger P (1998) Neuroradiological diagnosis in acute ischemic stroke. Value of modern techniques. Nervenarzt 69:465–471

41. Jansen O, Schellinger PD, Fiebach JB, Hacke W, Sartor K (1999) Early recanalization in acute ischemic stroke saves tissue at risk defined by MRI. Lancet 353:2036–2037

42. Jansen O, von Kummer R, Forsting M, Hacke W, Sartor K (1995) Thrombolytic therapy in acute occlusion of the intracranial internal carotid artery bifurcation. AJNR Am J Neuroradiol 16(10):1977–1986

43. Jenkins A, Hadley DM, Teasdale GM, Condon B, Macpherson P, Patterson J (1988) Magnetic resonance imaging of acute subarachnoid hemorrhage. J Neurosurg 68(5):731–736

44. Kidwell CS, Alger JR, F Di Salle, Starkman S, Villablanca P, Bentson J, Saver JL (1999) Diffusion MRI in Patients With Transient Ischemic Attacks. Stroke 30:1174–1180

45. Kidwell CS, Saver JL, Mattiello J, Starkman S, Vinuela F, Duckwiler G, Gobin YP, Jahan R, Vespa P, Kalafut M, Alger JR (2000) Thrombolytic reversal of acute human cerebral ischemic injury shown by diffusion/perfusion magnetic resonance imaging. Ann Neurol 47(4):462–469

46. Kuker W, Thiex R, Rohde I, Rohde V, Thron A (2000) Experimental acute intracerebral hemorrhage. Value of MR sequences for a safe diagnosis at 1.5 and 0.5 T. Acta Radiol 41(6):544–552

47. Landis J, Koch G (1977) The measurement of observer agreement for categorial data. Biometrics 86:974–977

48. Le Bihan D, Breton E, Lallemand D, Grenier P, Cabanis E, Laval Jeantet M (1986) MR imaging of intravoxel incoherent motions: application to diffusion and perfusion in neurologic disorders. Radiology 161(2):401–407

49. Li F, Liu KF, Silva MD, Omae T, Sotak CH, Fenstermacher JD, Fisher M (2000) Transient and permanent resolution of ischemic lesions on diffusion-weighted imaging after brief periods of focal ischemia in rats: correlation with histopathology. Stroke 31(4):946–954

50. Linfante I, Llinas RH, Caplan LR, Warach S (1999) MRI features of intracerebral hemorrhage within 2 hours from symptom onset. Stroke 30(11):2263–2267

51. Lovblad KO, Baird AE, Schlaug G, Benfield A, Siewert B, Voetsch B, Connor A, Burzynski C, Edelman RR, Warach S (1997) Ischemic lesion volumes in acute stroke by diffusion-weighted magnetic resonance imaging correlate with clinical outcome. Ann Neurol 42(2):164–170

52. Lovblad KO, Laubach HJ, Baird AE, Curtin F, Schlaug G, Edelman RR, Warach S (1998) Clinical experience with diffusion-weighted MR in patients with acute stroke. AJNR Am J Neuroradiol 19(6):1061–1066

53. Mahoney FI, Barthel DW (1965) Functional Evaluation: The Barthel Index. Md Med J 21(23):61–65

54. Marks MP, Tong D, Beaulieu C, Albers G, de Crespigny A, Moseley ME (1999) Evaluation of early reperfusion and IV rt-PA therapy using diffusion- and perfusion-weighted MRI. Neurology 52:1792–1798

55. Melhem ER, Patel RT, Whitehead RE, Bhatia RG, Rockwell DT, Jara H (1998) MR imaging of hemorrhagic brain lesions: a comparison of dual-echo gradient- and spin-echo and fast spin-echo techniques. AJR Am J Roentgenol 171(3):797–802

56. Mintorovitch J, Moseley ME, Chileuitt L, Shimizu H, Cohen Y, Weinstein PR (1991) Comparison of diffusion- and T2-weighted MRI for the early detection of cerebral ischemia and reperfusion in rats. Magn Reson Med 18(1):39–50

57. Mohr JP, Biller J, Hilal SK, Yuh WT, Tatemichi TK, Hedges S, Tali E, Nguyen H, Mun I, Adams HP Jr et al (1995) Magnetic resonance versus computed tomographic imaging in acute stroke. Stroke 26(5):807–812

58. Moseley M. Pathophysiologic Basis of Diffusion and Perfusion-Weighted Imaging (2000) 25th International Stroke Conference, February 10th–12th, New Orleans, USA

59. Moseley ME, Kucharczyk J, Asgari HS, Norman D (1991) Anisotropy in diffusion-weighted MRI. Magn Reson Med 19(2):321–326

60. Moseley ME, Kucharczyk J, Mintorovitch J, Cohen Y, Kurhanewicz J, Derugin N, Asgari H, Norman D (1990) Diffusion-weighted MR imaging of acute stroke: correlation with T2-weighted and magnetic susceptibility-enhanced MR imaging in cats. AJNR Am J Neuroradiol 11(3):423–429

61. Moseley ME, Wendland MF, Kucharczyk J (1991) Magnetic resonance imaging of diffusion and perfusion. Top Magn Reson Imaging 3(3):50–67

62. Neumann-Haefelin T, Kastrup A, de Crespigny A, Yenari MA, Ringer T, Sun GH, Moseley ME (2000) Serial MRI after transient focal cerebral ischemia in rats: dynamics of tissue injury, blood-brain barrier damage, and edema formation. Stroke 31(8):1965–1972

63. Noguchi K, Ogawa T, Seto H, Inugami A, Hadeishi H, Fujita H, Hatazawa J, Shimosegawa E, Okudera T, Uemura K (1997) Subacute and chronic subarachnoid hemorrhage: diagnosis with fluid-attenuated inversion-recovery MR imaging. Radiology 203(1):257–262

64. Osborn AG (1994) Intracranial Hemorrhage. In: Osborn AG (ed) Diagnostic Neuroradiology, Mosby, Year Book Inc, pp 154–198

65. Patel MR, Edelman RR, Warach S (1996) Detection of hyperacute primary intraparenchymal hemorrhage by magnetic resonance imaging. Stroke 27(12):2321–2324

66. Powers WJ (2000) Testing a test: a report card for DWI in acute stroke. Neurology 54(8):1549–1551

67. Powers WJ, Zivin J (1998) Magnetic resonance imaging in acute stroke: not ready for prime time. Neurology 50(4):842–843

68. Rankin J (1957) Cerebral vascular accidents in people over the age of 60: prognosis. Scott Med J 2:200–215

69. Rieke K, Schwab S, Krieger D, von Kummer R, Aschoff A, Schuchardt V, Hacke W (1995) Decompressive surgery in space-occupying hemispheric infarction: results of an open, prospective trial. Crit Care Med 23(9):1576–1587

70. Rordorf G, Koroshetz WJ, Copen WA, Cramer SC, Schaefer PW, R F Budzik Jr, Schwamm LH, Buonanno F, Sorensen AG, Gonzalez G (1998) Regional Ischemia and Ischemic Injury in Patients with Acute Middle Cerebral Artery Stroke as Defined by Early Diffusion-Weighted and Perfusion-Weighted MRI. Stroke 29:939–943

71. Röther J, de Crespigny AJ, Arceuil HD, Iwai K, Moseley ME (1996) Recovery of apparent diffusion coefficient after ischemia-induced spreading depression relates to cerebral perfusion gradient. Stroke 27(5):980–986

72. Röther J, Gass A, Busch E (1999) Diffusion- and Perfusion-Weighted MRI in Cerebral Ischaemia – Part 1: Results of Animal Experiments. Akt Neurol 26(7):300–308

73. Saver JL, Johnston KC, Homer D, Wityk R, Koroshetz W, Truskowski LL, Haley EC (1999) Infarct Volume as a Surrogate or Auxiliary Outcome Measure in Ischemic Stroke Clinical Trials. Stroke 30:293–298

74. Scandinavian Stroke Study Group (1985) Multicenter trial of hemodilution in ischemic stroke. Stroke 16:885–890

75. Schellinger P, Steiner T (1998) Emergency and intensive-care treatment after a stroke. Recommendations of the European Consensus Group. Nervenarzt 69:530–539

76. Schellinger PD, Fiebach JB, Jansen O, Ringleb PA, Mohr A, Steiner T, Heiland S, Schwab S, Pohlers O, Ryssel H, Orakcioglu B, Sartor K, Hacke W (2001) Stroke magnetic resonance imaging within 6 hours after onset of hyperacute cerebral ischemia. Ann Neurol 49(4):460–469

77. Schellinger PD, Jansen O, Fiebach JB, Hacke W, Sartor K (1999) A Standardized MRI Stroke Protocol: Comparison with CT in Hyperacute Intracerebral Hemorrhage. Stroke 30:765–768

78. Schellinger PD, Jansen O, Fiebach JB, Heiland S, Steiner T, Schwab S, Pohlers O, Ryssel H, Sartor K, Hacke W (2000) Monitoring Intravenous Recombinant Tissue Plasminogen Activator Thrombolysis for Acute Ischemic Stroke with Diffusion and Perfusion MRI. Stroke 31(6):1318–1328

79. Schellinger PD, Jansen O, Fiebach JB, Pohlers O, Ryssel H, Heiland S, Steiner T, Hacke W, Sartor K (2000) Feasibility and practicality of MR imaging of stroke in the management of hyperacute cerebral ischemia. AJNR Am J Neuroradiol 21(7):1184–1189

80. Schlaug G, Benfield A, Baird AE, Siewert B, Lovblad KO, Parker RA, Edelman RR, Warach S (1999) The ischemic penumbra: operationally defined by diffusion and perfusion MRI. Neurology 53(7):1528–1537

81. Schriger DL, Kalafut M, Starkman S, Krueger M, Saver JL (1998) Cranial computed tomography interpretation in acute stroke: physician accuracy in determining eligibility for thrombolytic therapy. JAMA 279(16):1293–1297

82. Schwab S, Schwarz S, Spranger M, Keller E, Bertram M, Hacke W (1998) Moderate Hypothermia in the Treatment of Patients with Severe Middle Cerebral Artery Infarction. Stroke 29:2461–2466

83. Schwab S, Steiner T, Aschoff A, Schwarz S, Steiner HH, Jansen O, Hacke W (1998) Early hemicraniectomy in patients with complete middle cerebral artery infarction. Stroke 29:1888–1893

84. Sorensen AG, Buonanno FS, Gonzalez RG, Schwamm LH, Lev MH, Huang Hellinger FR, Reese TG, Weisskoff RM, Davis TL, Suwanwela N, Can U, Moreira JA, Copen WA, Look RB, Finklestein SP, Rosen BR, Koroshetz WJ (1996) Hyperacute stroke: evaluation with combined multisection diffusion-weighted and hemodynamically weighted echo-planar MR imaging. Radiology 199(2):391–401

85. Steinbrich W, Gross-Fengels W, Krestin GP, Heindel W, Schreier G (1990) Intracranial hemorrhages in the magnetic resonance tomogram. Studies on sensitivity, on the development of hematomas and on the determination of the cause of the hemorrhage. Rofo Fortschr Geb Rontgenstr Neuen Bildgeb Verfahr 152(5):534–543

86. The ATLANTIS Stroke Study Investigators (1999) The ATLANTIS rt-PA (Alteplase) acute stroke trial: final results, 24th American Heart Association International Conference on Stroke and Cerebral Circulation, Nashville, Tennessee, USA

87. The European Stroke Initiative (2000) Recommendations for Stroke Management. Cerebrovasc Dis 10(Suppl 3):1–34

88. The National Institute of Neurological Disorders and Stroke rt-PA Stroke Study Group (1995) Tissue plasminogen activator for acute ischemic stroke. N Engl J Med 333(24):1581–1587

89. Tomsick TA, Brott TG, Chambers AA, Fox AJ, Caskill MF, Lukin RR, Pleatman CW, Wiot JG, Bourekas E (1990) Hyperdense middle cerebral artery sign on CT: efficacy in detecting middle cerebral artery thrombosis. AJNR Am J Neuroradiol 11(3):473–477

90. Tong DC, Yenari MA, Albers GW, M OB, Marks MP, Moseley ME (1998) Correlation of perfusion- and diffusion-weighted MRI with NIHSS score in acute (<6.5 hour) ischemic stroke. Neurology 50(4):864–870

91. van Everdingen KJ, van der Grond J, Kappelle LJ, Ramos LMP, Mali WPTM (1998) Diffusion-Weighted Magnetic Resonance Imaging in Acute Stroke. Stroke 29:1783–1790

92. von Kummer R (1998) Effect of training in reading CT scans on patient selection for ECASS II. Neurology 51(3 Suppl 3):S50–S52

93. von Kummer R, Allen KL, Holle R, Bozzao L, Manelfe SB, Bluhmki E, Ringleb PA, Meier DH, Hacke W (1997) Acute stroke: usefulness of early CT findings before thrombolytic therapy. Radiology 205(2):327–333

94. von Kummer R, Bozzao L, Manelfe C (1995) Early CT diagnosis of hemispheric brain infarction. Springer, Berlin 1–95

95. von Kummer R, Holle R, Gizyska U, Hofmann E, Jansen O, Petersen D, Schumacher M, Sartor K (1996) Interobserver agreement in assessing early CT signs of middle cerebral artery infarction. Am J Neuroradiol 17(9):1743–1748

96. von Kummer R, Holle R, Rosin L, Forsting M, Hacke W (1995) Does arterial recanalization improve outcome in carotid territory stroke? Stroke 26(4):581–587

97. von Kummer R, Nolte PN, Schnittger H, Thron A, Ringelstein EB (1996) Detectability of cerebral hemisphere ischaemic infarcts by CT within 6 h of stroke. Neuroradiology 38(1):31–33

98. Warach S, Boska M, Welch KM (1997) Pitfalls and potential of clinical diffusion-weighted MR imaging in acute stroke. Stroke 28(3):481–482

99. Warach S, Chien D, Li W, Ronthal M, Edelman RR (1992) Fast magnetic resonance diffusion-weighted imaging of acute human stroke. Neurology 42(9):1717–1723

100. Warach S, Dashe JF, Edelman RR (1996) Clinical outcome in ischemic stroke predicted by early diffusion-weighted and perfusion magnetic resonance imaging: a preliminary analysis. J Cereb Blood Flow Metab 16(1):53–59

101. Warach S, Gaa J, Siewert B, Wielopolski P, Edelman RR (1995) Acute human stroke studied by whole brain echo planar diffusion-weighted magnetic resonance imaging. Ann Neurol 37(2):231–241

102. Weingarten K, Zimmerman RD, Cahill PT, Deck MD (1991) Detection of acute intracerebral hemorrhage on MR imaging: ineffectiveness of prolonged interecho interval pulse sequences. AJNR Am J Neuroradiol 12(3):475–479

103. Wiesmann M, Mayer TE, Medele R, Bruckmann H (1999) Diagnosis of acute subarachnoid hemorrhage at 1.5 Tesla using proton-density weighted FSE and MRI sequences. Radiologe 39(10):860–865

104. Zeumer H, Freitag HJ, Zanella F, Thie A, Arning C (1993) Local intra-arterial fibrinolytic therapy in patients with stroke: urokinase versus recombinant tissue plasminogen activator (r-TPA). Neuroradiology 35(2):159–162

48–57
© Steinkopff Verlag 2003

C. Schranz
E. Bonmann

Akuttherapie des ischämischen Schlaganfalls

Acute treatment of ischemic stroke

Summary Measures for the handling of strokepatients can be commenced only if the diagnosis is confirmed by imaging procedures and initial information about the etiology is present. Up to this time and also in the subsequent period, stabilization of vital-parameters represents the basis for all therapeutic procedures.

At present, thrombolysis is the only approved specific therapy for ischemic stroke. The use of rtPA is approved within the USA (1996), Canada (1998), and since 2000 also in Germany for intravenous therapy within 3 hours after symptom onset with numerous restrictions. In some centers thrombolytic therapy is performed as a non-standard therapy for individual patients also in an extended 3–6 hours timewindow. In such cases a high safety level for the patients should be insured, e.g. using Stroke MRI with diffusion and perfusion-weighted sequences and MRA. Nevertheless it has to be considered that thrombolytic therapy is and will remain an option for a minority of all strokepatients. Education about symptoms and the emergency character of the disease are important to increase this proportion.

The early secondary prevention after ischemic stroke is still a controversial topic. Some trials revealed that the comedication of lowdose Heparin s.c. and ASS is particularly effective for the avoidance of recurrent stroke, combined with a low bleeding risk. Nevertheless some indications for treatment with i.v. Heparin remain.

Key words Stroke – acute treatment – thrombolysis – rtPA

Corinna Schranz (✉) · E. Bonmann
Neurologische Klinik
Ruprecht-Karls-Universität Heidelberg
Im Neuenheimer Feld 400
69120 Heidelberg, Germany
E-Mail:
Corinna_Schranz@med.uni-heidelberg.de

Zusammenfassung Gezielte Maßnahmen zur Behandlung eines Schlaganfallpatienten können erst dann begonnen werden, wenn die Diagnose durch bildgebende Verfahren gesichert ist und erste Informationen über den Schlaganfallsubtyp vorliegen. Bis dahin, aber auch in der Folgephase, stellt die Stabilisierung der sogenannten Vitalparameter anerkanntermaßen die Grundlage aller therapeutischen Ansätze dar. Als einzige spezifische Therapie steht derzeit die Thrombolysetherapie zur Verfügung. rtPA ist nach den USA (1996) und Kanada (1998) seit 2000 auch in Deutschland zur intravenösen Therapie ischämischer Schlaganfälle innerhalb des 3 Stunden Zeitfensters mit zahlreichen Einschränkungen zugelassen. In einigen Zentren wird die Thrombolysetherapie als individueller Therapieversuch auch in dem erweiterten 3–6 Stunden Zeitfenster durchgeführt. In dieser Situation sollte mittels apparativer Diagnostik (z. B. Schlaganfall-MRT mit diffusions- und perfusionsgewichteten Sequenzen und MRA) ein möglichst hohes Sicherheitsniveau für den Patienten angestrebt werden. Dennoch ist zu berücksichtigen, dass die Thrombolysetherapie eine Behandlung für eine Minorität aller Schlaganfallpatienten ist und bleiben wird. Edukative Maßnahmen über Schlaganfall-symptome und den Notfallcha-rakter der Erkrankung sind geeig-net, diesen Anteil zu erhöhen.

Ein umstrittenes Thema ist die frühe Sekundärprophylaxe nach zerebraler Ischämie. In eini-gen Studien hat sich die Kombi-nation von niedrigdosiertem He-parin s.c. und ASS als besonders wirksam zur Vermeidung von Re-zidivischämien bei geringem Blu-tungsrisiko erwiesen. Dennoch verbleiben verschiedene Indika-tionen für eine Behandlung mit i.v.-Heparin.

Schlüsselwörter Schlaganfall – Akuttherapie – Thrombolyse – rtPA

Einleitung

In den letzten Jahren wurde das pathophysiologische Verständnis zerebrovaskulärer Erkrankungen deut-lich erweitert. Darauf aufbauend sind unterschiedli-che Therapieansätze entwickelt worden, die zum Teil schon in die klinische Routine eingeführt wurden oder mit deren Einführung in den nächsten Jahren zu rechnen ist. Bei zunehmender diagnostischer und therapeutischer Komplexität, wird es immer wichti-ger, die individuell optimale Therapieentscheidung unter Abwägung von Nutzen und Risiko zu treffen. Hierfür eignen sich insbesondere spezialisierte Ver-sorgungseinheiten, z.B. Stroke Units.

Dieses Kapitel beschäftigt sich mit dem Erkran-kungsabschnitt, der sich an die Prähospitalphase an-schließt. Gezielte Behandlungsmaßnahmen können dann begonnen werden, wenn die Diagnose durch bildgebende Verfahren gesichert ist und erste Informa-tionen über den Schlaganfallsubtyp vorliegen. Die für die Prähospitalphase geltenden allgemeinen Empfeh-lungen (an anderer Stelle in diesem Heft ausgeführt) können dann dementsprechend modifiziert werden.

Allgemeine Maßnahmen

Bei Patienten mit akutem Schlaganfall steht die neu-rologische Ausfallssymptomatik im Vordergrund, Be-handlung und Prognose werden aber wesentlich von den zugrundeliegenden und begleitenden Erkran-kungen mitbestimmt, die bei fast allen Patienten vorliegen. Die Stabilisierung der sogenannten Vital-parameter stellt anerkanntermaßen die Grundlage al-ler therapeutischer Ansätze zur Schlaganfallbehand-lung dar (1, 33).

Durch zahlreiche Studien ist bekannt, dass Norm-abweichungen, z.B. von Blutdruck, Blutzucker, Körper-temperatur mit einer Verschlechterung des klinischen Outcome assoziiert sind (10, 25, 32). Hingegen ist bis-her nicht erwiesen, dass die Korrektur pathologischer Werte eine Verbesserung des Outcomes bedingt. Die meisten Empfehlungen zur Behandlung von Hyper-tonie, Hyperglykämie und Fieber beruhen demnach nicht auf randomisierten Studienergebnissen (1).

Um solche Störungen rechtzeitig zu erfassen, ist ein engmaschiges klinisches und apparatives Moni-toring sinnvoll und notwendig. Von der europäi-schen Schlaganfallinitiative (EUSI) wird daher in der Akutphase die engmaschige Überwachung folgender Parameter empfohlen: EKG (zumindest während der ersten 24 Stunden kontinuierliche Messung), Blut-druckmessung (ca. 4-stündlich), Sauerstoffsättigung und Respiration, Neurostatus (16).

Insbesondere bezüglich der Blutdruckeinstellung divergieren die Meinungen und Vorgehensweisen be-trächtlich, Tabelle 1 zeigt eine Empfehlung zur The-rapie erhöhter Blutdruckwerte in der Akutphase ischämischer Schlaganfälle. Für weitere spezifische Therapievorschläge verweisen wir auf die EUSI-Emp-fehlungen, verfügbar auch unter im Internet unter „www.eusi-stroke.org".

Tab. 1 Vorschlag zur Blutdruckeinstellung in der anfänglichen stationären Phase der Schlaganfallbehandlung (nach (16)). Die Verfügbarkeit der Medika-mente kann je nach Land variieren

Blutdruckbefund	Maßnahmen
(1) Systolischer Blutdruck 180–220 mmHg und/oder diastolischer Blutdruck 105–140 mmHg	Keine Therapie
(2) Systolischer Blutdruck >220 mmHg (wiederholt gemessen) und/oder diastolischer Blutdruck 120–140 mmHg	Oral: Captopril 6,25–12,5 mg Nitrendipin 10 mg Parenteral: Labetalol 5–20 mg i.v.[1] Urapidil 10–50 mg i.v., danach 4–8 mg/h i.v.[2] Clonidin 0,15–0,3 mg i.v. oder s.c. Dihydralazin 5 mg i.v. Dihydralazin 5 mg i.v. plus Metoprolol 10 mg
(3) Diastolischer Blutdruck >140 mmHg	Nitroglycerin 5 mg i.v., danach 1–4 mg/h i.v. Natrium-Nitroprussid 1–2 mg (nur selten notwendig)

[1] Labetalol sollte vermieden werden bei Patienten mit Asthma, Herzinsuffi-zienz, Reizleitungsstörungen und Bradykardien
[2] Bei Patienten mit rasch wechselnden Blutdruckwerten kann ein alternieren-des Urapidil/Arterenol-Schema verwendet werden

In der Akutphase eines ischämischen Schlaganfalls sollten bestimmte Maßnahmen unterlassen werden, um mögliche Therapieoptionen und den Patienten nicht zu gefährden. Hierzu zählen ZVK-Anlagen, i.m. Injektionen, Gabe gerinnungshemmender Substanzen (Heparin, ASS, Plasmaexpander), Zeitverlust durch nicht indizierte Diagnostik.

Spezielle Maßnahmen

Thrombolysetherapie

Der Thrombolysetherapie liegt die pathophysiologische Vorstellung zugrunde, dass eine Rekanalisierung verschlossener zerebraler Gefäße zum Erhalt reversibel geschädigten Hirngewebes beiträgt. Durch eine Reduzierung der Infarktgröße erhofft man sich eine Verminderung der neurologischen Ausfälle.

Erste klinische Erfahrungen mit der Thrombolysetherapie bei zerebralen Gefäßverschlüssen machte man bereits Ende der 50iger Jahre (30). Aufgrund hoher Blutungskomplikationen trat das Verfahren für einige Jahrzehnte in den Hintergrund. Anfang der 80er Jahre wurde v.a. die lokale Lyse mittels Urokinase zur Behandlung von Basilaristhrombosen wiederentdeckt. In den letzten Jahren untersuchte man die lokale und systemische Thrombolyse im Rahmen verschiedener offener und plazebokontrollierter Studien mit den fibrinolytischen Substanzen rtPA (rekombinanter Gewebsplasminogenaktivator), Streptokinase, Urokinase und Prourokinase.

Vordere Zirkulation

Studienlage

Bislang wurden vier große, plazebokontrollierte Multizenter Studien (NINDS, ECASS I u. II, ATLANTIS) zur Wirksamkeit der *intravenösen* Thrombolysetherapie mit *rtPA* bei akuter Ischämie in der vorderen Zirkulation durchgeführt. Die Studien unterschieden sich teilweise in der Dosierung (0,9 mg/kg KG, 1,1 mg/kg KG), dem mittleren klinischen Schweregrad (gemessen an der NIH Stroke Scale) und den gewählten Zeitfenstern (0–3, 0–6, 3–5 h). Als primären Endpunkt definierte man den klinischen Outcome des Patienten an Tag 90 nach Infarktereignis.

Die NINDS Studie (National Institute of Neurological Disorders und Stroke) randomisierte 624 Patienten (je 312) zu Plazebo oder rtPA innerhalb von 3 Stunden nach Symptombeginn (31). Eine Hälfte der Patienten wurde innerhalb von 0–90 Minuten, die andere Hälfte zwischen 91 und 180 Minuten be-

handelt. Für die Gesamtstudie wurde das klinische Outcome mit dem Barthel-Index (BI), der modified Rankin Scale (mRS), der Glasgow outcome scale (GOS) und der NIH-Stroke Scale (NIHSS) bewertet. Außerdem wurde ein kombinierter Endpunkt dieser vier Skalen gebildet. Für diesen kombinierter Endpunkt ergab sich nach 90 Tagen eine Odds-Ratio von 1,7 (95% KI 1,2–2,6) zugunsten von rtPA.

Die erste europäische Lysestudie (ECASS I) randomisierte 620 Patienten zur Behandlung mit 1,1 mg/kg KG rtPA vs. Plazebo innerhalb von 6 Stunden nach Beginn einer Ischämie im Territorium der A. cerebri media (14). Erstmalig wurden CT-Kriterien in die Patientenselektionierung miteinbezogen. Primäre Endpunkte waren ein Unterschied zwischen Verum- und Plazebopatienten von 15 Punkten im BI und 1 Punkt auf der mRS an Tag 90. In Erwartung einer nicht unerheblichen Anzahl von Protokollverletzungen war prospektiv neben der Intention to treat Analyse (ITT) auch einer Analyse der protokollkonformen Einschlüsse (Target population, TP) vorgesehen. Die statistische Auswertung ergab in der ITT-Gruppe keinen Unterschied bei den primären Endpunkten. In der TP-Analyse zeigte sich ein signifikanter Unterschied zugunsten der rtPA Gruppe für die mRS (p = 0,035) und den kombinierten BI und mRS (p < 0,001).

Die Ergebnisse von ECASS I und NINDS führten zum Design der ECASS II Studie (15). 800 Patienten wurden randomisiert für entweder 0,9 mg/kg KG rtPA oder Plazebo innerhalb von 6 Stunden nach Symptombeginn. Der primäre Endpunkt war der mRS an Tag 90, unterteilt in günstiges (mRS 0–1) und ungünstiges (mRS 2–6) Outcome, diesbezüglich konnte kein signifikanter Unterschied demonstriert werden (p = 0,277). Eine alternative Dichotomisierung (mRS 0–2 vs mRS 3–6) ergab jedoch einen signifikanten Vorteil für rtPA (p = 0,024).

Die Metaanalyse aus ECASS I, II und NINDS zeigte ein erhöhtes intrazerebrales Blutungsrisiko für die mit rtPA behandelten Gruppen (13,9% vs. 4,3%). Die Mortalität hingegen unterschied sich nicht (16,1% vs. 15,3%). Bei einem 3 Stunden Zeitfenster und 0,9 mg/kg KG rtPA Dosis lässt sich eine number needed to treat (NNT) von 7 ermitteln, d.h. um 14 Patienten vor Tod oder Abhängigkeit zu schützen, müssen 100 Patienten behandelt werden. Bei Herzinfarktpatienten liegt die diesbezügliche NNT bei 30–40 Patienten (13). Das übereinstimmend positive Ergebnis der Metaanalyse bezüglich Tod oder Pflegebedürftigkeit ist in Abbildung 1 dargestellt.

Ein anderer Gewebsplasminogenaktivator mit längerer Halbwertszeit (Desmoteplase) wird momentan für das 3–9 Stunden Zeitfenster in der DIAS-Studie getestet. Im Gegensatz zu den zuvor beschriebenen rtPA-Studien wird im Rahmen dieser Studie eine spe-

Abb. 1 Metaanalyse der rtPA-Studien (0,9 und 1,1 mg Dosierung, Zeitfenster 3 und 6 Stunden). Outcome: Tod oder Pflegebedürftigkeit (Rankin-Skala 3–6)

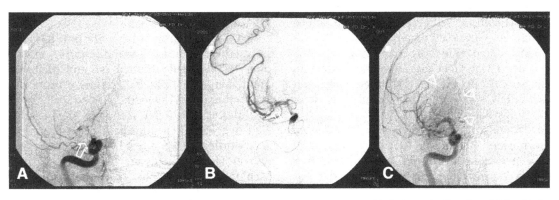

Studie	tPA n / N	Plazebo n / N	OR (95% CI)	OR (95% CI)
ECASS I	198 / 313	220 / 307		0,68 (0,49 - 0,95)
ECASS II	187 / 409	211 / 391		0,72 (0,55 - 0,95)
NINDS	179 / 312	229 / 312		0,49 (0,35 - 0,69)
Zwischensumme	564 / 1034	660 / 1010		0,63 (0,53 - 0,76)
Chi² 3,22 (df=2) Z=4.99				

.1 .2   1   5 10
rtPA besser   Placebo besser

Abb. 2 Intraarterielle Lyse eines embolischen Verschlusses der A. cerebri media rechts, AP-Ansicht. **A** Selektive Darstellung der A. carotis interna rechts mit distalem Verschluss. **B** Supraselektive Sondierung der A. cerebri media mit der Spitze des Mikrokatheters im Thrombus. **C** Rekanalisation der A. cerebri media nach Infusion von 60 mg rt-PA. Kräftiger Parenchymblush im Ischämieareal

zifischere, MR-basierte Patientenselektion angestrebt. Zielgruppe stellen Patienten mit einem nachgewiesenen Gefäßverschluss und einem signifikanten Mismatch zwischen perfusions- und diffusionsgestörtem Areal dar (siehe Kapitel bildgebende Diagnostik).

Die systemische Behandlung von Schlaganfallpatienten mit *Streptokinase* war in verschiedenen Studien (MAST-E, MAST-I, ASK) mit einem nicht vertretbaren Risiko intrazerebraler Blutungen und erhöhter Mortalität verbunden (8). Ein besonders hohes Blutungsrisiko wurde bei gleichzeitiger Gabe von ASS oder Heparin beobachtet. Allerdings waren die eingeschlossenen Patienten durchschnittlich schwerer betroffen als in den rtPA-Studien. Die klinische Anwendung von Streptokinase zur Akuttherapie von Ischämien im vorderen Stromgebiet kann demnach nicht empfohlen werden.

In einer randomisierten, plazebokontrollierten Phase II – Studie zur *intraarteriellen*, d.h. lokalen Lysetherapie nachgewiesener proximaler A. cerebri media Verschlüsse mit *Prourokinase* (PROACT I) konnte eine deutlich höhere Rekanalisierungsrate unter Verum (58% vs. 14%) nachgewiesen werden (5). Daran schloss sich eine heparinkontrollierte Folgestudie (PROACT II) mit einer Behandlung von 180 Pat. in-

nerhalb des 6 Stunden Zeitfensters an. Insgesamt 9 mg rtPA wurden als 2stündige Infusion über einen supraselektiven Katheter im Bereich des proximalen Thrombusendes appliziert. Die Rekanalisierungsrate unterschied sich signifikant zwischen der Prourokinasegruppe (66%) und der Kontrollgruppe (18%). Auch die Dosis der Begleitheparinisierung beeinflusste begünstigend die Wiedereröffnung der A. cerebri media. Das klinische Outcome an Tag 90 (beurteilt mittels der mRS) war im Prourokinase-Arm besser. Hingegen lag die Komplikationsrate von intrazerebralen Blutungen in der Prourokinasegruppe in den ersten 24 Stunden deutlich höher als in der Kontrollgruppe (35% vs. 16%, p=0,003), dies führte aber nicht zu einer höheren Mortalität in der Verumgruppe. Das Auftreten von intrazerebralen Blutungen war außerdem abhängig von der Dosierung der gleichzeitigen Heparintherapie (9) (Abb. 2).

Anwendungseinschränkungen

rtPA ist nach den USA (1996) und Kanada (1998) seit 2000 auch in Deutschland zur intravenösen Therapie ischämischer Schlaganfälle innerhalb des 3 Stunden

Zeitfensters mit Einschränkungen zugelassen. Diese Einschränkungen der Arzneimittelbehörde (BPharm) beziehen sich auf die Rahmenbedingungen (Behandlung auf Intensivstation oder Stroke Unit durch einen in der neurologischen Intensivmedizin erfahrenen Arzt), das Patientenalter (18–75 Jahre), auf die Prämedikation (keine Vorbehandlung mit ASS) und einen Qualifikationsnachweis der beteiligten Radiologen. Wegen dieser Limitierungen erfolgte eine Stellungnahme der Deutschen Gesellschaft für Neurologie (DGN), in der kritisiert wurde, dass die Einschränkungen nicht durch Studienergebnisse belegt sind und eher willkürlich festgesetzt scheinen (6). Nach Meinung der DGN können auch Patienten über 75 Jahre eine Thrombolysetherapie erhalten, sofern sämtliche anderen Voraussetzungen für diese Therapie erfüllt sind. Auch eine Vorbehandlung mit ASS wird seitens der DGN nicht als Ausschlusskriterium erachtet. Bis zu 40% der NINDS-Patienten waren mit ASS vorbehandelt, wobei diese Population kein erhöhtes Blutungsrisiko aufwies (23).

Falls ein Patient mit den von BPharm festgelegten Ausschlusskriterien behandelt werden soll, wird empfohlen, den Patienten und die Angehörigen über diese Situation zu informieren. Es sollte in der Patientenakte dokumentiert werden, dass eine detaillierte Aufklärung des Patienten erfolgte und unter Berücksichtigung der wissenschaftlichen Evidenz und der Studienlage die Entscheidung zur Lysetherapie mit rtPA getroffen wurde (6).

In einigen Zentren wird die Thrombolysetherapie als individueller Therapieversuch auch in dem erweiterten 3–6 Stunden Zeitfenster durchgeführt. In einem solchen Fall sollte mittels apparativer Diagnostik ein möglichst hohes Sicherheitsniveau für den Patienten angestrebt werden. Zu fordern ist der Nachweis eines persistierenden Gefäßverschlusses, das Vorliegen gefährdeten aber noch nicht morphologisch irreversibel geschädigten Hirngewebes (Mismatch) und der Ausschluss bestehender Kontraindikationen. Hierfür eignen sich insbesondere die in dem Beitrag zur bildgebenden Diagnostik beschriebenen MR-Verfahren.

Im Vergleich zur systemischen Lysetherapie hat die lokale Applikation thrombolytischer Substanzen wahrscheinlich den Vorteil einer erhöhten Konzentration vor Ort und geringerer systemischer Nebenwirkungen. Zusätzlich kann durch lokale Manipulation des Katheter die Thrombusstruktur aufgelockert und die Einwirkmöglichkeit des Thrombolytikums verbessert werden. Ob die dadurch erzielbaren hohen Rekanalisierungsraten für den Patienten mit einem klinischen Benefit verbunden sind, ist Gegenstand geplanter Untersuchungen. Diese Methode ist allerdings limitiert durch eingeschränkte Verfügbarkeit der neuroradiologischen Kompetenz, den hohen logistischen und ökonomischen Aufwand und ein dadurch verlängertes Therapieintervall.

Eine sequentielle Anwendung von systemischen und lokalen Verfahren könnte die Möglichkeit bieten, den Nachteil der Therapieverzögerung zu minimieren (21).

Die in PROACT I und II getestete Substanz Prourokinase ist bislang nicht für die Indikation der intraarteriellen Lyse bei zerebralen Gefäßverschlüssen zugelassen und steht auch nicht zur Verfügung. Somit muss bei der praktischen Durchführung einer intraarteriellen Lyse auf rtPA zurückgegriffen werden. Vermutlich können die PROACT-Studienergebnisse aber auf die intraarterielle Anwendung von rtPA übertragen werden.

Zu berücksichtigen ist weiterhin, dass die Thrombolysetherapie eine Behandlung für eine Minorität aller Schlaganfallpatienten ist und bleiben wird. Im Heidelberger Patienten-Kollektiv konnte die Thrombolysetherapie (1999–2001) bei 3,7% aller Patienten mit akuter zerebraler Ischämie angewendet werden. Von den Patienten innerhalb des 3 Stunden Zeitfensters wurden 19,3% einer Lysetherapie zugeführt. Katzan et al. berichten aus Cleveland, dass 1,8% aller Ischämiepatienten bzw. 10,4% der 3 Stunden Kohorte mit rtPA behandelt wurden (20). Die niedrige Gesamtlyserate lässt sich v.a. durch eine zu späte Vorstellung erklären (in Heidelberg 78,1% der Pat. außerhalb des 3 Stunden Zeitfensters). Edukative Maßnahmen über Schlaganfallsymptome und den Notfallcharakter der Erkrankung sind geeignet, diesen Anteil zu erhöhen (12).

Hintere Zirkulation

Vertebrobasiläre Ischämien mit persistierender Okklusion der A. basilaris (Basilaristhrombose oder -embolie) sind mit einer hohen Letalität von etwa 80–90% behaftet (17). Die neuroradiologische Intervention mit einer intraarteriellen Thrombolyse-Therapie ist derzeit die einzige, häufig lebensrettende Maßnahme, für die ein Benefit hinsichtlich Letalität und Outcome gezeigt werden konnte, wenn auch nicht in einer randomisierten Studie. Eine erfolgreiche Rekanalisation kann die Letalität auf 25–45% senken (2, 17). Zwei Drittel der Überlebenden nach erfolgreicher Thrombolyse-Therapie einer Basilaristhrombose hatten ein gutes Outcome während alle Überlebenden unter den unbehandelten Patienten zumindestens mittelschwer behindert waren (Abb. 3).

Zur systemischen Thrombolysetherapie vertebrobasilärer Ischämien liegen nur wenige Berichte vor. Grond et al. berichteten über einer Serie von 12 Patienten mit vertebrobasilärer Ischämie, die entsprechend des NINDS-Protokolls innerhalb von 3 Stun-

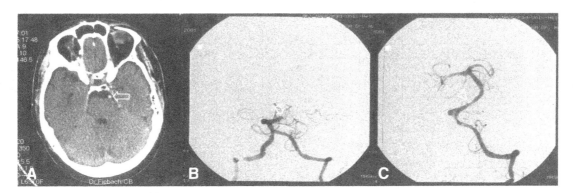

Abb. 3 Intraarterielle Lyse eines Verschlusses der A. basilaris. **A** Hyperdenses Zeichen der A. basilaris im Nativ-CT. **B** Proximaler Verschluss der A. basilaris. **C** Rekanalisation der A. basilaris mit residualer Wandunregelmäßigkeit nach Infusion von 50 mg rt-PA

den systemisch mit rtPA behandelt wurden (11). 10 der 12 Patienten erreichten ein gutes Outcome, entsprechend einem Barthel Index von 100 oder Erreichen des prämorbiden Niveaus. Allerdings liegen aus dieser Studie keine Angaben zum prätherapeutischen Gefäßbefund vor. Zur Empfehlung einer intravenösen Thrombolyse-Therapie reichen die zum jetzigen Zeitpunkt vorliegenden Daten nicht aus, diese Option verdient jedoch weitere Beachtung. Auch ist das optimale Zeitfenster für eine Thrombolyse-Therapie im hinteren Kreislauf nicht bekannt, es kann aber bis zu 12 oder mehr Stunden nach Symptombeginn betragen. Das längere Zeitfenster hängt wahrscheinlich mit einer höheren Ischämietoleranz oder günstigerer Kollateralisierung in der hinteren Zirkulation zusammen, auch ist die Rate von Blutungskomplikationen nicht mit dem Behandlungszeitpunkt assoziiert (4).

Praktische Empfehlungen

Folgende Punkte sollten bei der Durchführung einer thrombolytischen Therapie besondere Beachtung finden:

- Präzise Anamnese über Ereignisbeginn und mögliche Kontraindikationen: Hämorrhagische Diathese, unkontrollierbare Hypertonie, Operationen in den letzten 14 Tage (für Op am ZNS ca. 2 Monate), kürzlich zurückliegendes Trauma, ausgeprägte Mikroangiopathie, schwere Allgemeinerkrankung (Sepsis), Schwangerschaft, Erkrankungen der Lunge und des Verdauungstraktes mit erhöhtem Blutungsrisiko (Tbc, Bronchiektasen, Ulkus, Ösophagusvarizen, Neoplasmen), Arterienpunktion an nicht kompressibler Stelle, i.m. Injektionen, schwerwiegender Alkoholabusus
- Sorgfältige Indikationsstellung unter Berücksichtigung der Kontraindikationen

- Ausführliche Aufklärung, insbesondere wenn außerhalb der Zulassung im Rahmen eines individuellen Heilversuches therapiert wird (z. B. >75 J., ASS-Vorbehandlung, 3–6 h Zeitfenster)
- Möglichst früher Therapiebeginn (kurze „door-to-needle-time")
- Zurückhaltung in der Versorgung mit Zugängen. (Daraus können mögliche Blutungskomplikationen erwachsen.)
- Keine i.m. Injektionen
- Keine Gabe gerinnungshemmender Substanzen (Heparin, ASS, Plasmaexpander) vor Indikationsstellung zur Thrombolyse
- Engmaschiges Blutdruckmonitoring und konsequente Behandlung hypertensiver Werte über 180/100 mmHg
- Nach der Lysetherapie engmaschige Laborkontrollen. In seltenen Fällen kann es zu einem Hb-Abfall oder dem Auftreten einer Hyperfibrinolyse kommen

Basierend auf der Studienlage und der klinischen Erfahrung wird an der Neurologischen Klinik der Universität Heidelberg ein Algorithmus zur Lyse-Behandlung von Patienten mit akuter zerebraler Ischämie angewendet, der in Abbildung 4 dargestellt ist.

Andere spezifische Therapieverfahren

Defibrinogenisierende Therapie

Für Ancrod (Enzym der malayischen Viper, das zu einer Abnahme des Fibrinogenspiegels im Blut führt) konnte ein verbesserter Outcome in der plazebokontrollierten STAT-Studie nachgewiesen werden. Die Applikation wurde innerhalb des 3 Stunden Zeitfenster gestartet und als kontinuierliche Infusion über 5 Tage fortgeführt (28). Eine europäische Anschlussstudie für das 6 Stundenzeitfenster wurde vor ca. 1 Jahr vorzeitig abgebrochen. Nach dem derzeitigen

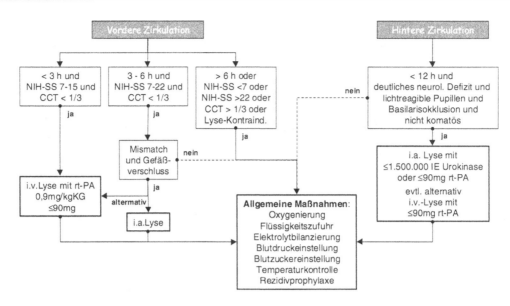

Abb. 4 Heidelberger Schema zur Thrombolyse nach akuter zerebraler Ischämie, basierend auf NINDS (31), ECASS 2 (15), PROACT II (9) und EMS (21)

Kenntnisstand kann der routinemäßige Einsatz von Fibrin-depletierenden Substanzen in der Schlaganfallakuttherapie nicht empfohlen werden (16).

Hämodilution

Die isovolämische Hämodilution mit Senkung des Hämatokrits um 15% führt zu einer verminderten Viskosität und damit zu einer Verbesserung des zerebralen Blutflusses. In verschiedenen Studien konnte bislang allerdings kein eindeutiger klinischer Nutzen belegt werden (27). Als gravierendste Nebenwirkung wurde gelegentlich das Auftreten eines massiven Hirnödems beobachtet (29).

Neuroprotektion

Eine neuroprotektive Therapie kann nach tierexperimentellen Untersuchungen den verzögerten Neuronenuntergang durch Einwirkung im Ablauf der neurotoxischen Kaskade vermindern. Die Komplexität dieser Kaskade und das unterschiedliche zeitliche Profil limitieren Vorhersagen über die Wirksamkeit einzelner neuroprotektiver Substanzen jedoch erheblich (Abb. 5). Klinische Studien enttäuschten hingegen vielfach aufgrund ausbleibenden Wirkungsnachweises und wegen z. T. erheblicher Nebenwirkungen (7, 22). Es ist noch keine Substanz mit nachgewiesener Wirksamkeit zugelassen, es laufen jedoch zur Zeit mehrere Phase-II- und -III-Studien. Die unterschiedlichen zeitlichen und pathophysiologischen Wirkansätze der einzelnen Neuroprotektiva lässt für die Zukunft eine Therapiekombination verschiedener Substanzen sinnvoll erscheinen. Eine Kombination

mit bzw. der Einsatz vor einer thrombolytischen Therapie ist eine weitere interessante Option um sowohl das Zeitfenster auszudehnen als auch das Infarktareal zu begrenzen.

Frühe Sekundärprophylaxe

Für die *längerfristige* Sekundärprophylaxe nach zerebraler Ischämie bestehen einige ausreichend gesicherte differentialtherapeutische Richtlinien, hingegen ist die *frühe* Sekundärprophylaxe nach zerebraler Ischämie ein umstrittenes Thema. Die frühe Sekundärprophylaxe soll Rezidivischämien und das Risiko tiefer Beinvenenthrombosen mit konsekutiver Lungenembolien reduzieren. Zudem hofft man auf eine günstige Wirkung auf den aktuellen Schlaganfall, zum Beispiel auf das appositionelle Wachstum eines Thrombus und damit die Hemmung einer Progression des ischämischen Areals oder auf Unterstützung der spontanen endogenen Thrombolyse. Es stehen im Wesentlichen zwei Substanzgruppen zur Verfügung, die Familie der Heparine (unfraktioniertes, niedermolekulares Heparin und Heparinoide) und Thrombozytenaggregationshemmer.

Kontrovers wird vor allem die Anwendung der Antikoagulation mit Heparin diskutiert (3, 18). Eine Meta-Analyse von zehn kontrollierten Heparinstudien ergab eine nicht-signifikante Reduktion der Mortalität um relativ gesehen 18% am Ende der jeweiligen Beobachtungsperiode (26). Sinnvolle Indikationen für eine frühzeitige Antikoagulation mit Heparin nach einem ischämischem Schlaganfall zeigt Tabelle 2 auf.

Abb. 5 Wirkungsort verschiedener Neuroprotektiva in der ischämischen Kaskade

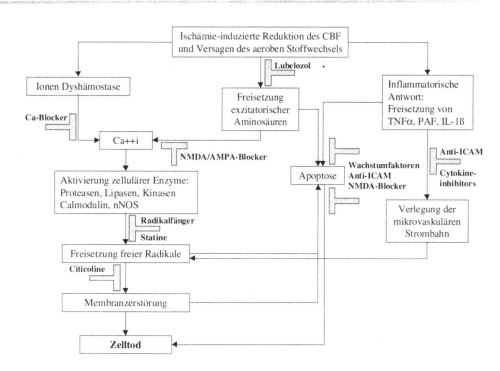

Tab. 2 Verbliebende Indikationen zur Anwendung von i.v.-Heparin zur frühen Antikoagulation nach ischämischem Schlaganfall (nach (16))

Schlaganfall verursacht durch kardiale Embolie mit hohem Wiederholungsrisiko (künstliche Herzklappen, Vorhofflimmern, Myokardinfarkt mit Ventrikelthrombus, Thrombus im linken Vorhof

Gerinnungsstörung wie Protein-C- und Protein-S-Mangel, APC-Resistenz

Symptomatische Dissektion extrakranieller Gefäße

Symptomatische extra- oder intrakranielle Stenose

Symptomatische Stenose der A. carotis interna vor gefäßchirurgischen Maßnahmen

Crescendo-TIA

Sinus-Venen-Thrombose

Der International Stroke Trial (IST) stellt mit 19435 Patienten die bislang größte Therapiestudie bei Patienten mit akutem ischämischem Schlaganfall dar (19). Unter anderem gab es zwei Behandlungsarme mit 2×12500 respektive 2×5000 IU subkutanem Heparin. Heparin-behandelte Patienten hatten signifikant seltener erneute ischämische Insulte innerhalb von zwei Wochen als Patienten ohne Heparin (2,9% versus 3,8%), gleichzeitig jedoch häufiger intrazerebrale Blutungen (1,2% versus 0,4%). Bezüglich des klinischen Outcome ergaben sich keine signifikanten Unterschiede zwischen beiden Gruppen. Auch in einer Subgruppenanalyse der Patienten mit Vorhofflimmern wurde ein deutlicher Nutzen bezüglich vermiedener Rezidivischämien durch eine höhere Rate an Hirnblutungen aufgehoben. Eine Differenzierung zwischen den beiden Heparin-Armen ergab

für die niedrige Dosierung eine signifikante Reduktion von frühem Tod oder Rezidivschlaganfall (10,8% versus 12,0%; p=0,03) ohne signifikanten Anstieg der extrakraniellen Blutungskomplikationen (0,6% versus 0,4%). Bei höherer Dosierung fanden sich signifikant mehr intra- und extrakranielle Blutungen, die 3-Monats-Mortalität unterschied sich nicht. In der klinischen Praxis ist die Rate hämorrhagischer Komplikationen aber wohl geringer, als unter Studienbedingungen. Petty et al. (24) fanden in einer Kohortenuntersuchung bei der 201 Patienten im Mittel für 5,1 Tage mit intravenösem Heparin behandelt waren in drei Fällen eine Blutungskomplikation (0,3 pro 100 Behandlungstage). Um dies zu erreichen, ist jedoch die Beachtung einer Reihe von Kontraindikationen, ein striktes Gerinnungsmonitoring und regelmäßige Kontrollen der Thrombozytenzahl sowie eine Beschränkung dieser Therapie auf bestimmte ätiologische Subtypen ischämischer Schlaganfälle geboten.

Als *Thrombozytenaggregationshemmer* ist zur frühen Sekundärprophylaxe ausschließlich ASS im Einsatz, da diesbezüglich Daten für andere Substanzen nicht vorliegen. ASS hemmt die Thrombozytenaggregation durch eine irreversible Hemmung der Cyclooxygenase. In der schon oben erwähnten IST wurden auch insgesamt 4858 Patienten mit Aspirin behandelt. Diese Patienten erlitten signifikant seltener zerebrale Rezidivischämien als nicht Aspirin behandelte Patienten (2,8 versus 3,9%; p<0,001), ohne dass gleichzeitig mehr hämorrhagische Schlaganfälle unter Aspirin auftraten (0,9% versus 0,8%). Die niedrigste Rate von Rezidiv-

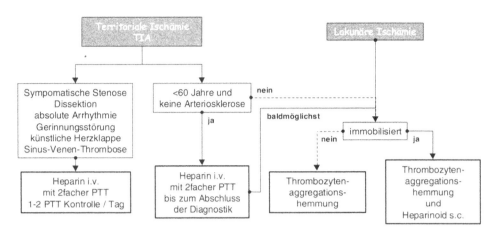

Abb. 6 Heidelberger Algorithmus zur frühen Sekundärprophylaxe nach ischämischem Hirninfarkt

ischämien trat in IST unter einer Kombination von ASS und niedrigdosiertem Heparin auf (2,1%) bei gleichzeitig niedriger Rate von Blutungskomplikationen (19).

Ein Ablaufdiagramm zur frühen Sekundärprophylaxe zeigt Abbildung 6.

Abschließend muss bemerkt werden, dass für die erfolgreiche Behandlung der Patienten mit akuter zerebraler Ischämie neben den Maßnahmen eines interdisziplinär arbeitenden Ärzteteams immer auch die Mitarbeit des Pflegepersonals, der Krankengymnasten und Logopäden und der Angehörigen des Patienten notwendig ist. Die psychologische und menschliche Betreuung der Betroffenen und seiner Angehörigen ist ein wesentlicher Baustein bei der Verarbeitung und Überwindung der Krankheitsfolgen.

Danksagung Wir danken Herrn Dr. Jochen Fiebach (Abt. Neuroradiologie der Ruprecht-Karls-Universität Heidelberg, Direktor Prof. K. Sartor) für die freundliche Überlassung der CT- und Angiografie-Bilder und Herrn Dr. Peter Ringleb für die Überlassung der Schaubilder.

Literatur

1. Adams HP, Brott TG, Crowell RM, Furlan AJ, Gomez CR, Grotta J, Helgason CM, Marler JR, Woolson RF, Zivin JA, Feinberg W, Mayberg M (1994) Guidelines for the Managment of Patients With Acute Ischemic Stroke. Stroke 25(9):1901–1914
2. Brandt T, von Kummer R, Müller-Kuppers M, Hacke W (1996) Thrombolytic therapy of acute basilar artery occlusion. Variables affecting recanalization and outcome. Stroke 27(5):875–881
3. Busse O, Haberl R (2001) Intravenöse Heparintherapie beim akuten ischämischen zerebralen Insult: Pro. Aktuelle Neurologie 03:181–121
4. Cross D, Moran C, Akins P (1997) Relationship between clot location and outcome after basilar artery thrombolysis. AJNR 72:1005–1013

5. del Zoppo GJ, Higashida RT, Furlan AJ, Pessin MS, Rowley HA, Gent M (1998) PROACT: a phase II randomized trial of recombinant pro-urokinase by direct arterial delivery in acute middle cerebral artery stroke. PROACT Investigators. Prolyse in Acute Cerebral Thromboembolism. Stroke 29(1):4–11
6. Der Vorstand und die Kommission Schlaganfallstationen und akute Schlaganfallbehandlung in der Deutschen Gesellschaft für Neurologie (2001) Stellungnahme der Deutschen Gesellschaft für Neurologie (DGN) zur eingeschränkten Zulassung von rt-PA in der Behandlung des akuten ischämischen Schlaganfalles. Nervenarzt 6:477–478
7. Diener HC, Hacke W, Hennerici M, Radberg J, Hantson L, De Keyser J (1996) Lubeluzole in acute ischemic stroke. A double-blind, placebo-controlled phase II trial. Lubeluzole International Study Group. Stroke 27(1):76–81

8. Donnan GA, Davis SM, Chambers BR, Gates PC, Hankey GJ, McNeil JJ, Rosen D, Stewart-Wynne EG, Tuck RR (1995) Trials of streptokinase in severe acute ischaemic stroke. Lancet 345(8949):578–579
9. Furlan A, Higashida R, Wechsler L, Gent M, Rowley H, Kase C, Pessin M, Ahuja A, Callahan F, Clark WM, Silver F, Rivera F (1999) Intra-arterial prourokinase for acute ischemic stroke. The PROACT II study: a randomized controlled trial. Prolyse in Acute Cerebral Thromboembolism. JAMA 282(21):2003–2011
10. Grau AJ, Buggle F, Hacke W (1996) Body temperature and infection in acute stroke. Lancet 347(9012):1415–1416
11. Grond M, Rudolf J, Schmulling S, Stenzel C, Neveling M, Heiss WD (1998) Early intravenous thrombolysis with recombinant tissue-type plasminogen activator in vertebrobasilar ischemic stroke. Arch Neurol 55(4):466–469

12. Grond M, Stenzel C, Schmulling S, Rudolf J, Neveling M, Lechleuthner A, Schneweis S, Heiss WD (1998) Early intravenous thrombolysis for acute ischemic stroke in a community-based approach. Stroke 29(8):1544–1549

13. Hacke W, Brott T, Caplan L, Meier D, Fieschi C, Kummer Rv, Donnan G, Heiss W, Wahlgren N, Spranger M, Boysen G, Marler J (1999) Thrombolysis in acute ischemic stroke: controlled trials and clinical experience. Neurology 53(7):3–14

14. Hacke W, Kaste M, Fieschi C, Toni D, Lesaffre E, von Kummer R, Boysen G, Bluhmki E, Hoxter G, Mahagne MH et al (1995) Intravenous thrombolysis with recombinant tissue plasminogen activator for acute hemispheric stroke. The European Cooperative Acute Stroke Study (ECASS). JAMA 274(13):1017–1025

15. Hacke W, Kaste M, Fieschi C, von Kummer R, Davalos A, Meier D, Larrue V, Bluhmki E, Davis S, Donnan G, Schneider D, Diez-Tejedor E, Trouillas P (1998) Randomised double-blind placebo-controlled trial of thrombolytic therapy with intravenous alteplase in acute ischaemic stroke (ECASS II). Second European-Australasian Acute Stroke Study Investigators. Lancet 352(9136):1245–1251

16. Hacke W, Kaste M, Olsen T, Orgogozo J, Bogousslavsky J (2000) European Stroke Initiative: recommendations for stroke management. Organisation of stroke care. J Neurol 247(9):732–748

17. Hacke W, Zeumer H, Ferbert A, Bruckmann H, del Zoppo GJ (1988) Intra-arterial thrombolytic therapy improves outcome in patients with acute vertebrobasilar occlusive disease. Stroke 19(10):1216–1222

18. Hamann GF, Diener HC (2001) Intravenöse Heparintherapie beim akuten ischämischen Hirninfarkt – Contra. Aktuelle Neurologie 3:122–127

19. International Stroke Trial Collaborative Group (1997) The International Stroke Trial (IST): a randomised trial of aspirin, subcutaneous heparin, both, or neither among 19435 patients with acute ischaemic stroke. Lancet 349(9065):1569–1581

20. Katzan I, Furlan A, Lloyd L (2000) Use of tissue-type plasminogen activator for acute ischemic stroke: The Cleveland area experience. JAMA 283(9):1151–1158

21. Lewandowski C, Frankel M, Tomsick T (1999) Combined intravenous and intra-arterial r-TPA versus intra-arterial therapy for acute ischemic stroke. emergency management of stroke (EMS) bridging trial. Stroke 30:2598–2605

22. Mohr J, Orgogozo J, Harrison M (1994) Metaanalysis of oral nimodipine trials in acute ischemic stroke. Cerebrovasc Dis 4:204–210

23. NINDS-Study Group (1997) Intracerebral Hemorrhage After Intravenous t-PA Therapy for Ischemic Stroke. Stroke 98:2109–2118

24. Petty GW, Brown RD Jr, Whisnant JP, Sicks JD, O'Fallon WM, Wiebers DO (1999) Frequency of major complications of aspirin, warfarin, and intravenous heparin for secondary stroke prevention. A population-based study. Ann Intern Med 130(1):14–22

25. Ringleb PA, Bertram M, Keller E, Hacke W (1998) Hypertension in patients with cerebrovascular accident. To treat or not to treat? Nephrol Dial Transplant 13(9):2179–2181

26. Sandercock PA, van den Belt AG, Lindley RI, Slattery J (1993) Antithrombotic therapy in acute ischaemic stroke: an overview of the completed randomised trials. J Neurol Neurosurg Psychiatry 56(1):17–25

27. Scandinavian Stroke Study Group (1987) Multicenter trial of hemodilution in acute ischemic stroke. I. Results in the total patient population. Stroke 18(4):691–699

28. Sherman D, Atkinson R, Chippendale T, Levin K, Ng K, Futrell N, Hsu C, Levy D (2000) Intravenous ancrod for treatment of acute ischemic stroke: the STAT study: a randomized controlled trial. Stroke Treatment with Ancrod Trial. JAMA 283(18):2395–2403

29. Strand T (1992) Evaluation of long-term outcome and safety after hemodilution therapy in acute ischemic stroke. Stroke 23:657–662

30. Sussman B, Fitch T (1958) Thrombolysis with fibrinolysins in cerebral arterial occlusion. J Am Med Assoc 167:1705–1709

31. The National Institute of Neurological Disorders and Stroke rt-PA Stroke Study Group (1995) Tissue plasminogen activator for acute ischemic stroke. N Engl J Med 333(24):1581–1587

32. Toni D, Saccheti M, Argentino C, Gentile M, Cavaletti C, Forntoni M, Fieci C (1992) Does hyperglycemia play a role on the outcome of acute ischemic stroke patients? J Neurol 39(239):382–386

33. WHO Tasks Force on Stroke and Other Cerebrovascular Disorders (1989) Recommendations on stroke prevention, diagnosis, and therapy. Report of the WHO Tasks Force on Stroke and Other Cerebrovascular Disorders. Stroke 20:1407–1431

58–69
© Steinkopff Verlag 2003

R. Veltkamp
C. Röttger
S. Schwarz

Intensivmedizinische Therapie des ischämischen Schlaganfalls

Neurocritical care of ischemic stroke

■ **Summary** Neurocritical care of ischemic stroke is warranted in case of 1) space-occupying middle cerebral artery (MCA), hemispheric, or cerebellar infarction, 2) Occlusion of basilar artery or bilateral vertebral arteries, 3) compromised vital functions, 4) severe medical complications, or 5) interventional therapeutic approach. Space-occupying MCA infarcts result in progressive brain edema leading to death due to herniation in about 80% of patients. Medical (e.g., osmotherapy) and physical measures only transiently lower intracranial pressure (ICP). Early hemicraniectomy lowers mortality below 40% but functional outcome is frequently unsatisfactory, especially in older patients. Moderate hypothermia can lower ICP. Its effect on survival rate and quality of life, however, needs further evaluation. Intraarterial thrombolysis is the decisive therapy in basilar artery occlusion. Intensive care aims at securing vital functions and hemodynamic stabilization. Space-occupying cerebellar infarction lead to gradual deterioration of alertness, brain stem compression, and occlusive hydrocephalus. Depending on the clinical state, the stratified therapeutic approach consists of clinical-neuroradiological-neurophysiological monitoring, external ventricul drainage (EVD) or suboccipital decompressive surgery plus EVD.

■ **Key words** Brain infarction – brain edema – hypothermia – osmotherapy – hemicraniectomy

■ **Zusammenfassung** Die intensivmedizinische Therapie von ischämischen Schlaganfällen ist indiziert bei: 1. Raumfordernder Wirkung großer Media- oder Hemisphäreninfarkte und Kleinhirninfarkten 2. Verschluss der A. basilaris oder beider Vertebralarterien 3. Beeinträchtigungen der Vitalfunktionen 4. Schweren internistischen Komplikationen 5. Durchführung interventioneller therapeutischer Maßnahmen. Raumfordernde Mediainfarkte führen zu einer über 72 h progredienten Hirnschwellung, die in bis zu 80% der Patienten zum Tod durch Herniation führt. Medikamentöse (z.B. Osmotherapeutika) oder physikalische Maßnahmen können den intrakraniellen Druck (ICP) nur vorübergehend senken. Die frühe Hemikraniektomie senkt die Mortalität auf unter 40%, das funktionelle outcome ist jedoch besonders bei älteren Patienten häufig nicht befriedigend. Die moderate Hypothermie kann zwar den ICP senken, ihr Effekt auf Überlebensrate und -qualität bedarf jedoch weiterer Evaluation. Die intraarterielle Thrombolyse ist die entscheidende Therapie bei Basilarisverschluss. Intensivmedizinische Aufgabe ist die hämodynamische Stabilisation und die Sicherung der Vitalfunktionen. Raumfordernde Kleinhirninfarkte führen zu einer allmählichen Vi-

Dr. R. Veltkamp (✉) · C. Röttger
S. Schwarz
Neurologische Klinik
Ruprecht-Karls-Universität Heidelberg
Im Neuenheimer Feld 400
69120 Heidelberg, Germany
Tel.: +49-6221/568211
Fax: +49-6221/564671
E-Mail:
roland_veltkamp@med.uni-heidelberg.de

gilanzminderung, Hirnstamm-kompressionszeichen und Verschluss-hydrozephalus. Das therapeutische Vorgehen wird abhängig vom klinischen Zustand stratifi-ziert: klinisch-neuroradiologisch-neurophysiologisches Monitoring, alleinige externe Ventrikeldrainage (EVD) oder subokzipitale Dekompression plus EVD.

▓ Schlüsselwörter Hirninfarkt – Hirnödem – Hypothermie – Osmotherapie – Hemikraniektomie

Einleitung

Der akute ischämische Schlaganfall umfasst ein großes Spektrum unterschiedlicher pathogenetischer Ursachen und klinischer Manifestationen. Nur ein Teil der Patienten – in unserer Klinik 5–10% – bedarf einer intensivmedizinischen Therapie im engeren Sinne[1]. Die Indikationsstellung für die intensivmedizinische Therapie hängt vom Zustand des Patienten und von der zu erwartenden Entwicklung der Erkrankung ab (Tabelle 1). Besonders bei schweren Schlaganfällen sollte möglichst frühzeitig entschieden werden, inwiefern intensivmedizinische Maßnahmen die Prognose des Patienten verbessern können. Grundlage für eine rationale Entscheidung sind dabei Informationen über Lokalisation und Ausmaß der ischämischen Hirnschädigung und über die zugrundeliegende vaskuläre Pathologie sowie die

Kenntnis des natürlichen Verlaufs des jeweiligen Krankheitsbildes und die Verfügbarkeit wirksamer therapeutischer Verfahren. Die erfreulichen Fortschritte auf jedem dieser Teilgebiete im vergangenen Jahrzehnt haben zu einem differenzierten intensivmedizinischen Behandlungskonzept schwerer Schlaganfälle geführt.

Die vorliegende Übersicht über die intensivmedizinische Therapie des akuten ischämischen Schlaganfalls folgt einer Einteilung in Infarkte in der vorderen und hinteren Hirnstrombahn. Gerade aus intensivmedizinischer Perspektive hat sich dies aufgrund der unterschiedlichen klinischen Präsentation und Entwicklungsdynamik (z.B. akute Beeinträchtigung der Vitalfunktionen bei Hirnstammischämie), insbesondere aber auch wegen verschiedener diagnostischer und therapeutischer Strategien bewährt. Die für die intensivmedizinische Therapie relevanten Entwicklungen der Thrombolyse und der modernen Bildgebungsverfahren werden an anderer Stelle referiert (1).

Tab. 1 Indikationen für intensivmedizinische Therapie bei ischämischem Schlaganfall

Krankheitsbild
Großer Mediainfarkt oder Hemisphäreninfarkt
Raumfordernder Kleinhirninfarkt
Basilaristhrombose (drohend oder manifest)
Klinischer Zustand
Bewusstseinstrübung
Respiratorische Insuffizienz
Ausfall der Schutzreflexe
Serie epileptischer Anfälle
Störungen der autonomen Regulation
Therapie
Thrombolyse
Invasive Überwachung von Hirndruck und Hämodynamik
Operative oder invasive Therapie (z.B. Dekompression, Hypothermie)
Periinterventionelles Monitoring bei Risikopatienten (z.B. Stenteinlage)
Klinische Prüfstudien
Internistische Komplikationen (Auswahl)
Myokardinfarkt
Herzrhythmusstörungen
Pneumonie
Lungenembolie
Exazerbation obstruktiver Lungenerkrankungen
Neurogenes Lungenödem

Raumfordernde Media- und Hemisphäreninfarkte

Die Mortalität während der ersten Tage nach Schlaganfall in der vorderen Hirnzirkulation wird hauptsächlich durch Ausmaß und Lokalisation des raumfordernden postischämischen Ödems bestimmt, das zu erhöhtem intrakraniellem Druck, Massenverschiebungen und schließlich zur Herniation des Gehirns führt (2). Erst jenseits dieser kritischen Periode von ungefähr sieben Tagen tragen medizinische Komplikationen und Komorbidität wesentlich zur Mortalität der Patienten bei. Als „große Mediainfarkte" werden im Folgenden Infarkte bezeichnet, die mehr als 50% des Territoriums der A. cerebri media umfassen. Als „Hemisphäreninfarkte" werden die Infarkte benannt, bei denen zusätzlich zum Territorium der A. cerebri media das Territorium der A. cerebri anterior oder A. cerebri posterior mit betroffen ist.

Die Inzidenz großer supratentorieller Infarkte ist nicht genau bekannt. Als grobe Schätzung kann angenommen werden, dass 5–10% aller ischämischen Infarkte die o.g. Kriterien für große Mediainfarkte oder Hemisphäreninfarkte erfüllen (2–4). Die große Mehrzahl dieser Infarkte hat eine embolische Ursache. Die häufigste Emboliequelle ist das Herz; bei

---

[1] Im Gegensatz zu „Stroke Units" bieten Neurologische Intensivstationen Möglichkeiten zur Beatmung und zu invasiven Monitoringverfahren.

der überwiegenden Zahl dieser Patienten liegt Vorhofflimmern vor. Die zweithäufigste Ursache ist eine arteriell-arterielle Embolie nach Dissektion der A. carotis interna. Seltenere Ursachen sind Embolien bei Patienten mit Kardiomyopathie, nach Myokardinfarkt, Herzklappenersatz, Gerinnungsstörungen sowie venös-arterielle Embolien bei offenem Foramen ovale. Im Gegensatz zu anderen Schlaganfalltypen spielt die lokale Arteriosklerose der intrakraniellen Gefäße eine ganz untergeordnete Rolle (2–4). Als eine Folge dieser ätiologischen Faktoren sind Patienten mit großen Mediainfarkten oder Hemisphäreninfarkten im Vergleich mit dem Durchschnitt aller Schlaganfallpatienten deutlich jünger und haben oft keine der üblichen kardiovaskulären Risikofaktoren. Das Geschlechtsverhältnis ist ausgeglichen.

Klinische Pathophysiologie

Die häufigsten zerebrovaskulären Befunde bei Patienten mit großen supratentoriellen Infarkten sind der embolische Verschluss der proximalen A. cerebri media (M1 oder M2 Segment) oder der distale Verschluss der A. carotis interna. Ein Verschluss der A. carotis interna am sogenannten „Carotis-T" an der Mündung der A. carotis interna in die A. cerebri anterior und media führt häufig zu Hemisphäreninfarkten, sofern das Territorium der A. cerebri anterior nicht ausreichend durch einen kollateralen Blutfluss aus der gegenseitigen A. cerebri anterior über die A. communicans anterior versorgt werden kann (2–4). Simultane Infarkte in den Territorien der A. carotis interna und der A. cerebri posterior resultieren aus multiplen Embolien oder aus einem „embryonalen" Abgang der A. cerebri posterior aus dem vorderen Stromgebiet. Die endgültige Größe des entstehenden Infarktgebiets wird allerdings nicht nur durch den Ort des Verschlusses sondern auch wesentlich durch den interindividuell sehr variablen kollateralen Blutfluss aus leptomeningealen Gefäßen bestimmt, wodurch noch eine ausreichende Perfusion trotz proximalem Gefäßverschluss aufrechterhalten werden kann (5).

Das postischämische Hirnödem ist der entscheidende Grund von sekundärer neurologischer Verschlechterung und Tod bei Patienten mit raumfordernden Infarkten. Die Entstehung des Hirnödems ist multifaktoriell bedingt. Der Abfall des regionalen zerebralen Blutflusses unter eine kritische Schwelle von ca. 10–20 ml/100 g Hirngewebe führt zu raschem Versagen der energieabhängigen Na^+/K^+ Pumpe und über den konsekutiven Einstrom von Natrium und Wasser in die Zelle zu einem zytotoxischen Hirnödem (6). Sekundäre exzitotoxische, metabolische, und entzündliche Kaskaden vergrößern den Gewebsschaden. Durch die ischämische Schädigung der Endothelzellen desintegriert die Blut-Hirn-Schranke innerhalb von Stunden nach Ischämiebeginn. Die in den Extravasalraum gelangenden makromolekularen Substanzen führen zur Bildung eines vasogenen Hirnödems. Im Falle einer Reperfusion können eine verstärkte Extravasation osmotischer Substanzen und zusätzliche Gewebsschäden entstehen, die durch die Entstehung reaktiver Sauerstoffradikale und entzündlicher Mediatoren vermittelt sein sollen. Für die weitere Entwicklung ist wesentlich, inwiefern sich ein Circulus vitiosus von Minderperfusion und Ödementwicklung im Infarktgebiet, aber auch in zunächst noch ausreichend durchbluteten Arealen bildet. Da die im Infarktumgebungsgebiet gelegenen zerebralen Arteriolen bereits kompensatorisch dilatiert sind, hängt die Gewebsperfusion im Infarktumgebungsgebiet vom zerebralen Perfusionsdruck (CPP), der Differenz aus mittlerem arteriellem Blutdruck (MAP) und intrakraniellem Druck (ICP) ab.

Wegen der knöchernen Begrenzung ist eine Ausdehnung der intrakraniellen Strukturen nicht möglich. Nach der Monro-Kellie Doktrin muss jede Volumenzunahme des Hirngewebes durch eine Abnahme der Volumina der beiden anderen physiologischen intrakraniellen Kompartimente – zerebrales Blutvolumen und Liquor – ausgeglichen werden. Allerdings tragen Liquor und zerebrales Blutvolumen nur ca. 20% zum gesamten intrakraniellen Volumen bei. Nach dem Versagen dieser kompensatorischen Mechanismen steigt der ICP stark an, und selbst eine nur geringe weitere Volumenzunahme des Hirngewebes durch das postischämische Hirnödem führt dann zu einem erheblichen ICP-Anstieg.

Bei den meisten Patienten nimmt das postischämische Hirnödem einen vorhersagbaren Verlauf: Nach 24 h zeigen sich in den radiologischen Untersuchungen bereits deutliche Zeichen einer zunehmenden Raumforderung, der ICP ist aber meist noch nicht wesentlich angestiegen. Zwischen dem zweiten und fünften Tag nach Symptombeginn erreichen das Hirnödem und der ICP ihr Maximum, über die nächsten Tage bildet sich das Hirnödem dann wieder zurück (2, 7). Die beiden wichtigsten Mechanismen für die zunehmende neurologische Verschlechterung sind Verschiebungen von Hirngewebe und erhöhter ICP infolge des postischämischen, raumfordernden Hirnödems (7). Erhöhter ICP reduziert global die zerebrale Perfusion und begünstigt damit weitere ischämische Schäden. Bei Gradienten des ICP zwischen den einzelnen intrakraniellen Kompartimenten wird Hirngewebe von der Raumforderung weg verschoben; dies führt zu Kompression und Schäden an bisher gesundem Hirngewebe in weiter Distanz von der primären Läsion. Mit zunehmender Raumforderung kann das postischämische Hirnödem auch zur Blockade der Kommunikation zwischen den Seitenventrikeln über das Foramen Monroi und zur Kompression des dritten Ventrikels führen. Damit sind die Liquorabflusswege verlegt, und es entsteht ein Hydrozephalus occlusus, der zusätzlich zum Anstieg des ICP beiträgt. Das Ausmaß des raumfordernden Ödems lässt sich gut an der Verlagerung der Mittellinienstrukturen (am besten auf Niveau der Glandula pinealis) darstellen. Schließlich kommt es zur Kompression der basalen Zisternen mit nachfolgender Störung der Hirnstammfunktionen und der finalen transtentoriellen Herniation.

Diese Verlagerungen von Hirngewebe sind nicht immer mit einem massiven ICP-Anstieg verbunden, selbst Herniationssyndrome mit normalem ICP kommen vor (8–10). Das traditionelle Konzept der „unkalen" Herniation ist die Konsequenz der Verlagerung des medialen Temporallappens über den Rand des Tentorium in den Raum zwischen Tentorium und Mittelhirn, das hierbei geschädigt wird (11). Bei der „zentralen" Herniation kommt es zu einer vorwiegend axialen Verlagerung in kranio-kaudaler Richtung der Mittellinienverlagerung durch das Tentorium. Kürzlich wurde die Bedeutung und Häufigkeit dieser traditionellen Konzepte relativiert; zumindest in der Anfangsphase der sekundären Hirnstammdysfunktion bei der Herniation spielt eine horizontale Verlagerung und Torsion des Hirnstamms wahrscheinlich eine größere Rolle als eine axiale Verlagerung nach kaudal (9, 10).

Radiologische Befunde

Noch vor wenigen Jahren nahm man an, dass die Computertomographie (CT) in der Frühphase der Ischämie allenfalls einen sehr beschränkten Nutzen habe. Tatsächlich sind aber bereits innerhalb der ersten 6 h nach einem großen Mediainfarkt bei fast allen Patienten frühe Zeichen der Infarzierung nachweisbar (12). Eine frühe Hypodensität von über 50% des Territoriums der A. cerebri media ist ein prognostisch ungünstiger Faktor, und die Mortalität dieser Patienten ist bei konservativer Behandlung sehr hoch. Nach 24 h sind die Kompression des dritten Ventrikels und die Verlagerung der Mittellinienstrukturen gute Marker für das Ausmaß und die Dynamik des postischämischen Hirnödems (Abb. 1). Die sehr frühe Entwicklung eines ausgedehnten Hirnödems bereits nach 24h ist vermutlich ein zuverlässiger prognostischer Marker für eine schlechte Prognose. Dopplersonographie, CT-Angiographie und MR-Angiographie können zur Diagnostik der zugrundeliegenden vaskulären Pathologie eingesetzt werden. Ein unilaterales „dichtes Mediazeichen" auf dem nativen CT ist ein Hinweis für den Verschluss der proximalen A. cerebri media; die Sensitivität dieses Zeichens ist jedoch nicht sehr hoch (13). Ein bilaterales „dichtes Mediazeichen" ist ein nicht seltener Zufallsbefund ohne diagnostische Bedeutung. Der Verschluss der distalen A. carotis interna und der proximalen A. cerebri media ist ein ungünstiges prognostisches Zeichen und ist ohne interventionelle Maßnahmen meist mit einem fatalen Verlauf assoziiert (2, 14). Der leptomeningeale Blutfluss kann eine

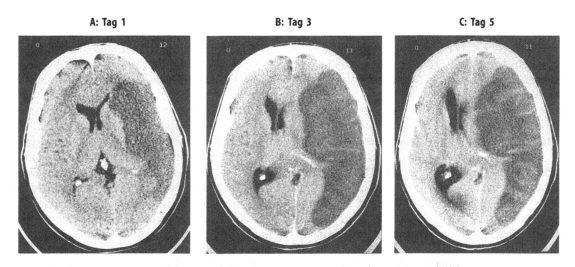

A: Tag 1 **B: Tag 3** **C: Tag 5**

Abb. 1 Entwicklung des postischämischen Hirnödems bei einem Patienten mit subtotalem Infarkt im Territorium der A. cerebri media links. 20 Stunden nach Symptombeginn (A) hat sich der Infarkt gut demarkiert, weist aber nur eine geringe raumfordernde Wirkung auf. Während der nächsten Tage (B: Tag 3; C: Tag 5), führt das progrediente Hirnödem zur Kompression der Seitenventrikel, Verschiebung von Mittellinienstrukturen, kontralateralem Hydrozephalus und schliesslich (hier nicht abgebildet) zu einer Torquierung und Herniation des Hirnstamms

Restperfusion in der ischämischen Penumbra aufrechterhalten und somit die Infarktgröße reduzieren. Patienten, die einen Verschluss der proximalen A. cerebri media unter konservativer Therapie allein überleben, haben meist einen guten kollateralen Blutfluss.

Der zunehmende Einsatz neuer MRT-Techniken in der Akutdiagnostik des Schlaganfalls ist für das frühzeitige Erkennen von großen oder aufgrund eines „Perfusions-Diffusions-Mismatch" bedrohlichen Infarkten sicher wertvoll (15, 16) Eine darüber und die genannten CT-Kriterien hinausgehender prädiktiver Wert des MRT bei großen Schlaganfällen wurde bislang allerdings nicht nachgewisen.

Klinischer Verlauf

Der klinische Verlauf folgt bei vielen Patienten einem vorhersagbaren Muster (2–4). Während der ersten klinischen Untersuchung innerhalb der ersten Stunden nach Symptombeginn sind Patienten mit großem Mediainfarkt typischerweise wach, gelegentlich besteht eine Somnolenz. Fehlende Reaktionen wegen Aphasie oder Hemineglect darf nicht als Verlust des Bewusstseins fehlinterpretiert werden. Meist liegt eine hochgradige sensomotorische Hemiparese der Gegenseite vor. In der Regel sind Symptome einer Pyramidenbahnläsion wie das Babinskizeichen vorhanden. Hemianopsie ist ein weiteres häufiges Zeichen, wenn das Territorium der A. cerebri posterior oder der hintere Anteil des Territoriums der A. cerebri media betroffen ist. Patienten mit Infarkten der dominanten Hemisphäre haben ein schwere globale Aphasie, manchmal liegt noch eine residuales Sprachverständnis vor. Häufig besteht eine fixierte Kopf- und Blickwendung zu der betroffenen Seite, allerdings ist dieses Zeichen weder besonders sensitiv noch spezifisch (2, 17). Koma, bilaterale motorische Defizite und Pupillenveränderungen sind in der Initialphase der Erkrankung typischerweise nicht vorhanden.

In Korrespondenz zur Entwicklung des postischämischen Hirnödems kommt es bei den meisten Patienten mit großen supratentoriellen Infarkten während der ersten 24–48 h zu einer Verschlechterung des neurologischen Befundes. Das bereits bestehende neurologische Defizit nimmt zu und der Patient zeigt einen progredienten Bewusstseinsverlust bis zum Koma. Anisokorie und Verlust der Lichtreaktion der Pupillen sowie Erbrechen, generalisierte Beuge- und Streckkrämpfe, die nicht als epileptische Anfälle fehlinterpretiert werden dürfen, sowie pathologische Atemmuster sind weitere Zeichen der Hirnstammdysfunktion bei Patienten mit raumfordernden supratentoriellen Infarkten. Im Syndrom der „unkalen"

Herniation, ausführlich von Plum und Posner (11) beschrieben, wird zuerst die Pupille ipsilateral zur Läsion areaktiv und dann zunehmend größer, begleitet von progredientem Bewusstseinsverlust. Wenn der kontralaterale Hirnschenkel komprimiert wird, folgt eine Hemiparese ipsilateral zur Läsion. Die weitere Sequenz der klinischen Hirnstammsymptome entspricht der Progression des Hirnstammschadens in kranio-kaudaler Richtung von Mittelhirn zur Medulla oblongata: Störungen der Pupillenmotorik, dann Erweiterung der kontralateralen Pupille, Verlust der Kornealreflexe, Streckkrämpfe und schließlich Atemstillstand und kardiale Arrhythmien. Das Syndrom der „zentralen" Herniation ist durch Bewusstseinsverlust und bilaterale Miose in der Initialphase gekennzeichnet. Bei einer lateralen Verschiebung und Torsion des Hirnstamms infolge horizontaler Massenverlagerungen werden erste Störungen der Pupillomotorik auf der Seite kontralateral zur Läsion beobachtet. Wird ein ICP-Monitoring durchgeführt, zeigt sich zum Zeitpunkt der ersten Verschlechterung meist nur ein gering erhöhter ICP von ca. 20 mmHg. Der ICP steigt dann über die nächsten 24–48 h an. Ein längerfristig erhöhter ICP ist ein zuverlässiges prognostisches Zeichen; Patienten mit einem längerfristigen ICP-Anstieg über 30 mmHg haben meistens eine fatale Prognose (18).

Prognose

Wenn nur eine konservative Behandlung durchgeführt wird, ist die Prognose von Patienten mit großen Infarkten im Territorium der A. cerebri media sehr schlecht; die Mortalität reicht von 55–80% (2–4, 19). Die meisten Patienten, deren Bewusstseinslage sich sekundär verschlechtert, versterben. Eine ganze Reihe von Prädiktoren für ein fatales Outcome wurden identifiziert. In Bezug auf die vaskuläre Pathologie hat der Verschluss der distalen A. carotis interna die schlechteste Prognose. Ein proximaler Verschluss der A. cerebri media ist prognostisch ebenfalls ungünstig, da dies häufig zu einem kompletten Infarkt mit Einbeziehung der Basalganglien führt, die bei Patienten mit distalem Verschluss der A. cerebri media meist ausgespart sind. Es ist einleuchtend, dass das Ausmaß des infarzierten Gewebes eng mit der Mortalität korreliert. Ein kompletter Infarkt sowohl des Territoriums der A. cerebri media als auch der A. cerebri anterior oder posterior ist fast immer fatal. Die prognostische Bedeutung der kollateralen Blutversorgung wurde bereits angesprochen. Unter den klinischen Prädiktoren für ein fatales Outcome ist der progrediente Bewusstseinsverlust während der ersten Stunden nach Symptombeginn wahrscheinlich am zuverlässigsten (2). Eine schnelle Verschlechterung des neurologischen Befundes schon während der ersten 6 h zeigt einen aggressiven Verlauf an und ist mit einer hohen Mortalität assoziiert. Wenn Koma, Pupillenveränderungen oder pathologische Atemmuster bereits einmal eingetreten sind, führt der weitere Verlauf fast immer zum Tod.

Ausmaß und Dynamik des postischämischen Hirnödems hängt hauptsächlich von Größe und Lokalisation des Infarkts ab, zeigt aber auch eine große interindividuelle Variabilität. Als Faustregel haben jüngere Patienten oft ein geringeres Kompensationsvermögen für intrakranielle Raumforderungen als alte Patienten mit vermindertem Gehirnvolumen. Als Konsequenz davon entwickeln jüngere Patienten oft schneller einen ICP-Anstieg, und die Mortalität ist vermutlich trotz der geringeren Komorbidität bei jüngeren Patienten höher.

Therapie

Basistherapie

Bereits in der Notaufnahme muss der große supratentorielle Infarkt als eine lebensgefährliche Erkrankung erkannt werden, die sofortiger Intervention bedarf (19). Nach der Sicherung der Atmung und des Kreislaufs darf die initiale Diagnostik und der rasche Transport auf eine Intensivstation nicht verzögert werden. Venöser Zugang und kontinuierliches Monitoring von Blutdruck, EKG und Pulsoximetrie sind selbstverständlich. Das EKG-Monitoring ist besonders wichtig, da neurogene Herzrhythmusstörungen einschließlich tachykarder Arrhythmien besonders bei Patienten mit rechtshirnigen Infarkten gehäuft vorkommen (20). Während Ateminsuffizienz selten bereits bei Aufnahme vorliegt, steigt deren Inzidenz während der nächsten 24 h infolge des zunehmenden Hirnödems rasch an. Um eine gute Oxygenation des gefährdeten Hirngewebes zu erreichen, sollte routinemäßig Sauerstoff über eine Maske appliziert werden, um den arteriellen pO_2 über 100 mgHg zu halten. Indikationen für Intubation und Beatmung sind Hypoventilation oder Sicherung der Atemwege bei Bewusstseinstrübung. Die üblichen Richtwerte der Blutgase als Kriterien für eine Intubation gelten bei diesen Patienten nicht, da schon eine leichte Hyperkapnie bzw. Hypoxie infolge zerebraler Vasodilatation mit nachfolgendem Anstieg des zerebralen Blutvolumens zu erhöhtem ICP und zusätzlichen neuronalen Schäden führen können (21). Nicht-invasive Beatmungsformen sind bei diesen Patienten nicht sinnvoll. Obwohl die meisten Patienten, die wegen Ateminsuffizienz beatmet werden müssen, bei ausschließlicher konservativer Behandlung sterben, hat ein kleinerer Teil der Patienten trotzdem ein befrie-

digendes Outcome. Wenn die Entscheidung zugunsten eines aggressiven Managements einmal getroffen ist, darf die Intubation nicht solange herausgeschoben werden, bis zusätzliche Komplikationen infolge Hypoxie oder Aspiration eingetreten sind (22). Während der Intubation muss ein Blutdruckabfall und eine Hirndruckkrise unbedingt vermieden werden.

Patienten mit großen Infarkten haben ein erhöhtes Risiko für Blutungen in das infarzierte Gewebe. Eine PTT-wirksame Heparinisierung sollte nur in Ausnahmefällen bei Patienten mit gesicherter, absoluter Indikation für eine Antikoagulation verwendet wird (z.B. künstlicher Herzklappenersatz). Dagegen sollten alle Schlaganfallpatienten wegen des erhöhten Risikos einer Beinvenenthrombose und Lungenembolie mit niedermolekularem Heparin, Kompressionsstrümpfen o.ä. prophylaktisch behandelt werden.

Konservative Hirnödembehandlung

Gegenwärtig wird eine Vielzahl von Behandlungsverfahren zur Hirnödemtherapie eingesetzt. Keine dieser Therapien wurde bislang in einer größeren systematischen Studie evaluiert. Ob ein ICP-Monitoring für diese Patienten einen prognostischen Vorteil bringt, ist noch ungeklärt (18). Allerdings ist ohne Kenntnis des ICP und CPP eine differenzierte Therapie kaum möglich. Eines der wesentlichen Therapieziele ist die Aufrechterhaltung eines ausreichenden CPP, da sich der regionale CBF in Arealen mit gestörter Autoregulation passiv mit dem Druckgradienten ändert (s.o.). Außerdem ist die untere Schwelle der Autoregulation insbesondere bei Patienten mit langjährigem Bluthochdruck häufig auf ein höheres Niveau verschoben. In Analogie zu Patienten mit Hirntrauma wird allgemein empfohlen, den CPP über 70 mmHg zu halten. Der effektive CPP resultiert aus der Differenz zwischen MAP und ICP: CPP = MAP-ICP. Bei Patienten mit akutem Schlaganfall ist ein hoher Blutdruck zur Aufrechterhaltung eines hohen CPP wünschenswert. Es kann angenommen werden, dass eine aktive Senkung des Blutdrucks für Schlaganfallpatienten in der Akutphase gefährlich ist. Ob ein aktives Anheben des Blutdrucks sinnvoll ist, ist unklar. Wir empfehlen daher, eine Blutdrucksenkung erst bei systolischen Werten über 220 mmHg bzw. diastolischen Werten über 120 mmHg vorzunehmen (Ausnahme: Thrombolyse). Die Blutdrucksenkung muss mit großer Vorsicht erfolgen, um einen plötzlichen oder zu starken Abfall des CBF zu vermeiden.

Weiteres Therapieziel ist die Senkung des erhöhten ICP. Elektrolytstörungen, die ein sich entwickelndes Hirnödem verstärken können, insbesondere eine Hyponatriämie, sollten korrigiert werden.

Die Lagerung der Patienten erfolgt traditionell mit einem um 30° erhöhten Oberkörper. Diese Maßnahme ist jedoch umstritten, da jede relative Hochlagerung des Kopfes zwangsläufig eine Abnahme des CPP bedingt. Wird ein ICP Monitoring durchgeführt, kann die jeweils günstigste Lagerung in Bezug auf ICP und CPP abgeschätzt werden.

Hypertone Lösungen wie Mannit, Sorbit, Glycerol oder hypertone NaCl-Lösung werden benutzt, um einen osmotischen Gradienten zwischen Gehirn und Blut zu erzielen und damit dem ödematösen Hirngewebe Flüssigkeit zu entziehen. Unbestreitbar können hypertone Lösungen zumindest vorübergehend einen erhöhten ICP senken und sind damit in Notfallsituationen indiziert, wenn sich ein Patient akut verschlechtert, bevor Therapien wie Hämatomausräumung oder operative Dekompression eingeleitet werden können. Die Langzeiteffekte von wiederholter Behandlung mit hypertonen Lösungen sind jedoch unsicher. Wiederholte Infusionen können theoretisch das Hirnödem sogar verstärken, wenn die Substanzen bei einer aufgehobenen Blut-Hirn-Schranke in das Gehirn gelangen. Um einen osmotischen Gradienten erzielen zu können, ist eine intakte Blut-Hirn-Schranke Voraussetzung. Deswegen wirkt eine Osmotherapie mit hypertonen Lösungen vermutlich auch vorwiegend in der gesunden Hemisphäre. Theoretisch besteht die Gefahr, dass dadurch Massenverlagerungen auf die gesunde Seite hin begünstigt werden. Aufgrund dieser Überlegungen geben wir hypertone Lösungen ausschließlich in Notfallsituationen wie akuter ICP-Anstieg oder neu aufgetretene Pupillenstörung. Bekannte Nebenwirkungen der Osmotherapie sind Elektrolytverschiebungen, Hypervolämie mit Herzinsuffizienz, Hämolyse und Nierendysfunktion. Die Serumosmolarität sollte daher engmaschig überwacht werden. Die Infusion hypertoner Lösungen sollte außer in Notfällen über einen zentralen Venenkatheter erfolgen.

Bei beatmeten Patienten führt die Hyperventilation über Serum- und Liquoralkalose zur zerebralen Vasokonstriktion, wodurch das zerebrale Blutvolumen und damit der ICP reduziert werden. Die Effekte der Hyperventilation sind wegen der schnellen Kompensation der Liquoralkalose zeitlich limitiert. Rebound-Effekte müssen durch ein langsames Absetzen der Hyperventilation vermieden werden. Hyperventilation kann darüber hinaus eine kritische Reduktion des zerebralen Blutflusses jenseits der Ischämieschwelle verursachen und somit zusätzliche ischämische Schäden verursachen. Deswegen sollten bei der Hyperventilation pCO_2-Werte < 30 mmHg vermieden werden. Angestrebt wird ein pCO_2 von 30–35 mmHg. Wir führen die Hyperventilation nicht länger als 8 h durch. Auch Tris Puffer (THAM, Tris-Hydroxy-Methyl-Aminomethan) führt über die Alka-

lisierung zu einer zerebralen Vasokonstriktion und ICP Senkung. Nach Bolusgabe wird die Substanz kontinuierlich zentralvenös infundiert, wobei der Blut pH nicht über 7,55 gesteigert werden sollte. Tris kann nur bei beatmeten Patienten verwendet werden und ist hepato- und besonders nephrotoxisch. Die potentiell negativen Effekte der Vasokonstriktion auf den CBF sind offensichtlich. Insgesamt stellt die Behandlung mit Tris daher allenfalls eine ultima ratio dar.

Kurzwirksame Barbiturate führen zu einer raschen und deutlichen Reduktion des ICP. Der Gebrauch von Barbituraten wird aber durch zahlreiche Nebenwirkungen, insbesondere arterielle Hypotension, kardiale Depression, Lebertoxizität und Immunsuppression, in Frage gestellt. Eine retrospektive Studie konnten keinen Vorteil einer längerfristigen Barbituratbehandlung bei Patienten mit erhöhtem ICP zeigen (23). Ein längeres „Barbituratkoma" wird daher heute nicht empfohlen. Die Behandlung des postischämischen Ödems mit Cortikoiden gilt nach mehreren negativen Studien als obsolet.

Neue und experimentelle Therapien

Aufgrund der extrem hohen Mortalität von Patienten mit großen supratentoriellen Infarkten und der offensichtlich geringen Wirkung der konservativen Behandlung wurden in den letzten Jahren verschiedene neue Therapien erprobt. Die ersten Ergebnisse sind vielversprechend; randomisierte prospektive Studien liegen allerdings nicht vor. Im Folgenden sollen die operative Dekompression und die therapeutische Hypothermie vorgestellt werden.

Um dem raumfordernden Infarktgewebe Platz zu schaffen, wird eine ausgiebige Kraniektomie mit Duraplastik durchgeführt. Eine Kraniektomie ohne Erweiterungsplastik der rigiden Dura mater ist nicht effektiv. Die Kraniektomie muss groß sein (> 12 cm Durchmesser), um den gewünschten raumgebenden Effekt zu erzeugen (Abb. 2) (24). Mehrere Autoren verglichen die dekompressive Operation mit der konventionellen Therapie und schlossen, dass die operative Behandlung nicht nur die Mortalität deutlich senkt, sondern auch das funktionelle Outcome der Überlebenden verbessert (25–27). Die meisten dieser Studien waren klein, und es wurden unterschiedliche Einschlusskriterien und operative Vorgehensweisen verwendet. Alle Studien waren unkontrolliert. In der größten Studie (26) wurden 63 Patienten mit komplettem Infarkt im Territorium der A. cerebri media rechts prospektiv mit einer operativen Dekompression > 12 cm Durchmesser plus Duraplastik behandelt. Relevante peri- und postoperative Komplikationen waren selten. Das klinische Outcome war günstig; 70% der Patienten überlebten mehr als

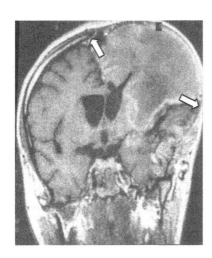

Abb. 2 Effekt der operativen Dekompression bei einem Patienten mit komplettem Infarkt im Territorium der a. cerebri media. Nach einer ausgiebigen Trepanation (die Pfeile markieren die Ränder) und einer Duraplastik kann das infarzierte, ödematös geschwollene Gehirngewebe nach aussen ausweichen, ohne die gesunde Hemisphäre zu beeinträchtigen.

90 Tage. Die Überlebenden hatten mehrheitlich ein günstiges Outcome. Alter unter 50 Jahren, frühe chirurgische Intervention innerhalb der ersten 24 h und Fehlen von Komorbidität waren günstige prognostische Faktoren. Die Mortalität war vor allem bei den Patienten hoch, die zum Zeitpunkt der Operation bereits klinische Symptome der Hirnstammdysfunktion wie Bewusstseinstrübung oder Pupillenstörungen hatten. Allerdings war die Mortalität auch bei diesen Patienten deutlich geringer als bei Patienten, die nur konservativ behandelt wurden. Insgesamt wird die operative Dekompression von den meisten Zentren als effektiv eingeschätzt, sodass sich das Verfahren immer mehr als Standardverfahren zu etablieren beginnt, obwohl bisher keine kontrollierten Studien vorliegen.

Deutliche neuroprotektive Effekte einer Hypothermie nach fokaler und globaler zerebraler Ischämie wurden konsistent in zahlreichen Tierexperimenten nachgewiesen (28). Als Wirkungsmechanismen werden u. a. die Reduktion des zerebralen Metabolismus, Abfall des ICP, verminderte Freisetzung von exzitatorischen Neurotransmittern und Stabilisierung der Blut-Hirn-Schranke vermutet. Eine Studie bei Hirntraumapatienten konnte einen günstigen Effekt einer Hypothermie für 24 h auf das Outcome nachweisen (29); dieser Effekt wurde jedoch in einer aktuellen Studie nicht reproduziert (30).

Therapeutische Hypothermie bei ischämischem Schlaganfall wurde bisher noch nicht in einer kontrollierten Studie erprobt. Die Ergebnisse einer Pilotstudie mit milder bis moderater Hypothermie (ca. 33 °C) über 48 h bei Patienten mit komplettem Infarkt der A. cerebri media deuten darauf hin, dass Hypothermie das postischämische Hirnödem reduziert, den ICP senkt und die Mortalität günstig beeinflusst (31). Indikationen, optimale Temperatur, Techniken der Abkühlung und Wiedererwärmung, Dauer der Therapie und der therapeutische Nutzen müssen geklärt werden, bevor die therapeutische Hypothermie allgemein zur Behandlung von Schlaganfallpatienten empfohlen werden kann.

Intensivtherapie der vertebrobasilären Ischämie

Infarkte im vertebrobasilären Stombahngebiet stellen etwa 20% der zerebralen Ischämien dar. Für die intensivmedizinische Therapie relevante Besonderheiten der vertebrobasilären Ischaemie bestehen in:
1. der makrovaskulären vertebrobasilären Anatomie.
2. der häufig komplexeren klinischen Präsentation.
3. der Repräsentation der Vitalfunktionen im Hirnstamm 4. der variableren Entwicklungsdynamik.
5. dem höheren Stellenwert der interventionellen Revaskularisationtherapie. 6. der verzögert auftretenden, raumfordernden Wirkung bestimmter Kleinhirninfarkte.

Gefäßanatomie

Die hintere Strombahn wird aus den beiden Aa. vertebrales, der aus ihnen entspringenden unpaarigen A. basilaris und deren Ästen gespeist. Die seitengetrennte Versorgung des Hirnstamms übernehmen direkt aus dem Hauptgefäß entspringende paramediane sowie die Zweige kurzer und langer zirkumferenter Äste. Die Gefäßterritorien auf verschiedenen Hirnstammebenen gliedern sich dementsprechend für jede Seite in einen paramedianen, einen lateralen und einen posterolateralen Sektor. Die vaskuläre Versorgung der jeweiligen Kleinhirnhälfte übernehmen die als lange zirkumferente Äste aus den Vertebralarterien entspringenden Aa. post. inf. cerebelli (PICA), sowie die Aa. ant. inf. cerebelli (AICA) und die Aa. sup. cerebelli (SuCA) aus der A. basilaris. Aus dem Basilararterienkopf entspringende Äste sowie Äste der Aa. cerebri posterioer (PCA) versorgen auch den Thalamus, letztere zusätzlich okzipitale und temporomediale Anteile der Großhirnhemisphären. Für die Intensivmedizin sind besonders Verschlüsse oder höhergradige Stenosen der A. vertebralis und/oder der Basilararterie bedeutsam. Schlaganfallsymptome infolge des Verschlusses einzelner Äste sind dagegen nur dann von intensivmedizinischer Relevanz, wenn sie Symptome einer Stenose/Verschluss des Hauptgefäßes sind, wenn sie die Vitalfunktionen beeinträchtigen oder zu raumfordernden Kleinhirninfarkten führen (s. u.).

▨ Klinische Präsentation

Im Vergleich zum vorderen Hirnkreislauf stellt eine Ischämie im vertebrobasilären Territorium i. d. R. differenziertere diagnostische Anforderungen an den klinischen Untersucher. Typische Symptome sind in Tabelle 2 zusammengefasst. Während das Vollbild einer Basilaristhrombose kaum zu verkennen ist (s. u.), erfordert ein „stotternder", initial oligosymptomatischer Verlauf ein hohes Maß an Wachsamkeit. Insbesondere nicht-neurologisch tätige Kollegen sind mit der Differentialdiagnose wichtiger Symptome wie Schwindel oder komplexer okulomotorischer Störungen häufig nicht vertraut. Diese treten allerdings nur in sehr seltenen Ausnahmefällen als isolierte Symptome einer makrovaskulär verursachten Hirnstammischämie auf.

Der meist durch einen Verschluss der distalen Arteria vertebralis bedingte Infarkt im PICA-Territorium führt zu Schwindel, Nystagmus und Fallneigung zur gleichen Seite, einem ipsilateralen Horner Syndrom, einer ipsilateralen Ataxie, einer gleichseitigen Hypalgesie im Gesicht aber einer kontralateralen Hypalgesie der Extremitäten sowie einer mitunter schweren Dysphagie mit Aspirationsgefahr. Der Verschluss beider Vertebralarterien oder der Arteria basilaris kündigt sich häufig während einer Tage bis Wochen andauernden Prodromalphase mit progredienter oder stotternder Symptomatik an. Bilaterale Vertbralisverschlüsse führen häufig zu Dysarthrie, Schwindel, Nystagmus und einer Beeinträchtigung der kaudalen Hirnnerven; sie werden nicht selten von okzipital betonten Kopfschmerzen begleitet. Gleichzeitig findet sich eine Hemi- oder Tetraparese. Solange der Thrombus nicht in die Arteria basilaris vorwächst oder embolisiert, sind die Patienten wach. Verschlüsse des mittleren Abschnitts der A. basilaris beruhen meist auf einer autochtonen Thrombose und manifestieren sich häufig plötzlich mit einem Strecksynergismus und einer schweren Tetraparese. Die Ischämie der supranukleären okulomotorischen Zentren führt zu charakteristischen Augenbewegungsstörungen wie der horizontalen Blickparese oder der internukleären Ophtalmoplegie.

Tab. 2 Prodromalsymptome der Basilaristhrombose (modifiziert nach (42))

Schwindel, Übelkeit
Kopfschmerzen/Nackenschmerzen
Hemiparese
Doppelbilder
Dysarthrie
Hemihypästhesie
Tinnitus/Hypakusis
Drop attack
Verwirrtheit

Basilarisembolien betreffen meist den distalen Abschnitt („Basilariskopf") der Arterie (32, 33). Sie führen zu einem plötzlichen Bewusstseinsverlust oder einer fluktuierenden Bewusstseinsstörung, die sich im Falle einer spontanen Lyse zum Zeitpunkt der klinischen Vorstellung häufig bereits wieder gebessert hat. Es folgen je nach Ausmaß und Dauer der Ischämie Symptome verursacht durch Hirnstamm-, Thalamus- oder okzipitotemporale Läsionen. Verglichen mit einer Mortalität von 80–90% bei einem unbehandelten Basilarisverschluss bzw. von ca. 50% nach erfolgreicher Thrombolyse, ist die Prognose dieser Entität relativ günstig. In einer größeren Fallserie (33) starben 20% der Patienten mit Basilarisembolie, aber 42% hatten einen guten neurologischen Ausgang. Neben der Dauer des Verschlusses hängt die Prognose von Anzahl und Ausmaß der ischämischen Läsionen in der hinteren Zirkulation ab. Allerdings mussten 30% der Patienten mit transienter Basilarisembolie aufgrund von zentralen Atemantriebsstörungen oder für die Durchführung diagnostischer oder operativer Maßnahmen beatmet werden (33).

Medulläre Infarkte, die die in der lateralen Medulla oblongata in der Umgebung des Nucleus ambiguus lokalisierten, die primäre Atemrhythmik generierenden Neurone der ventralen respiratorischen Gruppe betreffen, können zu Störungen des Atemantriebs bis hin zur zentralen Apnoe führen. Weitere die Atemrhythmik modulierende Zentren finden sich in der dorsalen Medulla oblongata (dorsale repiratorische Gruppe in der Nähe des Tractus Nucleus solitarius mit Verschaltung der peripheren autonomen Afferenzen), in der Pons, der Formatio reticularis, im Zwischenhirn und im Limbischen System (34). In eng benachbarten Arealen der Medulla erfolgt auch die Verschaltung der die Atemwege schützenden Husten- und Schluckreflexe. In Abhängigkeit von der Höhe der Läsion ist das Bewusstsein infolge der Ischämie der aufsteigenden Formatio reticularis getrübt. Soporöse oder komatöse Patienten sollten daher frühzeitig intubiert werden, um einem plötzlichen Atemstillstand oder einer Aspiration vorzubeugen.

▨ Diagnostik

Die Aussagekraft der CCT im Frühstadium der vertebrobasilären Ischämie ist verglichen mit dem vorderen Hirnkreislauf geringer. Neben der meist kleineren Ausdehnung der Infarkte spielt dabei die häufige Überlagerung der Strukturen in der hinteren Schädelgrube durch Artefakte eine wesentliche Rolle. Das frühe CCT dient daher oft nur dem Ausschluss einer Hirnblutung; im Falle eines sich subakut manifestierenden Basilarisverschlusses können sich allerdings bereits Hirnstamm- und Kleinhirninfarkte demarkieren. Die Sensitivität und Spezifität der MRT bei subakuten vertebrobasilären Infarkten ist wesentlich größer als die der CCT. Diffusionsgewichtete Sequenzen können bereits in den ersten 24 h nach Symptombeginn den ischämischen Kern des Infarktes zeigen (35). Die Zuverlässigkeit der Technik ist bei dieser Fragestellung allerdings bislang nur unzureichend untersucht. Zudem können fluktuierende Bewusstseins- und Atemstörungen sowie starkes Erbrechen die Durchführung einer kranialen MRT erschweren. Entscheidend für das weitere therapeutische Vorgehen ist die Darstellung des makrovaskulären Status. Unter den nicht-invasiven Verfahren hat die CT-Angiographie den Vorteil der raschen Durchführbarkeit im Anschluss an das konventionelle CCT und der kompletten anatomischen Darstellung des vertebrobasilären Systems (cave: Nierenfunktion, Kontrastmittelallergie, Hyperthyreose). Alternativ kann eine MR-Angiographie durchgeführt werden. Der vertebrobasiläre Doppler durch einen erfahrenen Untersucher hat ebenfalls eine hohe Sensitivität für relevante Stenosierungen oder Verschlüsse im extra- und intrakraniellen vertebrobasilären Bereich. Eine Basilarisspitzenembolie kann allerdings oft nicht sicher ausgeschlossen werden. Bei dem hochgradigen Verdacht auf einen Basilarisverschluss kann bereits primär eine konventionelle Angiographie, der Goldstandard zum Nachweis einer Gefäßstenose durchgeführt werden, zumal die intraarterielle Lyse die Therapieform der Wahl ist (1).

Therapie

Über die Behandlungsbedürftigkeit einer vertebrobasilären Ischämie auf einer Intensivstation entscheidet neben der Beeinträchtigung der Vitalfunktionen (Bewusstsein, Atmung, Schutzreflexe) die Einschätzung von Ausmaß und voraussichtlicher weiterer Entwicklung der Symptomatik. Letztere ergibt sich aus der Zusammenschau von klinisch-neuroradiologischem Befund und dem makrovaskulärem Gefäßstatus in sonographischen oder neuroradiologischen Verfahren (s.o.).

Die Grundsätze der internistischen Basistherapie gelten wie in der vorderen Zirkulation. Insbesondere sollte der Blutdruck nur in besonderen Situationen wie bei exzessiv hohen Werten ($RR_{sys} > 220$ mmHg), einer kardialen Dekompensation infolge hoher Nachlast oder bei Durchführung einer Thrombolyse vorsichtig gesenkt werden. Die entscheidende kausale Therapie beim vertebrobasilären Verschluss besteht in der intraarteriellen Thrombolyse. Aufgrund der hohen Letalität der Basilaristhrombose ist die Indi-

kation großzügig zu stellen. Andererseits haben Patienten mit bereits demarkierten Hirnstamminfarkten nur selten ein zufriedenstellendes funktionelles Outcome. Das Zeitfenster zwischen Symptombeginn und Beginn der Lyse ist deutlich länger als in der vorderen Zirkulation (Details s. (1)). Neben der medikamentösen Lyse werden zur Zeit interventionelle Katheterverfahren in Studien erprobt, die auf mechanisch, Ultraschall- oder Laser-induzierter Thrombolyse beruhen. Die Angioplastie und ggf. STENT-Einlage bei hochgradigen intrakraniellen Gefäßstenosen wird z. Zt. evaluiert. Idealerweise sind die Patienten wach während der neuroradiologischen Intervention, sodass ein klinisches Monitoring durchgeführt werden kann. In der Praxis ist allerdings häufig eine vorübergehende Intubation und Beatmung notwendig, da die Kooperationsfähigkeit der Patienten fluktuiert. Die Sedierung sollte bevorzugt mit kurz wirksamen Substanzen durchgeführt werden und darf die hämodynamische Situation nicht verschlechtern.

Raumfordernde Kleinhirninfarkte

Isolierte zerebelläre Infarkte haben meist eine gute Prognose. Sie treten in der Mehrzahl als territoriale Infarkte im Versorgungsbereich der PICA, AICA oder SuCA auf. Eine Untergruppe von 5–10% dieser territorialen Infarkte entwickelt jedoch eine raumfordernde Wirkung, die zu Kompression des Hirnstamms und der Entwicklung eines Verschlusshydrozephalus führen kann. Als wichtigster prädisponierender Faktor gilt die Infarktgröße. Patienten mit einer Hypodensität von mehr als 2/3 des PICA-Territoriums im CCT, großen SuCA-Infarkten oder kombiniertem Infarkten in mehreren Territorien gelten als gefährdet. Die Beteiligung der medialen Äste von PICA bzw. SuCA ist die Regel bei neurologischer Verschlechterung. Isolierte einseitige AICA-Infarkte führen hingegen fast nie zu einer relevanten Raumforderung (36). Andere Faktoren sind die Art des zugrundeliegenden Gefäßverschlusses, das Ausmaß der Kollateralversorgung und eine etwaige hämorrhagische Infarzierung. Große Kleinhirninfarkte können sich initial trügerisch oligosymptomatisch mit einer Ataxie, Schwindel, Dysarthrie sowie Stand- und Gangunsicherheit präsentieren. Erst die Folgen der Hirnstammkompression bringen dann ein schweres klinisches Syndrom hervor. Ähnlich wie bei raumfordernden supratentoriellen Infarkten entwickelt sich die durch die Ödembildung verursachte Symptomatik über 48–72 h. Sie besteht aus einer allmählichen Verschlechterung der Vigilanz und zusätzlichen Hirnstammsymptomen (37) (Tabelle 3). Durch bildgebende Verfahren muss dann neben der Hirnstammkompression ein Verschlusshydrozepha-

Tab. 3 Klinische Stadien bei raumforderndem Kleinhirninfarkt (nach (36))

Symptome	Befunde
A: Frühstadium	
Kopfschmerzen	Nystagmus
Schwindel	Extremitätenataxie
Übelkeit	Nackentonuserhöhung
Erbrechen	Dysarthrie
Gleichgewichtsstörungen	Rumpfataxie
B: Intermediärstadium	
Unruhe, Verwirrtheit	(Pseudo-) Abducensparese
Schläfrigkeit	Blickparese
	fixierte konjugierte Blickdeviation
	Babinski Zeichen
	Fazialisparese
	Horner Syndrom
	leichte Hemiparese
	kleine, lichtreagible Pupillen
C: Spätstadium	
Sopor	Kleine Pupillen
Koma	ataktisches Atemmuster
Strecksynergismen	Apnoe
Kardiovaskuläre Instabilität	

lus, eine zusätzliche Infarzierung des Hirnstamms oder eine Infarkteinblutung dargestellt werden.

Das therapeutische Vorgehen sollte anhand der Entwicklung des klinischen Zustands und der Befunde der bildgebenden und ggf. elektrophysiologischen Diagnostik (BAEP, SEP) stratifiziert werden. Randomisierte, kontrollierte Studien hierzu liegen allerdings nicht vor. Wichtigster therapieleitender und prognostischer Parameter ist die Vigilanz. Die Gabe sedierender Substanzen sollte daher unbedingt vermieden werden. Hydrozephalus, Hirnstammdeformierung und Kompression der basalen Zisternen im CCT oder MRT weisen auf eine Progression hin (35). Wache Patienten mit Kleinhirninfarkt ohne Hydrozephalus und ohne Hirnstammkompressionzeichen sollten auf eine Überwachungsstation aufgenommen werden. Konservative hirndrucksenkende Maßnahmen (z. B. Osmotherapie) werden häufig durchgeführt; ihr Nutzen ist allerdings nicht erwiesen. Bei Verschlusshydrozephalus sollte eine externe Ventrikeldrainage (EVD) gelegt werden. Inwiefern dies nur in Verbindung mit einer operativen subokzipitalen Dekompression erfolgen sollte, da die Gefahr einer transtentoriellen Herniation des Kleinhirns nach oben droht, ist umstritten (38). Bei vorsichtiger Drainage und engmaschiger klinischer Überwachung ist eine alleinige EVD bei dieser Patientensubgruppe in unserer Erfahrung unproblematisch. Soporöse und komatöse Patienten sollten hingegen zusätzlich durch eine subokzipitale Kraniektomie mit Resektion des hinteren Atlasbogens versorgt werden. In der GASCIS Studie (39) hatten 50% dieser Patienten ein befriedigendes Outcome (Rankin < 2). Hingegen profitieren komatöse Patienten, die bereits zusätzlich ausgedehnte Hirnstamminfarkte haben und/oder bei denen die kortikalen Medianus SEP nicht mehr ableitbar sind, nicht mehr von einer operativen Intervention (40). Ob Patienten bereits im Intermediärstadium (Tabelle 3) subokzipital kraniektomiert werden sollten, wurde bislang nicht eindeutig beantwortet, zumal keine verlässlichen Verlaufsprädiktoren existieren. Ähnlich wie Hornig et al. (41) stellen wir hier die Indikation zu der technisch wenig aufwendigen Operation, wenn sich ein weiterer Progress der Symptomatik andeutet. Zusätzliche Ableitung von BAEP wird von einigen Autoren empfohlen (40).

Literatur

1. Schranz C, Bonmann E (2002) Akuttherapie des ischämischen Schlaganfalls. Intensivmed 39:161–170
2. Hacke W, Schwab S, Horn M, Spranger M, De Georgia M, von Kummer R (1996) 'Malignant' middle cerebral artery infarction. Archives of Neurology 53:309–315
3. Krieger DW, Demchuk AM, Kasner SE, Jauss M, Hantson L (1999) Early clinical and radiological predictors of fatal brain swelling in ischemic stroke. Stroke 30:287–292
4. Wijdiks EFM, Diringer MN (1998) Middle cerebral artery territory infarction and early brain swelling: progression and effect of age on outcome. Mayo Clinic Proceedings 73:829–836
5. Ringelstein EB, Biniek R, Weiller C, Ammeling B, Nolte PN, Thron A (1992) Type and extent of hemispheric brain infarction and clinical outcome in early and delayed middle cerebral artery recanalization. Neurology 42:289–298
6. Hossmann KA (1994) Viability thresholds and the penumbra of focal ischemia. Ann Neurol 36:556–565
7. Frank JI (1995) Large hemispheric infarction, deterioration, and intracranial pressure. Neurology 45:1286–1290
8. Ropper AH (1998) Transtentorial herniation. In: Young GB, Ropper AH, Bolton CF (ed) Coma and impaired consciousness: a clinical perspective. McGraw-Hill, New York St. Louis San Francisco, pp 119–130
9. Ropper AH, Shafran B (1984) Brain edema after stroke. Clinical syndrome and intracranial pressure. Archives of Neurology 41:26–29
10. Ropper AH (1986) Lateral displacement of the brain and level of consciousness in patients with an acute hemispheral mass. New England Journal of Medicine 314:953–958
11. Plum F, Posner JB (1983) The diagnosis of stupor and coma. 3rd ed. FA Davis, Philadelphia

12. von Kummer R, Meyding-Lamadé U, Forsting M, Rosin L, Rieke K, Hacke W, Sartor K (1994) Sensitivity and prognostic value of early computed tomography in middle cerebral artery trunk occlusion. Am J Neurorad 15: 9–15

13. von Kummer R, Nolte PN, Schnittger H, Thron A, Ringelstein EB (1996) Detectability of cerebral hemisphere ischaemic infarcts by CT within 6 h of stroke. Neuroradiology 38:31

14. Moulin DE, Lo R, Chiang J, Barnett HJM (1985) Prognosis in middle cerebral artery occlusion. Stroke 16:282–284

15. Schellinger PD, Fiebach JD, Röther J (2002) MRT-Diagnostik beim akuten Schlaganfall. Intensivmed 39:171–182

16. Fisher M, Albers GW (1999) Application of diffusion-perfusion magnetic resonance imaging in acute ischemic stroke. Neurology 52:1750–1756

17. Tijssen CC, Schulte BPM, Leyten ACM (1991) Prognostic significance of conjugate eye deviation in stroke patients. Stroke 22:200–202

18. Schwab S, Aschoff A, Spranger M, Albert F, Hacke W (1996) The value of intracranial pressure monitoring in acute hemispheric stroke. Neurology 47:393–398

19. Hacke W, Schwab S, De Georgia M (1994) Intensive care of acute ischemic stroke. Cerebrovascular Diseases 4:385–392

20. Schwarz S, Schwab S, Keller E, Bertram M, Hacke W (1997) Neurogenic disorders of heart and lung function in acute cerebral ischemia. Nervenarzt 68:956–962

21. Veltkamp R, Schwab S: Moderne Aspekte der künstlichen Beatmung in der Neurologie. Akt Neurol (in Druck)

22. Grotta J, Pasteur W, Khwaja G, Hamel T, Fisher M, Ramirez A (1995) Elective intubation for neurological deterioration after stroke. Neurology 45: 640–644

23. Schwab S, Spranger M, Schwarz S, Hacke W (1997) Barbiturate coma in severe hemispheric stroke: useful or obsolete? Neurology 48:1608–1613

24. Wagner S, Schnippering H, Aschoff A, Koziol JA, Schwab S, Steiner T (2001) Suboptimum hemicraniectomy as a cause of additional cerebral lesions in patients with malignant infarction of the middle cerebral artery. J Neurosurg 94:693–696

25. Rieke K, Schwab S, Krieger D, von Kummer R, Aschoff A, Schuchardt V., Hacke W (1995) Decompressive surgery in space occupying hemispheric infarction. Critical Care Medicine 23:1576–1587

26. Schwab S, Steiner T, Aschoff A, Schwarz S, Steiner HH, Jansen O, Hacke W (1998) Early hemicraniectomy in patients with complete middle cerebral artery infarction. Stroke 29:1888–1893

27. Carter BS, Ogilvy CS, Candia GJ, Rosas HD, Buonanno F (1997) One-year outcome after decompressive surgery for massive nondominant hemispheric infarction. Neurosurgery 40: 1168–1175

28. Ginsberg M, Busto R (1998) Combating hyperthermia in acute stroke. Stroke 29:529–534

29. Marion D, Penrod L, Kelsey S, Obrist WD, Kochanek PM, Palmer AM, Wisniewski SR, DeKosky ST (1997) Treatment of traumatic brain injury with moderate hypothermia. N Engl J Med 336:540–546

30. Clifton GL, Miller ER, Choi SC, Levin HS, McCauley S, Smith KR, Muizelaar JP et al (2001) Lack of effect of hypothermia after acute brain injury. N Engl J Med 344:556–563

31. Schwab S, Schwarz S, Spranger M, Keller E, Bertram M, Hacke W (1998) Efficacy and safety of moderate hypothermia in the therapy of patients with acute MCA stroke. Stroke 29: 2461–2466

32. Caplan LR (1996) Posterior circulation disease. Clinical findings, diagnosis and management. Blackwell Sci, Cambridge, Mass

33. Schwarz S, Egelhof T, Schwab S, Hacke W (1997) Basilar artery embolism. Neurology 49:1346–1352

34. Kroiss H, Stöhr M (1998) Atemstörungen. In: Stöhr M, Brandt T, Einhäupl KM. Neurologische Syndrome in der Intensivmedizin. Kohlhammer, Stuttgart

35. Linfante I, Llinas RH, Schlaug G, Chaves C, Warach S, Caplan LR (2001) Diffusion-weighted imaging and National Institutes of Health Stroke Scale in the acute phase of posterior circulation stroke. Arch Neurol 58:621–628

36. Koh MG, Phan TG, Atkinson JLD, Wijdicks EFM (2000) Neuroimaging in deteriorating patients with cerebellar infarcts and mass effect. Stroke 31:2062–2067

37. Heros RC (1982) Cerebellar hemorrhage and infarction. Stroke 13:106–109

38. Heros RC (1992) Surgical treatment of cerebellar infarction. Stroke 23: 937–938

39. Jauss M, Krieger D, Hornig C, Schramm J, Busse O for the Gascis study centers (1999) Surgical and medical management of patients with massive cerebellar infarctions: results of the German-Austrian Cerebellar Infarction Study. J Neurol 246:257–264

40. Rieke K, Krieger D, Adams HP, Aschoff A, Meyding-Lamade U, Hacke W (1993). Therapeutic strategies in space-occupying cerebellar infarction based on clinical, neuroradiological and neurophysiological data. Cerebrovasc Dis 3:45–55

41. Hornig CR, Rust DS, Busse O, Jauss M, Laun A (1994) Space-occupying cerebellar infarction: clinical course and prognosis. Stroke 25:372–374

42. Ferbert A, Pessin MS, Rieke K (1994) Vertebrobasilar stroke, cerebellar stroke, and basilar occlusion. In: Hacke W (ed) Neuro Critical Care. Springer, Berlin

70–80
© Steinkopff Verlag 2003

J. Glahn
O. Busse

Spezielle Therapie bei intrakranieller Blutung

Special therapy of intracranial hemorrhage

▓ **Summary** Primary spontaneous intracerebral hemorrhage is a frequent and severe illness with imminent risk of death and dependence. There seems to be a relatively poor scientific interest in this disease, compared with ischemic stroke. Only a small number of controlled, randomized trials were conducted in intracerebral hemorrhage and still there are many controversies about treament. This concerns the basic treatment and the specific treatment of hematomas. The limited number of controlled, randomized studies in spontaneous intracerebral hemorrhage severly limit positive recommendations for any intervention, for blood pressure management or for intraventricular fibrinolysis. The actual knowledge about specific treatment options in spontaneous intracerebral hemorrhage is reviewed in this article and an attempt is made, to give recommendations for different clinical features.

▓ **Key words**
Intracerebral hemorrhage – medical management – surgical treatment

▓ **Zusammenfassung** Die spontane intrazerebrale Blutung steht trotz ihrer Häufigkeit und schwerer klinischer Verläufe mit drohender Behinderung oder Pflegeabhängikeit im Schatten der ischämischen Hirninfarkte. Während eine Vielzahl klinischer Studien die Behandlung des ischämischen Hirninfarkts zu optimieren versucht und ein erheblicher Erkenntniszuwachs bezüglich der Ätiopathogenese und Therapie in den letzten Jahren zu verzeichnen war, ist das wissenschaftliche Interesse an intrazerebralen Blutungen verhältnismäßig gering. So ist es nicht verwunderlich, dass seit vielen Jahren Kontroversen in der Behandlung spontaner intrazerebraler Blutungen bestehen, die sowohl vermeintliche basistherapeutische Maßnahmen wie die Blutdruckbehandlung betreffen als auch spezielle Therapieverfahren wie die operative Hämatomevakuation oder Behandlung intraventrikulärer Blutclots. Es soll ein Überblick über den aktuellen Stand der speziellen Behandlung sogenannter primärer spontaner intrazerebraler Blutungen gegeben werden und der Versuch gemacht werden, Entscheidungshilfen für den klinischen Alltag zu geben.

▓ **Schlüsselwörter**
Spontane intrazerebrale Blutung – medikamentöse Therapie operative Therapie

Dr. med. J. Glahn (✉) · O. Busse
Neurologische Klinik
Klinikum Minden
Friedrichstr. 17
32427 Minden, Germany
Tel.: +49 571/801-953 79
Fax: +49 571/801-35 28
E-Mail: joerg.glahn@klinikum-minden.de

Einleitung

Spontane intrazerebrale Blutungen (ICB) sind in 10–15% der Fälle die Ursache eines akuten Schlaganfalls (8, 38, 26). Die Inzidenz beträgt etwa 6–27/100 000/Jahr, höhere Inzidenzen sind in der schwarzen Bevölkerung und in der (ost)asiatischen Bevölkerung zu finden (6, 11, 16, 49, 82, 87). In Deutschland ist mit 15 000–20 000 Neuerkrankungen pro Jahr zu rechnen (14). Die Prognose einer spontanen intrazerebralen Blutung ist insgesamt schlecht, etwa 50% der Patienten versterben in den ersten 30 Tagen nach Erkrankungsbeginn (10, 21), von den überlebenden Patienten werden jedoch etwa 50% wieder unabhängig (21).

Trotz einer Vielzahl konservativer und operativer Behandlungskonzepte gibt es nach wie vor kein erwiesenes, wissenschaftlich belegtes Therapieregime für eine ICB. Die unterschiedlichen Verfahren werden kontrovers beurteilt. Die mittlerweile sieben randomisierten Studien zur Frage der Operation lassen keine abschließende Beurteilung zu, sodass weiterhin unklar ist, welche Patienten von einem operativen und welche Patienten von einem konservativen Vorgehen profitieren (31). Derzeit wird eine große randomisierte Studie durchgeführt, die Rekrutierung neuer Patienten wird in voraussichtlich Ende 2002 beendet sein (40). Heutige Therapieempfehlungen beruhen überwiegend auf den Erfahrungen aus den bisher durchgeführten Studien und größeren Fallserien zu einzelnen Operationsverfahren sowie der Erfahrung des behandelnden Arztes und theoretischen Erwägungen.

Risikofaktoren, Ätiologie und Pathogenese

Neben dem zunehmenden *Lebensalter* als nicht beeinflussbarer Risikofaktor stellt der *arterielle Hypertonus* den wichtigsten modifizierbaren Risikofaktoren dar (12).

Der genaue Pathomechanismus, der zur Entstehung einer hypertensiven ICB führt ist unbekannt. Eine mögliche Ursache ist die Ruptur zerebraler Mikroaneurysmen, erstmals von Charcot und Bouchard 1868 beschrieben und von Ross Russell 1963 bestätigt (91). Ob große hypertone Massenblutungen ausschließlich auf diesen Pathomechanismus zurück geführt werden können wird kontrovers beurteilt.

Eine andere Theorie geht von einem Abriss/Ruptur kleiner penetrierender Hirnarterien aus, die durch degenerative Veränderungen in der Gefäßwand durch den chronischen Hypertonus vorgeschädigt sind. Das entstehende Hämatom führt dann zum serienweisen Abreißen weiterer benachbarter Arterien und so zur raschen Ausbreitung der Blutung (Dominotheorie) (36).

Ein übermäßiger *Alkoholkonsum* wurde in mehreren Untersuchungen als Risikofaktor identifiziert (57), wobei von einem dosisabhängigen Risiko auszugehen ist (59).

Ein *niedriger Cholesterin-Spiegel* konnte bereits früh als möglicher Risikofaktor für eine ICB identifiziert werden (57) und kürzlich in einer prospektiven Fall-Kontroll-Studie bestätigt werden (98).

Die zerebrale Amyloidangiopathie geht mit einem erhöhten Risiko einer ICB einher. Sie ist charakterisiert durch Ablagerungen von kongophilem Amyloid-B-Protein vorzugsweise in kortikalen und leptomenigealen Arterien. Das Ausmaß der Gefäßveränderungen und das Risiko einer Blutung sind stark altersabhängig und liegen in der siebten Dekade bei etwa 10% pro Jahr und jenseits der neunten Dekade bei etwa 60% pro Jahr (107, 108). Das Vorhandensein der Apolipoprotein $\varepsilon2$ und $\varepsilon4$ Allele bei Patienten mit einer zerebralen Amyloidangiopathie ist mit einem erhöhten Rezidivrisiko assoziiert, vermutlich durch verstärkte Amyloid-Ablagerungen in den Gefäßen und verstärkte degenerative Wandveränderungen (73).

Die Einteilung spontaner intrazerebraler Blutungen in primäre und sekundäre ICB erfolgt in der Literatur nicht einheitlich. Primäre intrazerebrale Blutungen umfassen die hypertensiven Blutungen (25), zum Teil werden auch Blutungen bei einer zerebralen Anmyloidangiopathie hinzugerechnet (87).

Als Ursache sogenannter sekundärer intrazerebraler Blutungen finden sich Gefäßanomalien wie arteriovenöse Malformationen, Kavernome, venöse Angiome, Durafisteln und intrakranielle Aneurymen. Darüber hinaus können auch Gerinnungsstörungen, Vaskulitiden, Drogenmissbrauch sowie eingeblutete Tumore/Metastasen ursächlich sein. Differentialdiagnostisch ist immer auch an eine Hirnvenen- und Sinusthrombose sowie an einen hämorrhagischen Hirninfarkt zu denken. Da sekundäre intrazerebrale Blutungen, sofern sie als solche erkannt werden, je nach Ursache ein besonderes therapeutisches Vorgehen erfordern, wird hierauf nicht weiter eingegangen.

Diagnostik

Die zerebrale Computertomographie (CCT) ist die Schlüsseluntersuchung zur diagnostischen Abklärung eines akuten Schlaganfalls. Da eine klinische Unterscheidung zwischen einer Blutung und einem ischämischen Schlaganfall nicht ausreichend sicher möglich ist, steht die CCT am Anfang der Diagnostik. Neben ersten Hinweisen auf eine mögliche Ursache der Blutung sind wichtige Informationen über Lokalisation und Ausdehnung sowie drohende Komplikationen (Herniation, Liquorabflussstörung) zu erhalten (88). Die Magnetresonanztomographie kann aufgrund der unterschiedlichen Signalgebung in den verschiedenen Sequenzen genauere Aussagen über das Alter einer Blutung geben und ist somit insbesondere bei subakuten oder chronischen Blutungen indiziert. Darüber hinaus gewinnt die MRT zunehmende Bedeutung in der Abklärung sekundärer intrazerebraler Blutungen (88). Insbesondere bei jüngeren Patienten (< 50 Jahre) ohne arteriellen Hypertonus sollte zusätzlich eine zerebrale Angiographie zur ätiopathogenetischen Klärung durchgeführt werden (41, 88, 111).

Therapie

Notfallversorgung

Nach Sicherung der Vitalfunktionen durch den erstbehandelnden Arzt/Notarzt sollte der schnellstmögliche Transport in eine geeignete Klinik erfolgen. Die Sicherung der Diagnose mittels CCT erfolgt in Abhängigkeit vom klinischen Zustand des Patienten vor oder nach Aufnahme auf eine Intensivstation zur Erstversorgung der Patienten wie in Tabelle 1 dargestellt.

In Abhängigkeit von den Ergebnissen im Monitoring erfolgt eine Behandlung drohender früher Komplikationen mittels Intubation, O_2-Gabe über Nasensonde, Blutdruckbehandlung (s. unten), Behandlung von Herzrhythmusstörungen oder Gerinnungsstörungen (25, 95, 100).

Behandlung des Blutdrucks

Eine Erhöhung des Blutdrucks findet sich oft unmittelbar nach einer spontanen intrazerebralen Blutung (109) und ist mit einer erhöhten Mortalität assoziiert (37, 103).

Trotzdem ist der Nutzen einer Senkung von erhöhten Blutdruckwerten unklar und wird kontrovers diskutiert (2, 69).

Tab. 1

- Monitoring von Blutdruck, EKG und Temperatur, Pulsoxymetrie
- Versorgung mit Zugängen (venös, arteriell)
- Großzügige Indikation zur Intubation bei Ateminsuffizienz, Bewusstseinstrübung und fehlenden Schutzreflexen
- Notfalllabor (insbes. Gerinnung, Blutgasanalyse)

Ein Grund für die frühe Blutdrucksenkung sind Hinweise auf eine Reduktion der Mortalität (22, 66), wobei die hierzu durchgeführten Studien erhebliche methodische Mängel haben. Darüber hinaus stellt die Beobachtung einer Hämatomausdehnung in den ersten Stunden nach Symptombeginn (9, 13, 17, 53) eine mögliche Rationale zur Blutdrucksenkung dar. Die Blutdrucksenkung soll das Nachblutungsrisiko mindern. Gleichwohl gibt es derzeit keine ausreichenden Hinweise für einen kausalen Zusammenhang zwischen einer Hämatomausdehnung und erhöhten Blutdruckwerten (69).

Gegen eine Behandlung erhöhter Blutdruckwerte spricht die Annahme einer sogenannten ischämischen Penumbra in Analogie zum ischämischen Hirninfarkt im Bereich des Hämatoms durch die entstandene Raumforderung und der damit verbundenen Gewebs- und Gefäßkompression (72). In dieser Zone ist die Autoregulation aufgehoben, und die Durchblutung dieses Areals wird druckpassiv geregelt. Eine Blutdrucksenkung könnte zur Verstärkung eines ischämischen Zellschadens in der Perihämatomregion führen und die Entwicklung eines perifokalen Ödems fördern (79). Darüber hinaus kann durch die Blutdrucksenkung in gesunden Hirnarealen eine Vasodilatation mit konsekutiver Zunahme des intrakraniellen Blutvolumens ausgelöst werden und zu einem Anstieg des intrakraniellen Drucks führen (104). Für Patienten mit einer traumatischen Hirnschädigung konnten Bouma und Mitarbeiter einen entsprechenden Effekt im Falle einer erhaltenen Autoregulation feststellen (7). Es ist weiterhin zu beachten, dass bei den meisten Patienten mit einer ICB ein langjähriger Hypertonus besteht und hierdurch bedingt der Bereich der Autoregulation zu höheren Werten verlagert ist, was die Notwendigkeit eines höheren zerebralen Perfusionsdrucks auch in gesunden Hirnarealen bedingt (85).

Klinische Hinweise auf negative Auswirkungen einer Blutdrucksenkung fanden Qureshi et al. (85) in einer retrospektiven Analyse von Patienten mit einer intrazerebralen Blutung, bei denen eine antihypertensive Behandlung durchgeführt wurde; die Letalität in dieser Gruppe war höher als bei unbehandelten Patienten.

Ob tatsächlich eine ischämische Penumbra um das Hämatom existiert, konnte bisher selbst experimentell nicht belegt werden (83, 86). In einer PET-Studie von Diringer et al. (28) konnte keine Minderung des regionalen Blutflusses bei Patienten festgestellt werden, auch nicht in Abhängigkeit vom klinischen Schweregrad oder der Hämatomgröße, sodass sich keine Anhaltspunkte für die Existenz einer Penumbra ergaben. Diese Ergebnisse konnten in einer jüngeren PET-Untersuchung von Hirano und Mitarbeitern bestätigt werden (45).

Tab. 2 Blutdruckmanagement

- Stressabschirmung, für eine ruhige Atmosphäre sorgen
- Ausreichende Analgosedierung gewährleisten
- Blutdrucksenkung bei wiederholten Werten über 180 mmHg systolisch
- 12,5 mg Urapidil i.v., gegebenenfalls kontinuierliche Gabe über Perfusor
- 0,15 mg Clonidin i.v., gegebenenfalls kontinuierliche Gabe über Perfusor
- Keine Blutdrucksenkung auf hypotone Werte
- Falls ICP-Monitoring vorhanden, sollte der CPP > 70 mmHg gehalten werden (MAP-ICP)

Eine neuere Studien hat gezeigt, dass die kontrollierte, medikamentöse Blutdrucksenkung im Tierexperiment keinen negativen Effekt auf den zerebralen Blutfluss hat (84). In einer weiteren PET-Untersuchung bei Patienten mit kleineren oder mäßig großen Blutungen ließ sich in der Frühphase nach vorsichtiger Blutdrucksenkung selbst in der Perihämatomregion keine Minderung des regionalen Blutflusses nachweisen (80).

Unter Berücksichtigung der derzeitigen Untersuchungsergebnisse kann somit die Annahme einer ischämischen Penumbra nicht als Rationale für eine Nichtbehandlung von erhöhten Blutdruckwerten angeführt werden.

Aufgrund der kontroversen Datenlage zur Blutdruckbehandlung ist eine evidenzbasierte Behandlung nicht möglich. Empirische Empfehlungen zur Blutdruckbehandlung geben als systolische Obergrenze Werte von 180 mmHg (52) oder 200 mmHg (54) an. Nach den Empfehlungen des Stroke Councils der American Heart Association sollte ein mittlerer arterieller Druck von 130 mmHg nicht überschritten werden, wobei der zerebrale Perfusionsdruck über 70 mmHg gehalten werden soll (11).

Wir streben bei unseren Patienten hochnormale bis leicht erhöhte Blutdruckwerte an, die zwischen 140–180 mmHg systolisch liegen sollten. Die Blutdrucküberwachung sollte kontinuierlich invasiv durchgeführt werden (13). Bei kontinuierlichen Werten über 180 mmHg systolisch beginnen wir eine vorsichtige intravenöse Blutdrucktherapie. Entgegen den Empfehlungen des Stroke Councils der American Heart Association (11) führen wir die Behandlung nicht mit einem Beta-Blocker oder Nitrat durch, sondern aufgrund der guten Steuerbarkeit primär mit Urapidil. In zweiter Linie setzen wir Clonidin ein, insbesondere wenn der vegetativ dämpfende Nebeneffekt des Medikaments erwünscht ist.

Überhaupt nicht zum Einsatz kommen in unserer Klinik Vasodilatantien wie Nitroglycerin oder Nitroprussid, da es Hinweise auf eine Erhöhung des ICPs bei reduziertem zerebralen Blutfluss und mäßiger Blutdrucksenkung gibt (44, 62).

Spezielle medikamentöse Therapie

Spezielle medikamentöse Therapieverfahren bei einer ICB sind nicht bekannt. Unter der Annahme einer ischämischen Penumbra sind mehrere Untersuchungen mit neuroprotektiven Substanzen durchgeführt worden, ohne dass sich hier bisher therapeutische Optionen abgezeichnet haben. Zu den untersuchten Substanzen gehören NMDA-Antagonisten (51) mit fehlendem Wirksamkeitshinweisen, sowie dem GABA-Agonist Muscimol und Citicoline, einer Phosphatidylcholin Vorstufe, mit positiven Ergebnissen im Tierexperiment (19, 61).

In der Ödembehandlung sind zwei Studien mit Steroiden durchgeführt worden, ohne dass sich ein therapeutischer Nutzen gezeigt hat, in der Untersuchung von Poungvarin et al. hatten infektiöse Komplikationen in der Verumgruppe zugenommen (78, 101).

Ebenfalls ohne Effekt blieb die Hämodilution (47) und eine Therapie mit Glycerol (110).

Medikamentöse Hirndrucktherapie

Durch die lokale Raumforderung durch die Blutung und das sich im Verlauf entwickelnde perifokale Ödem kommt es bei einer größeren ICB fast regelhaft zur Hirndruckerhöhung. Das Maximum der Ödementwicklung liegt häufig erst in der zweiten oder dritten Woche nach Symptombeginn und kann die Ursache für späte klinische Verschlechterungen sein (112).

Eine routinemäßige Anwendung einer medikamentösen, hirndrucksenkenden Therapie ist nicht gerechtfertigt. Die maschinelle Hyperventilation hat nur einen begrenzten, sehr kurzfristigen Effekt auf den intrakraniellen Druck.

Einen festen Stellenwert haben diese Behandlungen jedoch bei rasch zunehmender Hirndrucksteigerung bzw. akuten Hirndruckkrisen. Osmotherapeutika wirken auf das gesunde Hirngewebe und führen über eine intrakranielle Volumenminderung zur intrakraniellen Drucksenkung. Mannitol gilt derzeit als Standard in der Osmotherapie, zum Einsatz kommen darüberhinaus Glycerol, hypertone Salzlösungen, alkalische Puffer und in seltenen Fällen auch Barbiturate (75, 81, 100). Da bei gestörter Blut-Hirn-Schranke mit einem Übertritt der Substanzen in die perifokale Hämatomregion zu rechnen ist, mit konsekutiver Zunahme des Ödems, muss die Indikationsstellung zu einer längerfristigen Anwendung kritisch erfolgen und auf wenige Tage (≤ 5 Tage) beschränkt bleiben. Die Bestimmung der Serumosmolalität sollte für die Dauer der Behandlung regelmäßig zweimal täglich erfolgen und 310 mOsm/l nicht überschreiten (11).

Invasives Hirndruckmonitoring

Zur Überwachung des Patienten mit erhöhtem Hirndruck und zur Überwachung einer Osmotherapie erscheint das invasive Hirndruckmonitoring höchst plausibel. Dennoch konnte ein Einfluss des Monitorings auf den klinischen Verlauf, das Ausmaß der Behinderung und die Prognose bei Patienten mit intrazerebraler Blutung bisher nicht nachgewiesen werden (76, 90). Auch in einer neueren Untersuchung bei Patienten mit raumfordernden Hirninfarkten konnte der therapeutische Nutzen des invasiven Monitorings in der längerfristigen Behandlung eines erhöhten Hirndrucks nicht bestätigt werden (94). Somit kann eine generelle Empfehlung zum invasiven Hirndruckmonitoring nicht gegeben werden, über einen potentiellen Nutzen muss im Einzelfall entschieden werden.

Operative Therapieverfahren

▨ Externe Ventrikeldrainage (EVD)

Indikationen zur Anlage einer temporären, externen Ventrikeldrainage können ein akuter Verschlusshydrozephalus oder eine ausgedehnte intraventrikuläre Blutung sein (s. Tabelle 3).

In etwa 40% der Fälle werden spontane intrazerebrale Blutungen durch einen Ventrikeleinbruch kompliziert (24). Die Prognose der intrazerebralen Blutung verschlechtert sich durch intraventrikuläres Blut und dessen Ausmaß (104). Ebenso bedeutsam für die Prognose sind die Entwicklung und der Grad eines Hydrozephalus (27, 77).

Der Nutzen einer alleinigen externen Ventrikeldrainage konnte bisher nicht belegt werden. In den meisten Fallserien war kein positiver Effekt erkennbar. Obwohl sich mit einer externen Ventrikeldrainage ein Hydrozephalus gut behandeln lässt, mit der Möglichkeit eines guten Hirndruckmonitorings, ist hiermit nicht notwendigerweise eine Verbesserung des klinischen Befundes oder der Vigilanz verbunden (98). Somit ist die generelle Empfehlung zum Einsatz einer externen Ventrikeldrainage bei Patienten mit einem Ventrikeleinbruch der Blutung und Hydrozephalus nicht möglich.

Tab. 3 Mögliche Indikationen zur Anlage einer externen, temporären Ventrikeldrainage (15)

▨ *Akuter Hydrozephalus*
Foramen-Monroi-Blockade bei hemisphärischer Blutung
Infratentorielle Blutung mit Kompression des Aquädukts
oder des 4ten Ventrikels
▨ *Intraventrikuläre Blutung*

▨ Externe Ventrikeldrainage bei akutem Hydrozephalus

Die Indikation zur Anlage einer externen Ventrikeldrainage sollte aufgrund des fehlenden Nachweises eines klinischen Nutzens kritisch und zurückhaltend gestellt werden. Bei ausgeprägter Liquorabflussstörung mit deutlichem Hydrozephalus kann die Anlage dennoch notwendig werden um eine zunehmende intrakranielle Drucksteigerung zu verhüten. Vor einer raschen Druckentlastung oder Überdrainage muss aufgrund des erhöhten Nachblutungsrisikos durch die plötzliche intrakranielle Druckentlastung gewarnt werden. Da die Drainage bei blutigem Liquor rasch verstopfen kann, muss regelmäßig die Durchgängigkeit des Systems geprüft werden. Dies ist durch regelmäßiges Anspülen der Drainage möglich. Durch die wiederholte Öffnung des Systems nimmt jedoch die Infektionsgefahr deutlich zu. Alternativ kann über einen Dreiwegehahn ein invasives Druckmeßsystem angeschlossen werden, um die Pulsationskurve im Ventrikelsystem zu registrieren und damit die Durchgängikeit des Systems. Unbedingt verzichtet werden muss hierbei jedoch auf die sonst bei invasiven Druckmesssystemen übliche Spüllösung, um ein versehentliches Anspülen der Ventrikeldrainage zu verhindern. Die manuellen Anspülungen können dann auf ein absolut notwendiges Maß reduziert werden.

Zur Kontrolle der Lage der Drainage, der Ventrikelweite und einer möglichen postoperativen Nachblutung ist ein erneutes CCT notwendig. Die Drainage wird in etwa 15 cm über dem Stirnniveau fixiert. Bei Normalisierung der Ventrikelweite sowie weitgehender Klärung des zuvor blutigen Liquors kann die Drainage unter einem kontinuierlichen Druckmonitoring abgeklemmt werden. Kommt es zu keinem Druckanstieg über 25 cm Wassersäule, wird 24 h nach Abklemmen eine erneute CCT-Kontrolle durchgeführt und bei normaler Ventrikelweite die EVD entfernt. Aufgrund des Infektionsrisikos und der Gefahr einer Ventrikulitis sollte die Drainage nicht länger als 7–10 Tage liegen bleiben. Der Patient erhält eine Infektionsprophylaxe mit 3×2 g Spizef. Regelmäßige Liquorentnahmen zur Kultur führen wir nicht durch, um das System möglichst geschlossen zu halten. Sollte dennoch eine Öffnung notwendig werden, so ist auf streng aseptisches Arbeiten zu achten, im Einzelfall sollten Liquorkulturen angelegt werden. Die Anlage eines dauerhaften ventrikuloperitonealer- oder ventrikuloatrialer-Shunts wird nur in wenigen Fällen notwendig.

Externe Ventrikeldrainage bei intraventrikulärer Blutung

Unter Berücksichtigung der prognostisch ungünstigen Bedeutung des intraventrikulären Bluts (104) wurde neben der alleinigen Liquordrainage und der damit verbundenen Hirndruckbehandlung der Versuch unternommen, mit intrathekal applizierten Fibrinolytika die intraventrikuläre Blutclearence zu verbessern (63). Mögliche Ursache der schlechten Prognose der intraventrikulären Blutung ist die Funktionsstörung periventrikulärer Strukturen durch die von dem Blutgerinsel ausgehende direkte raumfordernden Wirkung mit Distension der Ventrikelwand und periventrikulärer Kompression (34, 64). Aufgrund der schlechten Blutclearence bei alleiniger Drainage ist die Dauer einer notwendigen externen Liquorableitung verlängert, hierdurch das Komplikations-/Infektionsrisiko erhöht, längerfristig ist deshalb mit der Entwicklung eines kommunizierenden Hydrozephalus zu rechnen.

Nachdem 1986 die intraventrikuläre Fibrinolysetherapie erstmals im Tiermodell durchgeführt wurde (74) folgten seit Anfang der 90iger Jahre Veröffentlichungen erster Fälle und Fallserien über die erfolgreiche Anwendung bei Patienten mit intraventrikulärer Blutung (32, 33, 99, 102). Die Therapie wird sowohl mit Urokinase als auch mit rtPA durchgeführt. Coplin und Mitarbeiter (20) konnten 1997 erstmals einen positiven Behandlungseffekt in einer Fallserie nachweisen. In der Behandlungsgruppe hatten 31,8% ein schlechtes Behandlungsergebnis, verglichen mit 61.7% in der Gruppe der unbehandelten Patienten (20). In einer prospektiven, randomisierten Pilotstudie mit intraventrikulär verabreichter Urokinase in einem 12-stündigem Intervall konnte die erwartete Letalität nach einem Monat von 58 auf 25% gesenkt werden (71). Dieselbe Arbeitsgruppe hat im Jahr 2000 eine randomisierte, doppelblinde, plazebokontrollierte Multicenter-Phase-II-Studie mit 3 mg r-tPA alle 12 Stunden versus Placebo begonnen *(Intraventricular Hemorrhage Thrombolysis Trial)*. Bis Mitte 2001 waren 27 der geplanten 48 Patienten randomisiert (42).

Aufgrund des Risikos von Infektionen sowie der Gefahr von sekundären Blutungen unter einer intraventrikulären Fibrinolysetherapie ist, auch aufgrund eigener Erfahrungen, die Notwendigkeit einer sorgfältigen Patientenauswahl zu betonen (71, 96, 97). Sollten auch nur geringe Hinweise auf eine mögliche Gefäßfehlbildung als Ursache der intraventrikulären Blutung hindeuten, so ist vor einer intraventrikulärer Lysetherapie eine entsprechende Gefäßdiagnostik zum weitgehenden Ausschluss eines Aneurysmas oder anderen Gefäßfehlbildung durchzuführen.

Bezüglich der Handhabung der externen Ventrikeldrainage bei intraventrikulärer Fibrinolysethera-pie gelten die bereits oben genannten Voraussetzungen: Eine intraventrikuläre Fibrinolyse ist derzeit als experimentelle Therapie anzusehen und sollte nur im Rahmen eines Behandlungsprotokolls oder einer Studie durchgeführt werden.

Operative Hämatomevakuation

Primäres Ziel einer operativen Hämatomausräumung ist die Reduktion der Raumforderung. Darüberhinaus soll die Freisetzung potentiell neurotoxischer Substanzen in das umgebende Hirngewebe reduziert und die Ausbildung eines perifokalen Ödems minimiert werden (87).

Trotz mittlerweile sieben randomisierter Studien zur Frage der Operation oder eines konservativen Vorgehens bei spontanen intrazerebralen Blutungen ist eine eindeutige Empfehlung nicht zu geben. Ob eine operative Hämatomentlastung das Behandlungsergebnis der Patienten bessert und die Letalität senkt, ist ungeklärt. Die Ergebnisse der Studien sind nicht eindeutig (29–31, 43, 92). Problematisch ist die Vergleichbarkeit der Studien. Die erste Studie wurde bereits 1961 von McKissock et al. (65) in der Vor-CT-Ära durchgeführt, wobei der allgemeine intensivmedizinische und anaesthesiologische Standard nicht dem heutigen entsprach, sodass nur eine eingeschränkte Vergleichbarkeit mit neueren Untersuchungen besteht (31, 92). Eine weitere Studie, die in China durchgeführt wurde, hat methodische Mängel (18, 31). Eine Meta-Analyse der übrigen fünf randomisierten Studien aus der CT-Ära von Auer et al. (1), Juvela et al. (50) Batjer et al. (5), Morgenstern et al. (67) und Zucharello et al. (113) zeigt einen deutlichen Vorteil für die operierten Patienten (31). Es bleibt zu hoffen, dass die derzeit laufende multizentrische randomisierte Studie (Surgical Trial in Intracerebral Hemorrhage, STICH) eine weitere Klärung des Nutzens einer Operation und der Indikationsstellung herbeiführen kann. Die Studie vergleicht die operative Entlastung spontaner primärer supratentorieller Hämatome innerhalb der ersten 72 h nach Symptombeginn mit einer konservativen Therapie. In der Studie sind derzeit 680 von 1000 geplanten Patienten randomisiert, mit einem Rekrutierungsende wird Ende 2002 gerechnet (39, 40).

Viele Fragen bezüglich der Operation von intrazerebralen Hämatomen bleiben offen. Unklar ist der optimale Zeitpunkt einer Operation. Die Untersuchungen von Morgenstern et al. sowie Zuccarello et al. zeigten einen positiven Effekt für eine frühe Operation innerhalb von 12 h nach Symptombeginn (67, 113). Eine weitere Verkürzung der Zeit zwischen Symptombeginn und Operation scheint aber nicht zu einem besseren Ergebnis, sondern zu einem erhöhten Nachblutungsrisiko zu führen, weshalb eine weitere Studie von Morgenstern zur frühen Operation innerhalb 4 h nach Symptombeginn nach einer Zwischenanalyse vorzeitig beendet wurde (68).

Neben der offenen osteoplastischen Kraniotomie etablieren sich zunehmend weitere Operationsverfahren, ohne dass es bisher ausreichende Daten bezüglich ihrer Wertigkeit gibt. Lediglich die endoskopische Hämatomentfernung wurde 1989 von Auer und Mitarbeitern in einer randomisierten Studie untersucht; dabei ergab sich ein Vorteil für die operierten Patienten (1). Moderne operative Therapieverfahren umfassen die CT- und mittlerweile auch MRT-gesteuerte stereotaktische Hämatomaspiration in Kombination mit einer lokalen fibrinolytischen Behandlung (4, 46, 60, 70, 89, 93, 105). Vorteile dieser operativen Behandlungsform könnte das geringere operative Trauma sein, da eine Kortikotomie nicht mehr notwendig wird, sowie die Durchführbarkeit in Lokalanaesthesie. Ob diese Verfahren aber tatsächlich einer offenen osteoplastischen Hämatomausräumung oder einer konservativen Therapie überlegen sind, ist noch nachzuweisen.

Allgemeiner Konsens besteht in der Operationsindikation bei größeren Kleinhirnhämatomen, da das Risiko einer raschen neurologischen Verschlechterung groß ist und die Operation die Wahrscheinlichkeit einer guten Symptomrückbildung erhöht (23, 35, 56, 106).

Wenig untersucht ist der Nutzen einer operativen Hämatombehandlung bei Patienten mit einer zerebralen Amyloidangiopathie. Gefürchtet wird ein erhöhtes Nachblutungsrisiko. Allerdings konnte in einer kürzlich veröffentlichten Fallserie über einen potentiellen Nutzen einer Operation bei Patienten unter 75 Jahren berichtet worden (48).

Zusammenfassend können folgende Empfehlungen zur operativen Therapie gegeben werden (11, 15, 58, 87, 100):
1. Kleinere Hämatome mit geringer raumfordernder Wirkung und stabilem neurologischen Defizit sollten nicht operiert werden. Bei diesen Patienten ist die Prognose ohne Operation unter konservativer Therapie meist gut.
2. Sehr große Hämatome, insbesondere bei komatösen Patienten (GCS < 4), Blutungen in der dominanten Hemisphäre und Hirnstammblutungen sollten nicht operiert werden.
3. Bei akuten Zeichen einer Raumforderung mit drohender Einklemmung sollte eine notfallmäßige operative Hämatomentlastung erwogen werden.
4. Bei einer progredienten neurologischen Symptomatik sollte eine notfallmäßige Operation erfolgen.
5. Bei jungen Patienten mit ausgedehnten lobären Hämatomen, vorzugsweise der nicht-dominanten

Tab. 4 Operationsindikation bei spontaner primärer ICB

Pro	Kontra
Große Hämatome mit raumfordernder Wirkung, besonders der nicht-dominanten Hemisphäre	Kleine Hämatome ohne raumfordernde Wirkung
Drohende Einklemmung	Sehr große raumfordernde Hämatome bei komatösen Patienten (GCS ≤ 4)
Progrediente neurologische Verschlechterung	Stabiler neurologischer Befund
Günstige Lokalisation: Lobäre Hämatome	Ungünstige Lokalisation: Tief gelegene Hämatome
Junge Patienten	Alte Patienten (~ > 65 Jahre)
Zerebelläre Hämatome > 3 cm	Zerebelläre Hämatome < 3 cm

Hemisphäre, sollte die operative Entlastung elektiv erfolgen.
6. Bei Patienten mit tief gelegenen Blutungen im Bereich der Stammganglien oder Thalamus sollte nur bei großen Blutungen und ausgeprägter lokaler Raumforderung oder instabilem neurologischen Befund die operative Entlastung, gegebenenfalls stereotaktisch, erwogen werden.
7. Patienten mit größeren zerebellären Hämatomen sollten frühzeitig operiert werden.
8. Bei einer Liquorabflussstörung durch eine Foramen Monroi-Blockade ist die Anlage einer Ventrikeldrainage indiziert.
9. Bei intraventrikulären Blutungen mit Liquorabflussstörung ist neben der externen Ventrikeldrainage eine intraventrikuläre Fibrinolyse zu erwägen. Diese Therapie sollte nach kritischer Indikationsstellung im Rahmen einer Studie oder eines Behandlungsprotokolls nur in einem erfahrenen Zentrum durchgeführt werden.

Spezielle Probleme

Intrazerebrale Hämatome infolge einer Aneurysmaruptur müssen bei zunehmender Bewusstseinsstörung umgehend operiert werden. Sofern möglich, sollte die gleichzeitige Ausschaltung eines angiographisch nachgewiesenen Aneurysmas erfolgen, wobei diese Operationen besonders risikoreich sind.

Bei einer Angiomblutung, die in der Akutphase operiert werden muss, ist die Extirpation des angiographisch nachgewiesenen Angioms anzustreben, gegebenenfalls muss im blutungsfreien Intervall eine operative, interventionelle oder radiochirurgische Nachbehandlung erfolgen.

Bei Kavernomblutungen steht in der Regel die operative Behandlung der Blutungsursache nach klinischer Stabilisierung des Patienten im Vordergrund (55).

Bei alkoholkranken Patienten mit intrazerebraler Blutung ist wegen der häufig gleichzeitig bestehenden Gerinnungsstörungen das Operations- und Nachblutungsrisiko erhöht.

Blutungen nach Thrombolysebehandlung und Antikoagulantienblutungen sollten nach Möglichkeit konservativ behandelt werden.

Sofern frühzeitig erkannt, sollten Tumorblutungen nur in Abhängigkeit von der Gesamtprognose operiert werden (15).

Literatur

1. Auer LM, Deinsberger W, Niederkorn K, Gell G, Kleinert R, Schneider G, Holzer P, Bone G, Mokry M, Korner E, Kleinerrt G, Hanusch S (1989) Endoscopic surgery versus medical treatment for spontaneous intracerebral hematoma: a randomized study. J Neurosurg 70:530–535
2. Adams RE, Powers WJ (1997) Managment of hypertension in acute intracerebral hemorrhage. Crit Care Clin 13:131–161
3. Adams RE, Diringer MN (1998) Response to external ventricular drainage in spontaneous intracerebral hemorrhage with hydrozephalus. Neurology 50:519–523
4. Backlund EO, Holst H (1978) Controlled subtotal evacuation of intracerebral haematomas by sterotactic technique. Surg Neurol 9:99–101
5. Batjer HH, Reisch JS, Allen BC, Plaizier LJ, Su CJ (1990) Failure of surgery to improve outcome in hypertensive putaminal hemorrhage: a prospective randomized trial. Arch Neurol 47:1103–1106
6. Bogousslavsky J, van Melle G, Regli F (1988) The Lausanne stroke registry: analysis of 1000 consecutive paients with first stroke. Stroke 19:1083–1092
7. Bouma GJ, Muizelaar JP, Bandoh K, Marmarou A (1992) Blood pressure and intracranial pressure-volume dynamics in severe head injury: Relationship with cerebral blood flow. J Neurosurg 77:15–19
8. Boonyakarnkul S, Dennis M, Sandercock P, Bamford J, Burn J, Warlow C (1993) Primary intracerebral haemorrhage in the Oxfordshire Community Stroke Project: 1. Incidence, clinical features and causes. Cerebrovasc Dis 3:343–349
9. Broderick JP, Brott TG, Tomsick T, Barsan W, Spilker J (1990) Ultra-early evaluation of intracerebral hemorrhage. J Neurosurg 72:195–199
10. Broderick J, Brott T, Tomsiek T, Tew J, Duldner J, Huster G (1994) Management of intracerebral hemorrhage in a large metropolitan population. Neurosurgery 34:882–887

11. Broderick JP, Adams HP, Barsan W, Feinberg W, Feldmann E, Grotta J, Kase C, Krieger D, Mayberg M, Tilley B, Zabramski JM, Zuccarello M (1999) Guidelines for the management of spontaneous intracerebral hemorrhage: a statement for healthcare professionals from a special writing group of Stroke Council, American Heart Association. Stroke 30:905–915
12. Brott T, Thallinger K, Hertzberg V (1986) Hypertension as a risk factor for spontaneous intracerebral hemorrhage. Stroke 17:1078–1083
13. Brott T, Broderick J, Kothari R, Barsan W, Tomsiek T, Sauerbeck L, Spilker J, Duldner J, Khouri J (1997) Early hemorrhage growth in patients with intracerebral hemorrhage. Stroke 28:1–5
14. Busse O (1996) Die operative Behandlung spontaner supratentorieller intrazerebraler Hämatome – ein ungelöstes Problem. Intensivmed 33:567–569
15. Busse O (2001) Intrazerebrale Blutungen. In: Jörg J (Hrsg) Neurologische Therapie. Springer Berlin Heidelberg New York 185–188
16. Caplan LR (2000) Caplan's stroke: a clinical approach. Butterworth-Heinemann, Boston, pp 383–418
17. Chen ST, Chen SD, Hsu CY; Hogan EL (1989) Progression of hypertensive intracerebral hemorrhage. Neurology 39:1509–1514
18. Chen X, Yang H, Czherig Z (1992) A prospective randomized trial of surgical and conservative treatment of hypertensive intracranial haemorrhage. Acta Acad Med Shanghai 19:237–240
19. Clark W, Gunion-Rinker L, Lessov N, Hazel K (1998) Citicoline Treatment for experimental intracerebral hemorrhage in mice. Stroke 29:2136–2140
20. Coplin WM, Vinas FC, Agris JM, Buciuc R, Michael DB, Diaz FG, Muizelaar JP (1998) A cohort study of the safety and efficacy of intraventricular urokinase for non-aneurysmal spontaneous intraventricular hemorrhage. Stroke 29:1573–1579

21. Counsell C, Boonyakarnkul S, Dennis M, Sandercock P, Bamford J, Burn J, Warlow C (1995) Primary intracerebral haemorrhage in the Oxfordshire Community Stroke Project: 2. Prognosis. Cerebrovasc Dis 5:26–34
22. Dandapani BR, Suzuki S, Kelly RE et al (1995) Relation between blood pressure and outcome in intracerebral hemorrhage. Stroke 26:21–24
23. Da Pian R, Bazzan A, Pasqualin A (1984) Surgical versus medical treatment of spontaneous posterior fossa hematomas: a cooperative study on 205 cases. Neurol Res 6:145–151
24. Daverat P, Castel JP, DartiguesJF, Orgogozo JM (1991) Death and functional outcome after spontaneous intracerebral hemorrhage. A prospective study of 166 cases using multivariate analysis. Stroke 22:1–6
25. Deinsberger W, Schwarz S, Krone A, Böker DK (2000) Spontane intrazerebrale Blutungen. In: Schwab S, Krieger D, Müllges W, Hamann G, Hacke W (Hrsg) Neurologische Intensivmedizin, Springer, Berlin Heidelberg New York, pp 386–402
26. Dennis MS, Burn JP, Sandercock PA, Bamford JM, Wade DT, Warlow CP (1993) Long term survival after first ever stroke; the Oxfordshire Community Stroke Project. Stroke 24:796–800
27. Diringer MN, Edwards DF, Zazulia AR (1998) Hydrozephalus: A previously unrecognized predictor of poor outcome from supratentorial intracerebral hemorrhage. Stroke 29:1352–1357
28. Diringer MN, Adams RE, Dunford-Shore JE, Videen TO, Yundt KD, Powers WJ (1998) Cerebral blood flow is symmetrically reduced in patients with intracerebral hemorrhage Neurology 50:(Suppl 4):A338, abstract
29. Fayad PB, Awad IW (1998) Surgery for intracerebral hemorrhage. Stroke 51 (Suppl 3):S69–S73
30. Fernandes HM, Mendelow AD (1999) Spontaneous intracerebral haemorrhage: a surgical dilemma. British Journal of Neurosurgery 13:389–394

31. Fernandes HM, Gregson B, Siddique S, Mendelow AD (2000) Surgery in intracerebral hemorrhage. The uncertainty continues. Stroke 31:2511–2516

32. Findlay JM, Weir B, Stollery DE (1991) Lysis of intraventricular hematoma with tissue plasminogen activator: case report. J Neurosurg 74:803–807

33. Findlay JM, Grace MG, Weir BK (1993) Treatment of intraventricular hemorrhage with tissue plasminogen activator. Neurosurgery 32:941–947

34. Findlay JM, Wong JH (1997) Clinical aspects of intraventricular hemorrhage. In: Primer on cerebrovascular disease. Welch KMA, Caplan LR, Reis DJ, Siesjö BK, Weir B (Hrsg) Academic Press, San Diego, pp 437–446

35. Firsching R, Huber M, Frowein RA (1991) Cerebellar hemorrhage: management and prognosis. Neurosurg Rev 14:191–194

36. Fischer CM (1971) Pathological observations in hypertensive cerebral hemorrhage. J Neuropathol Exp Neurol 30:536–550

37. Fogelholm R, Avikanen S, Murros K (1997) Prognostic value and determinants of first-day mean arterial blood pressure in spontaneous supratentorial intracerebral hemorrhage. Stroke 28:1396–1400

38. Foulkes MA, Wolf PA, Price TR, Mohr JP, Hier DB (1988) The Stroke Data Bank: design, methods, and baseline characteristics. Stroke 19:547–554

39. Gregson B, Mendelow AD, Fernandes H, PearsonAJ, Siddique MS (2000) Surgery for intracerebral hemorrhage. (Letter) Stroke 31:791

40. Gregson B (2001) Personal comunication

41. Halpin SF, Britton JA, Byrne JV, Clifton A, Hart G, Moore A (1994) Prospective evaluation of cerebral angiography and computed tomography in cerebral hematoma. J Neurol Neurosurg Psychiatry 57:1180–1186

42. Hanley D (2001) Personal comunication

43. Hankey GJ, Hon C (1997) Surgery for primary intercerebral hemorrhage: is it safe and effective? A systematic review of case series and randomized trials. Stroke 82:2126–2132

44. Hartmann A, Buttinger C, Rommel T, Czernicki Z, Trtinjiak F (1989) Alteration of intracranial pressure, cerebral blood flow, autoregulation and carbondioxidereactivity by hypotensive agents in baboons with intracranial hypertension. Neurochirurgia (Stuttg) 32:37–43

45. Hirano T, Read SJ, Abbott DF, Sachinidis JI, Tochon-Danguy HJ, Egan GF, Bladin CF, Scott AM, McKay WJ, Donnan GA (1999) No evidence of hypoxic tissue on ^{18}F-fluoromisonidazole PET after intracerbral hemorrhage. Neurology 53:2179–2182

46. Hondo H, Uno M, Sasaki K, Ebisudani D, Shichijo F, Toth Z, Matsumoto K (1990) Computed tomography controlled aspiration surgery for hypertensive intracerebral hemorrhage. Experience of more than 400 cases. Sterotact Funct Neurosurg 54:432–437

47. Italian Acute Stroke Study Group (1988) Haemodilution in acute stroke: results of the Italian haemodilution trial. Lancet 1:318–321

48. Izumihara A, Ishihara T, Iwamoto N, Yamshita K, Ito H (1999) Postoperative outcome of 37 patients with lobar intracerebral hemorrhage related to cerebral amyloid angiopathy. Stroke 30:29–33

49. Jörgensen, HS, Nakayama H, Raaschou HO, Olsen TS (1995) Intracerebral hemorrhage versus infarction: stoke severity, risk factors and prognosis. Ann Neurol 38:45–50

50. Juvela S, Heiskanen O, Poranen A, Valtonen S, Kuurne T, Kaste M, Troup H (1989) The treatment of spontaneous intracerebral hemorrhage: a prospective randomized trial of surgical and conservative treatment. J Neurosurg 70:755–758

51. Kane PL, Cook S, Chambers IR, Mendelow AD (1994) Cerebral edema following intracerebral hemorrhage: the effect of the NMDA receptor antagonist MK-801 and D-CPPene. Acta Neurochir Suppl (Wien) 60:561–563

52. Kase CS, Crowell RM (1994) Prognosis and treatment of patients with intracerebral hemorrhage In: Intracerebral Hemorrhage. Kase CS, Caplan LR (Hrsg) Butterworth-Heinemann, Boston, pp 467–489

53. Kazui S, Naritomi H, Yamamoto H, Sawada T, Yamaguchi T (1996) Enlargment of spontaneous intracerebral hemorrhage. Incidence and time course. Stroke 27:1783–1787

54. Kazui S, Minematsu K, Yamamoto H, Sawada T, Yamaguchi T (1997) Predisposing factors to enlargement of spontaneous intracerebral hematoma. Stroke 28:2370–2375

55. Kleist-Welch Guerra W, Piek J, Gaab MR (2001) Neurovaskuläre Erkrankungen. Klinik und Therapie zerebraler Kavernome. Dt Ärztebl 98:A 1690–1696

56. Kobayashi S, Sato A, Kageyama Y, Nakamura H, Watanabe Y, Yamaura A (1994) A treatment of hypertensive cerebellar hemorrhage-surgical or conservative management? Neurosurgery 32:246–250

57. Labovitz DL, Sacco RL (2001) Intracerebral hemorrhage: Update. Curr Opin Neurol 14:103–108

58. Leitlinien der Deutschen Gesellschaft für Neurochirurgie (1999) Spontane intrazerebrale Blutung. AWMF online: awmf@uni-duesseldorf.de

59. Leppala JM, Paunio M, Virtamo J, Fogelholm R, Albanes D, Taylor PR, Heinonen OP (1999) Alcohol consumption and stroke incidence in male smokers. 100:1209–1214

60. Lippitz B, Mayfrank L, Spetzger U, Warnke JP, Bertalanffy H, Gilsbach JM (1994) Lysis of basal ganglia haematoma with recombinant tissue plasminogen activator (rtPA) after stereotactic aspiration: initial results. Acta Neurochir (Wien) 127:157–160

61. Lyden P, Jackson-Friedman C, Lonuo-Doktor L (1997) Medical treatment for intracerebral hematoma with the α-aminobutric acid-a agonist muscimol. Stroke 28:387–391

62. Marsh ML, Shapiro HM, Smith RW (1979) Changes in neurologic status and intracranial pressure associated with sodium nitroprusside administration. Anaesthesiology 51:336–338

63. Mayfrank L, Lippitz B, Groth M, Bertalanffy H, Gilsbach JM (1993) Effect of recombinant tissue plasminogen activator on clot lysis and ventricular dilation in the treatment of severe intraventricular haemorrhage. Acta Neurochir (Wien) 122:32–38

64. Mayfrank L, Kissler J, Raoofi R, Delsing P, Weis J, Küker W, Gilsbach JM (1997) Ventricular dilatation in experimental intraventricular hemorrhage in pigs. Stroke 28:141–148

65. McKissock W, Richardson A, Taylor J (1961) Primary intracerebral hemorrhage. A controlled trial of surgical and conservative treatment in 180 unselected cases. Lancet 2:221–226

66. Meyer JS, Bauer RB (1962) Medical treatment of spontaneous intracranial hemorrhage by the use of hypotensive drugs. Neurology 12:36–47

67. Morgenstern LB, Frankowski RF, Shedden P, Pasteur W, Grotta JC (1998) Surgical treatment for intracerebral hemorrhage (STICH). A single-center, randomized clinical trial. Neurology 51:1359–1363

68. Morgenstern LB, Demchuk AM, Kim DH, Frankowski RF, Grotta JC (2001) Rebleeding leads to poor outcome in ultra-early craniotomy for intracrebral hemorrhage. Neurology 56:1294–1299

69. Morgenstern LB, Yonas H (2001) Lowering blood poressure in acute intracerebral hemorrhage. Safe, but will it help? Neurology 57:5–6
70. Montes LM, Wong JH, Fayad PB, Awad IA (2000) Stereotactic computed tomographic-guided aspiration and thrombolysis of intracerebral hematoma: protocol and preliminary experience. Stroke 31:834–840
71. Naff NJ, Carhuapoma JR, Williams MA, Bhardwaj A, Ulatowski JA, Bederson, Bullock R, Schmutzhard E, Pfausler B, Keyl PM, Tuhrim S, Hanley DF (2000) Treatment of intraventricular hemorrhage with urokinase: Effects on 30-day survival. Stroke 31:841–847
72. Nath FP, Kelly PT, Jenkins A, Mendelow AD, Graham DI, Teasdale GM (1987) Effects of experimental intracerebral hemorrhage on blood flow, capillary permeability, and histochemistry. J Neurosurg 66:555–562
73. O'Donnell HC, Rosand J, Knudsen KA, Furie KL, Segal AZ, Chiu RI, Ikeda D, Greenberg SM (2000) Apolipoprotein E genotype and risk of recurrent lobar intracerebral hemorrhage. N Engl J Med 342:240–245
74. Pang D, Sclabassi RJ, Horton JA (1986) Lysis of intraventricular blood clot with urokinase in a canine model, part 3: effects of intraventricular urokinase on clot lysis and posthemorrhagic hydrocephalus. Neurosurgery 19:553–572
75. Paczynski RP (1997) Osmotherapy. Crit Care Clin 13:105–129
76. Papo I, Janny P, Caruselli G, Colnet G, Luongo A (1979) Intracranial pressure time course in primary intracerebral hemorrhage. Neurosurgery 4:504–511
77. Phan TG, Koh M, Vierkant RA, Wijdicks EF (2000) Hydrocephalus is a determinant of early mortality in putaminal hemorrage. Stroke 31: 2157–2162
78. Poungvarin N, Bhoopat W, Viriyavejakul A, Rodprasert P, Buranasiri P, Sukondhabhant S, Hensley MJ, Strom BL (1987) Effects of dexamethasone in primary supratentorial intracerebral hemorrhage. N Engl J Med 316: 1229–1233
79. Powers WJ (1993) Acute hypertension after stroke: The scientific bases for treatment decisions. Neurology 43: 461–467
80. Powers WJ, Zazulia AR, Videen TO, Adams RE, Yundt KD, Aiyagari V, Grubb RL, Dirninger MN (2001) Autoregulation of cerebral blood flow surrounding acute (6 to 22 hours) intracerebral hemorrhage. Neurology 57: 18–24
81. Prough DS, Zornow MH (1998) Mannitol: An old friend on the skids? Crit Care Med 26:997–998
82. Qureshi AI, Safdar K, Weil J, Barch C, Bliwise DL, Colohan AR, Mackay B, Frankel MR (1995) Predictors of early deterioration and mortality in black Americans with spontaneous intracerebral hemorrhage. Stroke 26:1764–1767
83. Qureshi AI, Wilson DA, Hanley DF, Traystman RJ (1998) Cerebral blood flow and metabolism after massive intracerebral hemorrhage. No evidence for an ischemic penumbra. Neurology 50:(Suppl 4):A338
84. Qureshi AI, Wilson DA, Hanley DF, Traystman RJ (1999) Pharmacological reduction of mean arterial pressure does not adversely effect regional cerebral blood flow and intracranial pressure in experimental intracerebral hemorrhage. Crit Care Med 27: 965–971
85. Qureshi AI, Bliwise DL, Bliwise NG, Akbar MS, Uzen G, Frankel MR (1999) Rate of 24-hour blood pressure decline and mortality after spontaneous intracerebral hemorrhage: A retrospective analysis with a random effects regression model. Crit Care Med 27:480–485
86. Qureshi AI, Wilson DA, Hanley DF, Traystman RJ (1999) No evidence for an ischemic penumbra in massive experimental intracerebral hemorrhage. Neurology 52:266–272
87. Qureshi AI, Thurim S, Broderick JP, Batjer HH, Hondo H, Hanley DF (2001) Spontaneous intracerebral hemorrhage. N Engl J Med 344:1450–1460
88. Reith W (1999) Die spontane intrazerebrale Blutung aus klinisch-neuroradiologischer Sicht. Radiologe 39: 828–837
89. Rohde V, Rohde I, Reinges MHT, Mayfrank L, Gilsbach JM (2000) Frameless stereotactically guided catheter placement and fibrinolytic therapy for spontaneous intracerebral hematomas. Minim Invas Neurosurg 43:9–17
90. Ropper AH, Schütz H (1984) Spontaneous intracerebral hemorrhage. In: Hacke W (Hrsg) Neurocritical care. Springer, Berlin Heidelberg New York, S 621–631
91. Ross Russell RW (1963) Observations on intracerebral aneurysms. Brain 86:425
92. Saver JL (1998) Surgery for primary intracerebral hemorrhage: Meta-analysis of CT-era studies. Stroke 29:1477–1478
93. Schaller C, Rohde V, Hassler W (1995) Die lokale Lysebehandlung spontaner intrazerebraler Blutungen mit Plasminogenaktivator (rtPA). Indikationen und Grenzen. Nervenarzt 66:275–281
94. Schwab S, Aschoff A, Spranger M, Albert F, Hacke W (1996) The value of intracranial pressure monitoring in acute hemispheric stroke. Neurology 47:393–398
95. Schwarz S, Krieger D, Albert F, Forsting M, Hacke W (1996) Spontane supratentorielle intrazerebrale Blutungen – Diagnostik und Therapiestrategien. Intensivmed 33:584–593
96. Schwarz S, Schwab S, Steiner HH, Hacke W (1998) Secondary hemorrhage after intraventricular fibrinolysis: a cautionary note: a report of two cases. Neurosurgery 42:659–663
97. Schwarz S, Schwab S, Steiner HH, Hanley D, Hacke W (1999) Fibrinolyse intraventrikulärer Hämatome mit rt-PA. Nervenarzt 70:123–130
98. Segal AZ, Chiu RI, Eggleston-Sexton PM, Beiser A, Greenberg SM (1999) Low cholesterol levels as a risk factor for primary intracerebral hemorrhage: a case-control study. Neuroepidemiology 18:185–193
99. Shen PH, Matsutoka Y, Kawajiri K, Kanai M, Hoda K, Yamamoto S, Nishimura S (1990) Treatment of intraventricular hemorrhage using urokinase. Neurol Med Chir (Tokyo) 30:329–333
100. Stieg PE, Kase CS (1998) Intracranial hemorrhage: Diagnosis and emergency managment. Neurologic Clinics 16:373–391
101. Tellez H, Bauer R (1973) Dexamethasone as treatment in cerebrovascular disease. 1. A controlled study in intracerebral hemorrhage. Stroke 4: 541–546
102. Todo T, Usuui M, Takakura K (1991) Treatment of severe intraventricular hemorrhage by intraventricular infusion of urokinase. J Neurosurg 74:81–86
103. Tuhrim S (1998) Intracerebral Hemorrhage. In: Prognosis in Neurology. Gilchrist JM (Hrsg) Butterworth-Heinemann, Woburn:107–111
104. Tuhrim S, Horowitz DR, Sacher M, Godbold JH (1999) Volume of ventricular blood is an important determinant of outcome in supratentorial intracerebral hemorrhage. Crit Care Med 27:617–621
105. Tyler D, Mandybur G (1999) Interventional MRI-guided stereotactic aspiration of acute/subacute intracerebral hematomas. Stereotact Funct Neurosurg 72:129–135

106. Van Loon J, van Calenbergh F, Goffin J, Plets C (1993) Controversies in the management of spontaneus cerebellar hemorrhage: a consecutive series of 49 cases and review of the literature. Acta Neurochir (Wien) 122:187–193

107. Vinters HV (1987) Cerebral amyloid angiopathy: A critical review. Stroke 18:311–324

108. Voelker JL, Kaufmann HH (1997) Clinical aspects of intracerebral hemorrhage. In: Welch KMA, Caplan LR, Reis DJ, Siesjö BK, Weir B (Hrsg) Primer on Cerebrovascular Diseases. Academic Press, San Diego, 432–436

109. Wallace JD, Levy LL (1981) Blood pressure after stroke. JAMA 246: 2177–2180

110. Yu YL, Kumana CR, Lauder IJ, Cheung YK, Chan FL, Kou M, Chang CM, Cheung RT, Fong KY (1992) Treatment of acute cerebral hemorrhage with intravenous glycerol: a double-blind, placebo-controlled, randomized trial. Stroke 23:967–971

111. Zhu XL, Chan MS, Poon WS (1997) Spontaneous intracranial hemorrhage: which patients need diagnostic cerebral angiography? A prospective study of 206 cases and review of the literature. Stroke 28:1406–1409

112. Zazulia AR, Diringer MN, Derdeyn CP, Powers WJ (1999) Progression fo mass effect after intracerebral hemorrhage. Stroke 30:1167–1173

113. Zuccarello M, Brott T, Derex L, Kothari R, Sauerbeck L, Tew J, Van Loveren H, Hwa-ShainY, Tomsick T, Pancioli A, Khoury J, Broderick J (1999) Early surgical treatment for supratentorial intracerebral hemorrhage: a randomized feasibility study. Stroke 30:1833–1839

81–88

A. W. Unterberg
G. Benndorf
A. S. Sarrafzadeh

Spezielle Therapie bei Subarachnoidalblutung

Therapy of subarachnoid hemorrhage

Summary Despite substantial improvement in the management of patients with aneurysmal subarachnoid hemorrhage (SAH), including early aneurysm sugery, endovascular techniques, and neurointensive care, a significant percentage of patients with SAH still experience serious sequelae of cognitive and/or focal neurological deficits as a result of the primary hemorrhage or secondary complications. Major complications are rebleeding and vasospasm, requiring immediate diagnostic interventions after initial subarachnoid hemorrhage. With an increasing policy of early (within 72 h) surgical or endovascular aneurysm obliteration and a subsequent lower risk of rebleeding, vasospasm still is a serious complication of SAH, which may lead to permanent focal neurological deficits or cognitive impairment. After confirmation of an aneurysm as the bleeding source, the indication for aneurysm occlusion and type of procedure (surgical versus endovascular) is guided by several factors. Arguments for a surgical intervention in higher-grade patients are the intracerebral clot removal and lavage of the subarachnoid space while an endovascular procedure is favored in elderly patients or patients with endovascularly "easy to handle" aneurysms. Today, the decision is still highly, individually dependent on the patient's neurology, medical condition, aneurysm location and configuration, presence of an intracerebral hemorrhage and the local facilities of the respective department.

Key words
Subarachnoid hemorrhage – aneurysma surgery – endovascular

A. W. Unterberg (✉) · A. S. Sarrafzadeh
Klinik für Neurochirurgie
Charité, Virchow Klinikum
Humboldt Universität Berlin
Augustenburger Platz 1
13353 Berlin, Germany
Tel.: +49-30/4 50-6 00 91
Fax: +49-30/4 50-6 09 03
E-Mail: andreas.unterberg@charite.de

G. Benndorf
Klinik für Radiologie
Charité, Virchow-Klinikum
Humboldt-Universität Berlin

Zusammenfassung Die Subarachnoidalblutung ist ein „medizinischer Notfall", der trotz verbessertem Management mit frühzeitiger Aneurysmaausschaltung und neurointensivmedizinischer Therapie aufgrund der initialen Blutung oder sekundären Komplikationen u. U. schwere neurologische Ausfälle nach sich zieht. Die Hauptkomplikationen der SAB sind die Nachblutung und der zerebrale Vasospasmus. Nach initialer Blutung sind sofortige diagnostische Schritte erforderlich. Die sicherste und z. Z. der CT- und MR-Angiographie überlegene Methode ist die 4-Gefäß-Angiographie (DAS) zur Aneurysmalokalisation. In Abhängigkeit vom klinischen Zustand des Patienten, seines Alters, der Lokalisation und Konfiguration des Aneurysmas sowie des Vorhandensein einer begleitenden intrazerebralen Blutung wird individuell entschieden, ob eine Aneurysmaausschaltung indiziert ist und welche Therapieform, endovaskulär oder chirurgisch, vorzuziehen ist. Wegen heterogener Patientenkollektive liegt bisher keine randomisierte größere Studie vor, die aufgrund geringerer Komplikationen oder eines verbesserten Outcome eine Methode der Aneurysmaausschaltung (chirurgisch oder endovaskulär) favorisiert. Die sich stetig verbessernden neuroradiologischen

82

Techniken weisen zwar viele Pluspunkte für eine endovaskuläre Aneurysmaausschaltung auf, nachteilig könnte andererseits v. a. bei ausgeprägter SAB die fehlende Lavage des Subarachnoidalraums mit möglicherweise höherem Risiko eines zerebralen Vasospasmus sein. Es zeichnet sich mittlerweile ab, dass auch in Zukunft beide Verfahren ihre Indikation haben und sich ergänzen werden.

▓ Schlüsselwörter
Subarachnoidalblutung –
Aneurysmachirurgie –
Endovaskulär

Einleitung

Trotz wesentlicher Verbesserungen im Management von Patienten mit akuter Subarachnoidalblutung (SAB), z. B. durch Einführung der Frühoperation, endovaskulärer Techniken und neurointensivmendizinischer Behandlung, haben immer noch viele SAB-Patienten schwere fokale bzw. kognitive Defizite als Folge der initialen Blutung und sekundärer Komplikationen. Die Erkrankung betrifft ca. 10/100 000 Personen pro Jahr. Von diesen haben nur ca. 50% der Patienten mit Grad 1–3 (nach WFNS) nach 3 Monaten auch ein gutes neurologisches Ergebnis (1). Die SAB ist daher ein „medizinischer Notfall", der sofortige diagnostische und therapeutische Schritte erfordert. Nach Diagnosestellung einer SAB aufgrund ihrer typischen klinischen Symptome, der Computertomographie sowie ggf. einer Lumbalpunktion, ist die Beurteilung des neurologischen Zustands des Patienten als Grundlage aller weiteren Maßnahmen von großer Bedeutung (Abb. 1). Dafür wurden eine Vielzahl von Skalen entwickelt, von denen sich die Hunt & Hess-Skala und neuerdings die WFNS-Skala im klinischen Alltag durchgesetzt haben (2). Die Gesamtprognose der Patienten ist vom initialen neurologischen Grad maßgeblich abhängig. Das Hauptrisiko nach einer aneurysmatischen SAB ist die Nachblutung, die v.a. in den ersten Tagen nach der initialen Blutung auftritt und mit einer Mortalität von über 70% assoziiert ist. Eine weitere verlaufsbestimmende Komplikation ist der zerebrale Vasospasmus und als Spätkomplikation der posthämorrhagische Hydrocephalus. Bezüglich des günstigsten Zeitpunkts einer operativen Aneurysmaausschaltung gibt es keinen allgemein akzeptierten Standard (3); aufgrund des Nachblutungsrisikos und der besseren Behandlungsmöglichkeit eines späteren Vasospasmus wird heute allerdings vielerorts die Frühoperation (innerhalb von 72 Stunden nach der initialen Blutung) favorisiert (4). Die Strategie einer frühen Aneurysmaausschaltung hat das Risiko einer Nachblutung im Laufe der letzten Jahre herabgesetzt, sodass als wesentliche Komplikation der SAB heutzutage der Vasospasmus anzusehen ist (Abb. 2). Grund-

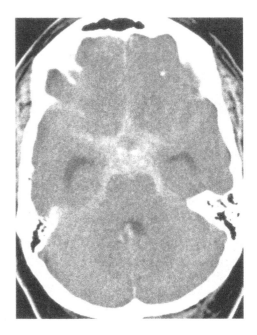

Abb. 1 Computertomogramm eines 52-jährigen Patienten mit SAB Grad 4 und Aneurysma der A. communicans anterior. Es zeigt sich eine ausgeprägte frontobasal betonte Subarachnoidalblutung sowie betonte Temporalhörner als Ausdruck einer Liquorresorptionsstörung bei posthämorrhagischem Hydrocephalus

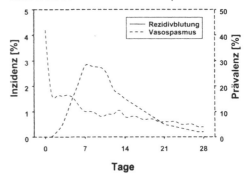

Abb. 2 Zeitlicher Verlauf von Rezidivblutungshäufigkeit und Vasospasmus – Inzidenz nach aneurysmatischer SAB. Nach Einführung der Frühoperation bzw. frühen endovaskulären Aneurysmaausschaltung hat das Risiko einer Nachblutung im Laufe der letzten Jahre abgenommen, sodass als wesentliche Komplikation der SAB heutzutage der Vasospasmus gilt

sätzlich wird für rupturierte Aneurysmen eine Aneurysmaausschaltung dringend empfohlen; bei asymptomatischen Patienten mit einem nicht-rupturierten Aneurysma wird derzeit sehr kontrovers diskutiert, inwiefern überhaupt eine Intervention zur Aneurysmaausschaltung indiziert ist. Bei einer Aneurysmagröße unter 10 mm, ist von einem kumulativen Blutungsriskio von 0,5% pro Jahr auszugehen, das sich bei größeren Aneurysmen erhöht (≥10 mm ca. 1% pro Jahr; bei Giantaneurysmen ≥25 mm 6% im ersten Jahr nach Diagnosestellung) (5). Hier gilt es individuell abzuwägen und den Patienten bezüglich der Risiken chirurgischer oder endovaskulärer Aneurysmaausschaltung versus Unterlassung einer Aneurysmaversorgung aufzuklären (6). Die Indikationsstellung hinsichtlich des Vorgehens (chirurgisch oder endovaskulär) bei geplanter Aneurysmaokklusion wird in den folgenden Abschnitten besprochen.

Empfohlene Therapie vor Aneurysmaausschaltung

Wache bewusstseinsklare Patienten (Grad 1–2) sollten auf einer Überwachungsstation, auf der engmaschige neurologische Untersuchungen von erfahrenem Personal möglich sind, untergebracht werden. Die meisten Studien empfehlen die Einhaltung von Bettruhe, Antithromboseprophylaxe sowie einen intravenösen Zugang zur optionalen Gabe von Volumen und Medikamenten. Bis zur endgültigen Versorgung des Aneurysmas sollte der Blutdruck nicht über die Norm ansteigen und Blutdruckanstiege bzw. Blutdruckschwankungen vermieden werden. Die Effektivität des Kalziumantagonisten Nimotop als Neuroprotektivum ist in einer Vielzahl kontrollierter Studien gezeigt worden und gilt daher als Standard bei der SAB (7). In Deutschland wird initial überwiegend die intravenöse Applikation bevorzugt und nach erfolgter Aneurysmaausschaltung bis zu ca. 6–8 Wochen oral weitergeführt, in den USA hingegen ist das Medikament nur für die orale Gabe zugelassen und wird ggf. auch zur Blutdrucksenkung bei diesen Patienten empfohlen.

Somnolente Patienten sowie Patienten mit neurologischen Defiziten (Grad 3–5) sollten auf einer Intensivstation überwacht werden. Ein zentralvenöser Katheter (zur Volumensubstitution und Messung des zentralen Venendrucks) sowie eine arterielle invasive Messung des Blutdrucks werden empfohlen. Zeigen sich im CCT Hinweise eines posthämorrhagischen Hydrocephalus bei gleichzeitiger Vigilanzminderung des Patienten, wird die Anlage einer externen Ventrikeldrainage zur intrakraniellen Druckmessung und vorsichtigen Liquordrainage empfohlen. Intubationspflichtige und komatöse Patienten erhalten vor der Aneurysmaausschaltung meist eine externe Ventrikeldrainage zur intrakraniellen Drucküberwachung und zur Behandlung eines Hydrocephalus. In einigen Studien werden Kortikoide empfohlen, es liegen allerdings keine gesicherten Daten über ihren Nutzen vor (8).

Ca. 20–40% der SAB-Patienten haben eine intrazerebrale Blutung, die bei rascher neurologischer Verschlechterung eine sofortige chirurgische Entlastung sowie Aneurysmaausschaltung erforderlich machen kann.

Die zerebrale Panangiographie ist nach wie vor Standard für die Diagnostik der zugrundeliegenden Gefäßmissbildung und sollte möglichst rasch nach Aufnahme durchgeführt werden. In einer Vergleichsstudie, die als Alternative zur digitalen Subtraktionsangiographie (DSA) eine CT- oder MRT-Angiographie in 142 Patienten evaluierte, war die konventionelle DSA den in etwa vergleichbaren neueren Methoden deutlich überlegen (9). Bei einer Aneurysmagröße unter 5 mm lag die Sensitivität nur bei 0,57 für die CTA und bei 0,35 für die MRA. Bei größeren Aneurysmen (≥5 mm) erhöhte sich die Sensitivität auf 0,94 für die CTA und 0,86 für die MRA, vorausgesetzt, die Untersucher waren sehr erfahren. Die relativ häufigen Aneurysmen der A. carotis interna wurden von der CTA und MRA allerdings seltener entdeckt.

Nach erfolgtem Aneurysmanachweis ist die Indikationsstellung für eine chirurgische versus endovaskuläre Ausschaltung zu prüfen.

Chirurgische Aneurysmaversorgung

Die chirurgische Standardversorgung eines Aneurysmas ist die mikrochirurgische Präparation und Clippung des Aneurysmas (Abb. 3). Sie gilt als effektivste und sicherste Maßnahme zur Verhinderung einer Rezidivblutung (10). Die chirurgische Morbidität ist abhängig von einer Reihe von Faktoren, z. B. der Lokalisation, Größe und Form des Aneurysmas; Vorliegen einer begleitenden intrazerebralen Blutung bzw. Hirnschwellung; dem klinisch-neurologischen Zustand des Patienten sowie der Koinzidenz mit anderen Komplikationen einer SAB. Aufgrund der in den ersten Tagen nach SAB erhöhten Rezidivblutungsgefahr sowie des später möglicherweise auftretenden Vasospasmus wird mittlerweile eine Frühoperation innerhalb der ersten 3 Tage nach initialer Blutung empfohlen. Während der Vasospasmusphase (ca. Tag 4–12 nach SAB) sollte eine Intervention an den Hirngefäßen vermieden werden, um eine weitere Engstellung mit der Gefahr einer zerebralen Ischämie zu verhindern. Für die Frühoperation spricht

Abb. 3 Angiogramm der rechten A. carotis interna (seitl. Projektion) mit Nachweis eines ca. 9 mm großen Aneurysmas (Pfeile) der A. cerebri media-Bifurkation einer 56-jährigen Patientin mit einer SAB Grad 3 vor (**3 a**) und nach (**3 b**) chirurgischem „Clipping". In der Kontrollangiographie (**3 b**) zeigt sich die vollständige Aneurysmaausschaltung durch singulären Clip (Pfeilköpfe) ohne Beeinträchtigung der benachbarten Mediaäste

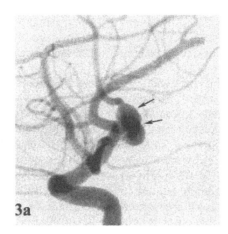

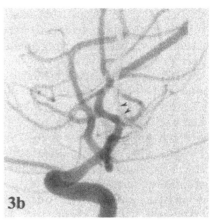

auch, dass bei Auftreten eines symptomatischen Vasospasmus eine forcierte Triple-H-Therapie mit Induktion einer arteriellen Hypertension, Hypervolämie und Hämodilution möglich ist. Desweiteren haben tierexperimentelle und klinische Studien gezeigt, dass die frühe Entfernung von subarachnoidalem Blut und Blutklots (durch Lavage der Zisternen) die Inzidenz eines zerebralen Vasospasmus deutlich verringern kann. Die vorliegenden randomisierten Studien zeigen überwiegend eine Überlegenheit der Frühoperation bei SAB-Patienten (6).

Bei schwer zugänglichen und großen Aneurysmen wird ggf. unter Hypothermie und Barbituratnarkose operiert. Einige Aneurysmata können aufgrund ihrer Form (z. B. fusiform) oder Größe (z. B. Giant-Aneurysma) nicht geklippt werden. Hier kommt gelegentlich das sog. Trapping, die Ausschaltung des Gefäßes vor und nach der aneurysmatischen Aussackung in Frage. Es handelt sich hier um eine sichere Methode, die allerdings nur sehr eingeschränkt, z. B. bei der A. communicans anterior, oder mit einem zusätzlichen Bypass durchführbar ist. Die Umhüllung eines (breitbasigen) Aneurysmas mittels Muskel, das sog. Wrapping, verringert das Risiko einer Blutung, ist allerdings weniger effizient. Chirurgische Techniken wie die Aneurysmaausschaltung mit Veneninterponat oder Formen der arteriellen Rekonstruktion, u.U. mit extra/intrakranieller Bypassoperation sind nur in Einzelfällen erforderlich (11).

Kontrovers beurteilt wird die Frage der Behandlung von Patienten höhergradiger SAB (Grad 4–5). Es konnte gezeigt werden, dass einige dieser Patienten von einer chirurgischen Therapie mit nachfolgender forcierter Triple-H-Therapie profitieren (12). Bisher ungeklärt bleibt die Frage, ob bei dieser Patientengruppe einer chirurgischen oder endovaskulären Aneurysmaausschaltung der Vorzug zu geben ist. In unserer Einrichtung wird für Patienten mit einer höhergradigen SAB z. Z. das chirurgische Vorgehen favorisiert.

Endovaskuläre Aneurysmaausschaltung

Neben der operativen mikrochirurgischen Versorgung haben heutzutage verfeinerte neuroradiologische, interventionelle Techniken zunehmend Bedeutung erlangt (13, 14). Seit Einführung des GDC-Systems Anfang der 90iger Jahre, sind ablösbare Platincoils bei rupturierten und nicht rupturierten Aneurysmata weltweit eingesetzt worden, um einen endovaskulären Aneurysmaverschluss zu erzielen. Auch bei frisch rupturierten Aneurysmen hat sich diese minimal invasive Technik als sicher und effektiv zum Schutz vor einer Rezidivblutung bewährt. Dies gilt insbesondere für Aneurysmen des hinteren Stromgebietes und der Basilarisspitze (15) (Abb. 4). Obwohl die bisherigen Behandlungsergebnisse bei Basilariskopfaneurysmen vielversprechend sind und die Morbiditäts/Mortalitätsrate mit 4,1/1,4% niedriger ist als in vielen neurochirurgischen Serien, stehen Langzeitergebnisse noch aus. In anderen Lokalisationen wie z. B. der Mediatrifurkation können vor allem eine ungünstige Hals/Dom-Relation oder einbezogene arterielle Äste das endovaskuläre Vorgehen erschweren und machen das chirurgische Clipping häufig zur Methode der Wahl (16).

Die Kriterien für eine endovaskuläre Aneurymaausschaltung sind z. B. eine Lokalisation im hinteren Stromkreislauf (z. B. Basilariskopfaneurysma), ein schmaler Hals des Aneurysmas, das Fehlen einer intrazerebralen Blutung sowie ein fortgeschrittenes Alter des Patienten (17). Der Eingriff sollte in Vollnarkose sowie in Bereitschaft eines mit der Aneurysmachirurgie erfahrenen OP-Teams durchgeführt werden. Nach erfolgreichem Coiling wird in regelmäßigen Abständen (in der Regel nach 6, 12 und 24 Monaten) eine Kontrollangiographie empfohlen, um den Verlauf der weiteren Thrombosierung zu beobachten.

Ein nach wie vor ungelöstes Problem stellen endovaskulär inkomplett verschlossene Aneurysmen

Abb. 4 Angiogramm der rechten A. vertebralis (ap. Projektion) mit Darstellung eines ca. 4 mm großen Aneurysmas (Pfeilköpfe) zwischen der A. cerebri posterior (Doppelpfeile) und A. cerebelli superior (Pfeil) rechts bei einer 44-jährigen Patientin mit SAB Grad 2 (**4a**). Nach endovaskulärer Behandlung mit ablösbaren Platincoils (Pfeilköpfe, GDC), kompletter Verschluss unter Einbeziehung des Aneurysmahalses ohne Coilprotrusion in das Lumen der A. basilaris (**4b**)

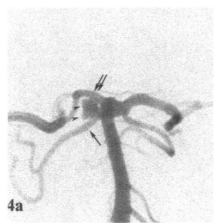
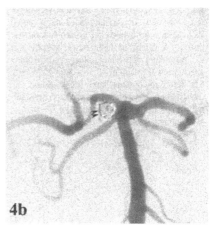

dar. Beträgt der Aneurysmahals weniger als 4 mm, kann in bis zu 85% der Fälle ein kompletter Aneurysmaverschluss erzielt werden, bei einer Aneurysmahalsbreite größer als 4 mm gelingt dies hingegen nur in 15% der Fälle (18). Allerdings ist die Beurteilung der Okklusionsrate in den einzelnen Serien sehr unterschiedlich und die Bewertung eines Aneurysmarestes nach Coiling hinsichtlich seiner klinischen Bedeutung unklar. So beobachteten Debrun und Mitarbeiter (19) bei inkomplett verschlossenen Aneurysmen in den Verlaufskontrollen ein Neuwachstum in ca. 1/3 der Fälle. Da dies in etwa der Rate von inkomplett geklippten Aneurysmen (5–6%) entspricht (20), wäre von einem vergleichbaren Nachblutungsrisiko auszugehen. Allerdings ist bislang nicht untersucht, ob ein Aneurysmarest nach endovaskulärer Behandlung einem ebensolchen nach Clipping wirklich gleichzusetzen ist.

Da die ersten größeren Behandlungsserien mit endovaskulären Coils vorwiegend bei Patienten mit höhergradigen Blutungen durchgeführt wurden, stehen Aussagen zur Langzeitprognose der endovaskulären Aneurysmaausschaltung bisher noch aus.

Als ein weiterer möglicher Nachteil der endovaskulären Behandlung wird die fehlende Lavage der subarachnoidalen Blutanteile diskutiert. Eine Vergleichsstudie, die das Auftreten und Morbidität von zerebralem Vasospasmus nach einer Frühoperation versus früher endovaskulärer Versorgung (jeweils innerhalb 72 Stunden nach SAB) untersuchte, zeigte eine signifikant höhere Infarktrate bei endovaskulär versorgten Patienten, sofern die schwer betroffenen Patienten (Fisher Grad IV, H&H Grad V) mit in die Analyse einbezogen wurden (21). In anderen Serien hingegen wurde keine höhere Inzidenz von symptomatischem Vasospasmus nach endovaskulärem Coiling beobachtet (22). Von einigen Arbeitsgruppen wird deshalb die Möglichkeit, bei klinisch schwer betroffene Patienten durch endovaskuläre Aneurysmaokklusion eine frühzeitige aggressive Vasospasmusbehandlung zu ereichen, favorisiert.

Neuere Techniken der vergangenen Jahre wie komplex konfigurierte 3D-Coils (23) oder das „balloon remodelling" haben besonders im Aneurysmahalsbereich eine größere Packungsdichte der Coils ermöglicht und die Tendenz zu Coilcompaktion und Aneurysmarekanalisation reduziert. Jüngste Entwicklungen wie Ultrasoftcoils oder das „Neck Bridging-Device" stellen weitere Schritte zur Verbesserung der Effektivität und Sicherheit bei der endoluminalen Aneurysmabehandlung mit Coils dar (24). Darüberhinaus hat in ausgewählten Lokalisationen wie bei dissezierenden oder fusiformen vertebrobasilären Aneurysmen der alternative oder komplementäre Einsatz von Coronarstents neue Möglichkeiten der sich rasant entwickelnden endovaskulären Behandlungtechniken aufgezeigt.

Vasospasmustherapie

Da das Nachblutungsrisiko aufgrund des verbesserten Managements von SAB-Patienten mit Frühoperation abgenommen hat, ist der zerebrale Vasospasmus die Hauptkomplikation nach einer Subarachnoidalblutung und kann zu schweren neurologischen Defiziten führen. SAB-Patienten zeigen in bis zu 75% der angiographischen Untersuchungen eine Gefäßverengung, die allerdings nur bei ca. 30% der Patienten klinisch als „symptomatischer Vasospasmus" („verzögertes ischämisch-neurologisches Defizit, DIND") manifest wird. Die Gefäßspasmen treten nach einem Intervall von ca. 48–72 h nach dem Blutungsereignis auf, mit einem Maximum der Gefäßverengung am 7. Tag nach SAB und Normalisierung der Gefäßkalibergröße nach ca. 14 Tagen (Abb. 5). Als Risikofaktoren für das Auftreten eines Vasospasmus werden u.a. die Menge von subarachnoidalem Blut (graduiert

Abb. 5a Angiogramm der linken A. vertebralis (ap. Projektion). Entwicklung eines ausgeprägten Vasospasmus im Bereich der oberen A. basilaris und der A. cerebri posterior bds. (Pfeile) bei Z.n. endovaskulärer Behandlung eines Basilariskopf-aneurysmas (Pfeilköpfe) 48 Stunden vorher.
5b: Karotisangiogramm links, ap. Projektion. Gleichzeitiger Vasospamus im vorderen Kreislauf mit erheblicher Lumeneinengung im A1- und M1-Segment (Pfeile)

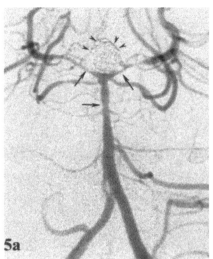
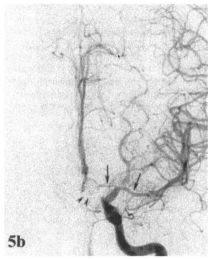

nach der Fisher-Skala) im CCT, Hypovolämie in der postoperativen Phase und Hyerglykämie diskutiert. Zur Früherkennung, Verifikation und Verlaufsbeurteilung werden die transkranielle Dopplersonographie sowie als neueres Verfahren die intrazerebrale Mikrodialyse angewandt. In einer Vergleichsstudie zur Früherkennung eines symptomatischen Vasospasmus zeigte sich die Mikrodialyse sogar als überlegenes Verfahren mit einer höheren Sensitivität und Spezifität im Vergleich zur transkraniellen Dopplersonographie und Angiographie (25). Das Therapieregime bei symptomatischem Vasospasmus wird unterschiedlich gehandhabt. V.a. in amerikanischen Studien wird häufig eine prophylaktische moderate Hypervolämie und Hämodilution generell für alle SAB-Patienten empfohlen. Die „klassische Behandlung" des zerebralen Vasospasmus, die „Triple-H-Therapie" (arterielle Hypertension, Hypervolämie und Hämodilution) wird in der Regel mit dem Auftreten der Vasospasmus-typischen neurologischen Symptome (DIND) begonnen. Die Behandlung sollte auf einer Intensivstation mit Anlage venöser und arterieller Zugänge zur Volumen- und Blutdrucküberwachung erfolgen. Zielgröße ist ein arterieller Mitteldruck von ca. 90–100 mmHg bei versorgten Aneurysmen und ca. 80–90 mmHg bei unversorgten Aneurysmen. Viele SAB-Patienten haben eine spontane arterielle Hypertension, sodass die angestrebten Blutdruckwerte allein durch Rückzug antihypertensiver Medikamente erreicht werden können (26). Bei zu niedrigen Blutdruckwerten wird ein graduelles Vorgehen mit Volumengabe (bis maximal 2000 ml kolloidale sowie nicht kolloidale Volumenersatzmittel, ev. Blutprodukte), und die Gabe von inotrop wirksamen Medikamenten (Dopamin, Dobutamin, Adrenalin, Noradrenalin) empfohlen. Der zentrale Venendruck sollte zwischen 8 bis 12 mmHg betragen und der Hämatokrit auf 30–35% gesenkt werden

sowie eine engmaschige Elektrolytkontrolle (v. a. Natrium) erfolgen. Fakultativ wird in einigen Studien die Anlage eines Pulmonaliskatheters empfohlen. Da die Symptome eines zerebralen Vasospasmus häufig im Tagesverlauf schwankend sind, sollten die therapeutischen Maßnahmen erst nach konstanter neurologischer Besserung (z.B. >48 Stunden) stufenweise zurückgenommen werden. Es bestehen eine Vielzahl nicht-neurologischer Komplikationen, die z.T. auf die Grunderkrankung, z.T. aber auch auf die Therapie zurückzuführen sind. Eine große randomisierte Multizenterstudie mit 457 SAB-Patienten fand an SAB-typischen nicht-neurologischen Komplikationen v.a. in der direkten postoperativen Phase (Tag 1–2 pOP) kardiale Arrhythmien (30%, davon lebensbedrohlicher Art 5%), ein Lungenödem (23%, in 6% der Fälle sehr ausgeprägt), Veränderungen der Leberwerte (24%) sowie Nierenfunktionsstörungen (7%) (27). Trotz der möglichen Risiken ist die Triple-H-Therapie die derzeit effektivste Maßnahme zur Behandlung des zerebralen Vasospasmus. Verschiedene experimentelle und klinische Studien konnten unter dieser Therapie eine Verbesserung der zerebralen Perfusion zeigen (28). Die Triple-H-Therapie führt zu einer Erhöhung des intravaskulären Volumens mit Anstieg des kardialen Output und Erhöhung der regionalen zerebralen Blutflusses in ischämischen Hirnarealen und verbessert die Rheologie in der Mikrozirkulation (29). Darüberhinaus gibt es weitere Therapieansätze wie z.B. die intraarterielle Papavaringabe, die allerdings nur kurzfristig zu einer Verringerung der Gefäßverengung führt, die intrathekale Applikation von Nitroprussid sowie die Gabe von Endothelinantagonisten (30). Da SAB-Patienten in Abhängigkeit des klinischen Verlaufs (asymptomatisch, akut oder verzögert auftretende neurologische Defizite) charakteristische Veränderungen im zerebralen Stoffwechsel zeigen, kann in Zukunft auch die Wirkung dieser Substanzen auf den zerebralen Stoffwechsel untersucht werden (31). Die Applikation von rtPAse in die Zisternen erwies sich klinisch als nicht effektiv.

Behandlung SAB-Patienten ohne Aneurysmanachweis

Ca. 15–30% der Patienten mit sicher nachgewiesener Subarachnoidalblutung zeigen ein normales zerebrales Angiogramm ohne Nachweis einer Gefäßanomalie. Die Blutungsverteilung ist bei diesen Patienten häufig perimesencephal aus Blutungen von lentikulostriatalen bzw. thalamoperforierenden Gefäßen, Mikroaneurysmen, aus dem Kapillarsystem des Hirnstamms oder aus subarachnoidalen Venen (32). Dieser Typ der Subarachnoidalblutung ist grundsätzlich benigner Natur, begleitet von milder neurologischer Symptomatik, einem „negativem" Angiogramm und ist mit einer guten Prognose mit geringer Nachblutungsgefahr verbunden (33). Oft weisen die Patienten vor der Blutung eine arterielle Hypertension auf.

Um auszuschließen, dass sich hinter der Subarachnoidalblutung nicht doch ein okkultes Aneurysma mit wesentlich höherem Nachblutungsrisiko und hoher Morbidität und Mortalität verbirgt, wird die Wiederholung einer zerebralen 4-Gefäßangiographie empfohlen. Mögliche Ursachen für ein im ersten Angiogramm nicht entdecktes Aneurysma sind am häufigsten (23%) technisch nicht adäquat oder nur inkomplett durchgeführte Untersuchungen (34). Weitere Ursachen sind eine spontane Thrombose des Aneurysmas, ein Vasospasmus, die fehlende Kontrastierung des Aneurysmas mit Kompression oder Destruktion aufgrund der intrazerebralen Blutung, eine Verengung des Aneurysmahalses und Veränderungen des zerebralen Blutflusses. Als generelles Vorgehen bei „negativer" Erstangiographie und gesicherter Subarachnoidalblutung wird eine Kontrollangiographie nach ca. 2 Wochen sowie evtl. erneut nach 6–8 Wochen empfohlen, ein Zeitraum, in dem ein thrombosiertes Aneurysma wieder rekanalisiert sein kann. Bei Patienten mit milder Neurologie und typischen perimesencephalen Blutungen wird auf die 2. Kontrollangiographie in der Regel verzichtet. Bei zusätzlichen untypischen Cervalgien wird ggf. eine Magnetresonanztomographie der HWS empfohlen, um ein zervikales Angiom auszuschließen. Im weiteren Verlauf wird bei asymptomatischen Patienten dann keine weitere zerebrale Angiographie empfohlen.

In der Literatur wird immer wieder diskutiert, ob ein Patient mit perimesencephaler SAB und milder neurologischer Symptomatik überhaupt angiographiert werden soll, und wenn ja – in welchen Zeitabständen die Kontrolluntersuchungen erfolgen sollten. In diesem Zusammenhang werden 3-D-CT-gestützte Angiographien aufgrund der schnellen und einfachen Durchführbarkeit empfohlen, was v.a. bei Patienten mit akuter neurologischer Verschlechterung und fehlender Möglichkeit zur Angiographie sinnvoll sein kann. Allerdings hat die Methode, wie bereits erwähnt, nur bei größeren (≥5 mm), nicht peripher gelegenen Aneurysmen eine akzeptable Sensitivität. Die MRT-Angiographie kann v.a. für mittelliniennahe Aneurysmen des vorderen Kreislaufs eine gute Untersuchungsmethode sein, sie eignet sich bei diesen Patienten allerdings nicht zum Ausschluss eines Aneurysmas als Blutungsquelle. Der Stellenwert einer chirurgischen Exploration zur Diagnosesicherung und Therapie okkulter Aneurysmen ist aufgrund der verbesserten neuroradiologischen Techniken deutlich rückläufig und ist nur in seltenen Fällen indiziert, z.B. bei Patienten, die wiederholt an derselben Lokalisation geblutet hatten ohne mehrfachem neuroradiologischen Nachweis einer Blutungsquelle. Eine chirurgische Exploration bei einer perimesencephalen Subarachnoidalblutung ist nicht sinnvoll.

Literatur

1. Yanagihara T, Piepgras DG, Atkinson JLD (1998) Subarachnoid hemorrhage: An overview. In: Yanagihara T, Piepgras DG, Atkinson JLD (eds) Subarachnoid hemorrhage. Medical and Surgical Management. Marcel Dekker, INC. New York, p 4
2. Drake CG (1988) Report of World Federation of Neurological Surgeons Committee on a Universal Subarachnoid Hemorrhage Grading Scale. J Neurosurg 68:985–986
3. Kassell NF, Torner JC, Haley EC Jr, Jane JA, Adams HP, Kongable GL (1990) The International Cooperative Study on the Timing of Aneurysm Surgery. Part 1: Overall management results. J Neurosurg 73(1):18–36
4. Öhman J, Heiskanen O (1989) Timing of operation for ruptured supratentorial aneurysms: a prospective randomized study. J Neurosurg 70:55–60
5. International Study of Unruptured Intracranial Aneurysms Investigators (1998) Unruptured intracranial aneurysms-risk of rupture and risks of surgical intervention. N Engl J Med 339(24):1725–1733

6. Bederson JB, Awad IA, Wiebers DO, Piepgras D, Haley EC Jr, Brott T, Hademenos G, Chyatte D, Rosenwasser R, Caroselli C (2000) Recommendations for the management of patients with unruptured intracranial aneurysms: A Statement for healthcare professionals from the Stroke Council of the American Heart Association. Stroke 31(11):2742–2750

7. Allen GS, Ahn HS, Prezisi TJ et al (1983) Cerebral arterial spasm – A controlled trial of nimodipine in patients with subarachnoid hemorrhage. N Engl J Med 308:619–624

8. Heros RC (1988) Intracranial aneurysms: general aspects of surgical treatment. In: Ojemann RG, Heros RC, Crowell RM (eds) Surgical management of cerebrovascular Desease. Baltimore, Md: Williams & Wilkins, pp 163–177

9. White PM, Teasdale EM, Wardlaw JM, Easton V (2001) Intracranial aneurysms: CT angiography and MR angiography for detection prospective blinded comparison in a large patient cohort. Radiology 219(3):739–749

10. Inagawa T, Yamamoto M, Kamiya K (1990) Effect of clot removal on cerebral vasospasm. J Neurosurg 72:224–230

11. Spetzler RF, Schuster H, Roski RA (1980) Elective extracranial-intracranial arterial bypass in the treatment of inoperable giant aneurysms of the internal carotid artery. J Neurosurg 53(1):22–27

12. Bailes JE, Spetzler RF, Hadley MN, Baldwin HZ (1990) Management morbidity and mortality of poor-grade aneurysm patients. J Neurosurg 72(4):559–566

13. Vinuela F, Duckwiler G, Mawad M (1997) Guglielmi detachable coil embolization of acute intracranial aneurysm: perioperative anatomical and clinical outcome in 403 patients. J Neurosurg 86(3):475–482

14. Dovey Z, Misra M, Thornton J, Charbel FT, Debrun GM, Ausman JI (2001) Guglielmi detachable coiling for intracranial aneurysms: the story so far. Arch Neurol 58(4):559–564

15. Tateshima S, Murayama Y, Gobin YP, Duckwiler GR, Guglielmi G, Vinuela F (2000) Endovascular treatment of basilar tip aneurysms using Guglielmi detachable coils: anatomic and clinical outcomes in 73 patients from a single institution. Neurosurgery 47(6):1332–1339

16. Regli L, Uske A, de Tribolet N (1999) Endovascular coil placement compared with surgical clipping for the treatment of unruptured middle cerebral artery aneurysms: a consecutive series. J Neurosurg 90(6):1025–1030

17. Mayberg MR, Batjer HH, Dacey R, Diringer M, Haley EC, Heros RC, Sternau LL, Torner J, Adams HP Jr, Feinberg W et al (1994) Guidelines for the management of aneurysmal subarachnoid hemorrhage. A statement for healthcare professionals from a special writing group of the Stroke Council, American Heart Association. Stroke 25(11):2315–2328

18. Fernandez Zubillaga A, Guglielmi G, Vinuela F, Duckwiler GR (1994) Endovascular occlusion of intracranial aneurysms with electrically detachable coils: correlation of aneurysm neck size and treatment results. AJNR Am J Neuroradiol 15(5):815–820

19. Debrun GM, Aletich VA, Thornton J, Alazzaz A, Charbel FT, Ausman JI, Bashir Q (2000) Techniques of coiling cerebral aneurysms. Surg Neurol 53(2):150–156

20. Rauzzino MJ, Quinn CM, Fisher WS 3rd (1998) Angiography after aneurysm surgery: indications for "selective" angiography. Surg Neurol 49(1):32–40

21. Gruber A, Ungersbock K, Reinprecht A, Czech T, Gross C, Bednar M, Richling B (1998) Evaluation of cerebral vasospasm after early surgical and endovascular treatment of ruptured intracranial aneurysms. Neurosurgery 42(2):258–267

22. Murayama Y, Malisch T, Guglielmi G, Mawad ME, Vinuela F, Duckwiler GR, Gobin YP, Klucznick RP, Martin NA, Frazee J (1997) Incidence of cerebral vasospasm after endovascular treatment of acutely ruptured aneurysms: report on 69 cases. J Neurosurg 87(6):830–835

23. Cloft HJ, Joseph GJ, Tong FC, Goldstein JH, Dion JE (2000) Use of three-dimensional Guglielmi detachable coils in the treatment of wide-necked cerebral aneurysms. Am J Neuroradiol 21(7):1312–1314

24. Turk AS, Rappe AH, Villar F, Virmani R, Strother CM (2001) Evaluation of the TriSpan neck bridge device for the treatment of wide-necked aneurysms: an experimental study in canines. Stroke 32(2):492–497

25. Unterberg AW, Sakowitz OW, Benndorf G, Lanksch WR (2001) Role of bedside microdialysis in the diagnosis of cerebral vasospasm following aneurysmal subarachnoid hemorrhage. J Neurosurg 94(5):740–749

26. Awad IA, Carter P, Spetzler RF et al (1987) Clinical vasospasm after subarachnoid hemorrhage: Response to hypervolemic hemodilution and arterial hypertension. Stroke 18:365–372

27. Solenski NJ, Haley EC Jr, Kassell NF, Kongable G, Germanson T, Truskowski L, Torner JC (1995) Medical complications of aneurysmal subarachnoid hemorrhage: a report of the multicenter, cooperative aneurysm study. Participants of the Multicenter Cooperative Aneurysm Study. Crit Care Med 23(6):1007–1017

28. Kassell NF, Peerless SJ, Durward QJ et al (1982) Treatment of ischemic deficits from vasospasm with intravascular volume expansion and induced arterial hypertension. Neurosurgery 11:337–343

29. Hino A, Mizukawa N, Tenjin H et al (1989) Postoperative hemodynamic and metabolic changes in patients with subarachnoid hemorrhage. Stroke 20:1504–1510

30. Thomas JE, Rosenwasser RH, Armonda RA, Harrop J, Mitchell W, Galaria I (1999) Safety of intrathecal sodium nitroprusside for the treatment and prevention of refractory cerebral vasospasm and ischemia in humans. Stroke 30(7):1409–1416

31. Sarrafzadeh AS, Sakowitz OW, Lanksch WR, Unterberg AW (2002) Cerebral metabolism monitored by bedside microdialysis after subarachnoid hemorrhage. Crit Care (in press)

32. McMahon J, Dorsch N (1999) Subarachnoid haemorrhage of unknown aetiology: what next? Crit Rev Neurosurg 25; 9(3):147–155

33. Jeelani NUO, Sekhar LN, Bank WO (1997) "Angiogram-negative" subarachnoid hemorrhage: a current perspective. Crit Rev Neurosurg 7:324–332

34. Urbach H, Zentner J, Solymosi L (1998) The need for repeat angiography in subarachnoid haemorrhage. Neuroradiology 40(1):6–10

35. Anderson GB, Findlay JM, Steinke DE, Ashforth R (1997) Experience with computed tomographic angiography for the detection of intracranial aneurysms in the setting of acute subarachnoid hemorrhage. Neurosurgery 41(3):522–527

89–95
© Steinkopff Verlag 2003

D. Georgiadis
R. W. Baumgartner

Diagnostik und Therapie
der Sinusvenenthrombose

Diagnosis and treatment
of sinus venous thrombosis

Summary Sinus venous thrombosis is the underlying cause of approximately 1% of acute strokes. Headache, seizures, focal motor or sensory symptoms, papilledema and decreased level of consciousness, which can occur acutely, or progressively over a period of several weeks, represent the most common clinical symptoms. Diagnosis is mostly confirmed using MRI and MR angiography. Safety of heparin in patients with sinus venous thrombosis was demonstrated in several studies. Although its efficacy remains a matter of debate, intravenous heparin, followed by oral anticoagulation for 3–6 months, is currently the treatment of first choice. Local fibrinolyis results in a higher rate of recannalization, but is also associated with a higher prevalence of bleeding complications, and should therefore be reserved for patients demonstrating neurological deterioration under heparin treatment.

Key words Sinus venous thrombosis – diagnosis – therapy – thrombolysis

Zusammenfassung Die Sinusvenenthrombose verursacht weniger als 1% aller Schlaganfälle. Die häufigsten klinischen Symptome sind Kopfschmerzen, epileptische Anfälle, fokale motorische oder sensible Ausfälle, Sprachstörungen, Bewusstseinsminderung und Papillenödem. Klinisch findet sich eines der folgenden 4 Syndrome, die akut oder schleichend, gleichzeitig oder nacheinander auftreten können, und in absteigender Häufigkeit aufgeführt sind: 1) fokale Störungen mit Kopfschmerzen, fokalen Defiziten und epileptischen Anfällen; 2) isolierte intrakranielle Hypertonie mit Kopfschmerzen und Papillenödem; 3) Sinus cavernosus Syndrom mit Chemose, Proptose und schmerzhafter Ophthalmoplegie; 4) subakute Enzephalopathie. Zur Diagnosestellung sind die Kernspinantomographie und -angiographie, oft eine Computertomographie des Gehirns ausreichend. Eine Katheterangiographie ist nur in seltenen diagnostisch unklaren Situationen notwendig. Die Therapie besteht in der Vollheparinisierung mittels unfraktioniertem oder niedermolekularem Heparin gefolgt von meist 3–6-monatiger oraler Antikoagulation. Eine Fibrinolyse ist nur bei den seltenen schweren Verläufen unter Heparin zu diskutieren.

Schlüsselwörter Sinusvenenthrombose – Diagnostik – Therapie – Thrombolyse

PD Dr. D. Georgiadis (✉)
Klinik für Neurologie
Universitätsklinik Heidelberg
Im Neuenheimer Feld 400
69120 Heidelberg, Germany
Tel.: +49-6221-567779
Fax: +49-6221-6774
E-Mail:
dimitri_georgiadis@med.uni-heidelberg.de

R. W. Baumgartner
Klinik für Neurologie
Universität Zürich, Switzerland

Einleitung

Die Sinusvenenthrombose (SVT) wurde erstmals von Ribes im Jahr 1825 beschrieben (1). Die Krankheit galt als selten, weil sie nur autoptisch diagnostiziert werden konnte. Durch die Verwendung bildgebender Verfahren zeigte sich, dass die SVT etwas weniger als 1% aller Schlaganfälle verursacht. Ihre jährliche Inzidenz wird von Warlow auf etwa 0,5 Fälle/100 000 Menschen geschätzt (2), allerdings fehlen entsprechende epidemiologische Studien.

Ätiologie

Die Ätiologie der SVT ist vielfältig; es gibt kaum eine systemische Erkrankung, in welcher das Auftreten einer SVT nicht beschrieben wurde. Erkrankungen, die häufig mit einer SVT einhergehen, oder diese verursachen sind in Tabelle 1 zusammengestellt.

Klinik

Die klinische Präsentation der SVT ist variabel. Sie hängt hauptsächlich von der Lokalisation und Kollateralisierung der Thrombose ab, und kann sowohl akut als auch schleichend auftreten. Die häufigsten klinischen Symptome der SVT sind Kopfschmerzen, epileptische Anfälle, fokale motorische oder sensible Ausfälle, Sprachstörungen, Bewusstseinsminderung und Papillenödem. Klinisch zeigen die Patienten eines der folgenden 4 Syndrome, die in absteigender Häufigkeit aufgeführt sind: 1) fokale Störungen mit Kopfschmerzen, fokalen Defiziten und epileptischen Anfällen; 2) isolierte intrakranielle Hypertonie mit Kopfschmerzen und Papillenödem; 3) Sinus cavernosus Syndrom mit Chemose, Proptose und schmerzhafter Ophthalmoplegie; 4) subakute Enzephalopathie. Die oben genannten Syndrome können gleichzeitig oder nacheinander auftreten (3–7).

Diagnostik

Die kraniale Computertomographie (CCT) bleibt in den meisten Fällen die erste bildgebende Untersuchung. Im CCT finden sich direkte und indirekte Zeichen der Thrombose sowie vielfältige Folgen wie Hirnödem, ischämischer Infarkt und Blutung (8–10). Vier bisherige Studien berichteten über CCT-Befunde in 302 Patienten mit SVT (4, 6, 11, 12). Unspezifische pathologische Befunde wie fokale Blutungen (50%), fokale Hypodensitäten (43%) und enge Sei-

Tab. 1 Ursachen und prädisponierende Faktoren von SVT (modifiziert nach (4))

Blande SVT	Lokale Ursachen	Kopftrauma, neurochirurgische Eingriffe
		Gehirntumor, Porenzephalie, AV-Malformation
		Ischämischer/ haemorrhagischer Schlaganfall
		ZVK in V. jugularis
	Hormonell	Schwangerschaft, Wochenbett
		Orale Kontrazeption
		Ovarielle Überstimulation
		Androgentherapie, Kortkosteroide
	Medikamentös	Zytostatika, rh-GM-CSF, Aminocapronsäure
	Drogen	Ecstasy, Inhalationsdrogen
	Koagulopathie	AT-III-Mangel, Protein-S-Mangel, DIC
		Protein-C-Mangel/ Resistenz, t-PA-Mangel
	Herzerkrankungen	Herzinsuffizienz, kongenitale Herzerkrankungen
	Gastrointestinale Erkrankungen	Leberzirrhose, M. Crohn, Collitis ulcerosa
	Vaskulitiden	SLE, Arteriitis temporalis Wegener Granulomatose, M. Behcet
	Hämopoetische Erkrankungen	Polyzythämie, Sichelzellanämie
		Paroxysmale nächtliche Hämaturie
	Maligne Erkrankungen	Alle Magen-Darm-Trakt-Tumoren Lymphome, Leukämie, Karzinoid
Septische SVT	Lokale Infektionen	Sinusitis, Otitis media, Mastoiditis, Meningitis Gesichtsfurunkel, dentogene Infektion, Stomatitis
	Sepsis/ Systemische Infektionen	Bakterielle/virale Sepsis, Endocarditis
		Virale (Herpes, HIV, Cytomegalie) Parasitäre (Malaria, Trichinose) Mykotische (Aspergillose)

tenventrikel (35%) wurden am häufigsten beobachtet. Das „empty delta sign" (Darstellung der kollateralen Venen in Sinuswand ohne Abbildung des okkludierten Sinus nach Kontrastmittelgabe) wurde bei 21–42% der Patienten beobachtet (insgesamt 30%). Dieses tritt erst ab etwa dem 6. Tag bis 2 Monate nach Symptombeginn auf; häufige Fehlerquellen sind eine hohe Aufteilung des Sinus sagitalis superior (SSS) und ein Epiduralabzess. Andere mit SVT assoziierte Zeichen wie eine Hyperdensität der Falx oder das sogennante „dense triangle sign" wurden seltener gesehen (0–13% der Fälle). Normale CCT-Befunde fanden sich bei 30% aller Patienten. Diese sind am häufigsten bei Thrombosen des tiefen venösen Systems oder Patienten mit alleinigen Zeichen einer intrakraniellen Hypertension (11). Die Verwendung von zusätzlichen koronaren Schichten oder multiplanarer Rekonstruktionen erlauben eine bessere Darstellung bestimmter Venen und Sinusabschnitte wie den hinteren Teil des SSS.

Die Magnetresonanztomographie (MRT) in Kombination mit der venösen Magnetresonanzangiographie (MRA) stellen die Verfahren der Wahl zur Diagnosestellung und Verlaufsbeobachtung einer SVT dar (13, 14). Typischerweise wird kein flow void im verschlossenen Gefäß gesehen. Im Frühstadium ist der Thrombus isointens auf T1- und hypointens auf T2-gewichteten Bildern (cave: keine Darstellung eines hyperakuten Thrombus wegen Suszeptibilitätsartefakten). Nach Tagen erscheint der Thrombus hyperintens auf T1-, dann auch auf T2-gewichteten Bildern (Umwandlung von Oxy- zu Methämoglobin; DD: langsamer Fluss). Ab 2 Wochen tritt dann die Revaskularisation ein, mit Wiedererscheinen des flow void. Zusätzlich werden – wie auch im CCT – Ödem, Blutungen und nichthämorrhagische venöse Infarkte diagnostiziert. Die diffusionsgewichtete MRT (DWI) erlaubt die zusätzliche Abgrenzung von vasogenem und zytotoxischem Hirnödem (15–17). Ein vasogenes Ödem zeigt eine Zunahme des apparenten Diffusionskoeffizienten (ADC) und eine leichte Signalhyperintensität. Dagegen führt ein bei venösen Hirninfarkten auftretendes, zytotoxisches Ödem zu stark hyperintensen Signalen und erniedrigten ADC-Werten. Röther et al. fanden bei tierexperimentell induzierten, venösen Hirninfarkten schon nach 30 Minuten ein zytotoxisches, gefolgt von einem vasogenen Ödem (18). Binnen Tagen normalisieren sich bei Tier und Mensch die ADC-Werte wegen des regredienten zytotoxischen und progredienten vasogenen Ödems (18, 19). Allerdings kann eine SVT mit Hinweisen für ein klinisch symptomatisches, zytotoxisches Ödem ohne neurologische Residuen und venöse Infarkte in den Spin-Echo-Bildern abheilen (13). Deshalb bleibt zu untersuchen, ob das DWI Patienten mit venösen Infarkten bzw. einer schlechten Prognose früh erkennen kann und eine Entscheidungshilfe bei der Indikation zur venösen Fibrinolyse sein wird. Die perfusionsgewichtete MRT zeigt bei venöser Stauung ein lokal erhöhtes, relatives cerebrales Blutvolumen (rCBV) und eine Verlangsamung der relativen mittleren Transitzeit (16). Beim ischämischen venösen Infarkt ist zusätzlich die lokale Hirndurchblutung deutlich reduziert, wogegen das rCBV normal bleiben kann (20).

Die MRA stellt die wichtigsten zerebralen Sinus und Venen dar (21). Die Diagnose einer SVT erfordert neben der fehlenden Darstellung des okkludierten Gefäßes den Nachweis des Thrombus auf den Spin-Echo-Bildern. Die MRA kann auch eine SVT vortäuschen (falsch positiver Befund) (22). Ein typisches Beispiel ist der sog. Flow gap-Artefakt, der bei 33% von nicht-dominanten, 19% von ko-dominanten und keinen dominanten Sinus transversus von 100 Normalpersonen gefunden wurde (22). Ursachen sind langsamer Blutfluss, in-planer Fluss und komplexe Flussmuster. Intrasinusoidale fibrotische Bänder oder Septen, Pacchionische Granulationen und erweiterte Arachnoidalzotten, können ebenfalls zu falsch-positiven Befunden führen (23). Die dreidimensionale, kontrastmittelverstärkte magnetization-prepared rapid Gradienten Echosequenz (3D CE MP-RAGE) soll eine bessere Abbildung normaler und thrombosierter zerebraler Venen und Sinus erlauben (24).

Die digitale Substraktionsangiographie (DSA) wird wegen der Möglichkeit von Komplikationen nur noch eingesetzt, wenn die Klinik eine SVT vermuten lässt und alle anderen diagnostischen Verfahren keinen Nachweis erbringen können (25, 26). Dennoch stellt die DSA unverändert den Referenzstandard zur Erfassung einer SVT und bei der Erprobung neuer Techniken dar.

Therapie

Heparin/Heparinoide

Die Anwendung von Heparin bei Patienten mit SVT wurde bereits 1941 propagiert (27) allerdings wurde die Effektivität dieser Behandlung bisher in nur zwei prospektiven, randomisierten, placebokontrollierten Studien mit kleinen Fallzahlen untersucht. In der ersten Studie wurden 20 Patienten mit intravenösem Heparin (3000 i.E. Bolusgabe, gefolgt von Dauerinfusion von 25 000 – 65 000 i.E. pro Tag) oder Placebo behandelt (3). Eine spezielle Skala („sinus venous thrombosis severity scale") wurde entworfen, um den Schweregrad der neurologischen Symptome und den klinischen Verlauf zu dokumentieren. Anhand dieses Scores zeigten sich signifikante Unterschiede zwischen den zwei Patientengruppen bereits ab dem dritten Behandlungstag. In der Abschlussuntersuchung nach 3 Monaten zeigten 8 von 10 Patienten aus der Heparingruppe keine und die übrigen 2 nur milde Residualsymptome. Drei von 10 Patienten aus der Placebogruppe starben; 6 zeigten Residualsymptome und nur einer war symptomfrei nach der Behandlung. Zusätzlich wurde in dieser Studie retrospektiv über 102 Patienten mit SVT berichtet; 43 von diesen hatten eine intrakranielle Blutung (ICB) erlitten. Die Mortalität bei den 27 Patienten die trotz ICB mit Heparin behandelt wurden betrug 15%, verglichen zu 69% bei den übrigen ICB-Patienten. Die Autoren kamen zu der Schlussfolgerung, dass die intravenöse Heparinisierung eine effektive Therapie für die SVT darstellt, die auch Patienten, welche im Rahmen der SVT eine ICB erleiden, nicht vorenthalten werden sollte. Diese Studie wurde von mehreren Autoren kritisch betrachtet; insbesondere die kleine Patientenzahl, die Verwendung einer neuen, nicht evaluierten Skala zur Feststellung des klinischen Verlaufs, die lange Verzögerung bis zur Beginn der Behandlung (durchschnittlich 33 Tage für die Heparingruppe und 25 Tage für die Placebogruppe), die uneinheitliche Dauer der Heparintherapie und die nicht-standardisierte Verabreichung von Marcoumar nach der Beendigung der intravenösen Heparinisierung erschwerten die Interpretation der Ergebnisse. Zusätzlich, wie Stam et al. bemerkten, basiert das signifikante Ergebnis der Studie allein auf die Tatsache, dass 6 Patienten in der Kontrollgruppe milde Residualsymptome zeigten (transiente fokale Defizite in 5 und milde Parese in einem Fall) (28).

In der zweiten Studie wurden 60 Patienten für die Dauer von 3 Wochen entweder mit Nadroparin (180 anti-Faktor Xa i.E./kg/24 h) oder Placebo behandelt (29). Anschließend erhielten mit Nadroparin behandelte Patienten für weitere 3 Monate Marcoumar. Das Outcome wurde anhand des Barthel Index (BI) nach 3 und nach 12 Wochen evaluiert. Ein schlechtes Outcome nach 3 Wochen (definiert als Tod oder ein BI < 15) wurde bei 20% der mit Nadroparin behandelten Patienten und 24% der Patienten der Placebogruppe beobachtet. Dieser Unterschied war nicht signifikant. Die Unterschiede im Outcome nach 12 Wochen waren ebenfalls nicht signifikant (schlechtes Outcome in 13 bzw. 21% der Patienten). Es wurden keine neue ICB unter Nadroparin-Therapie beobachtet, obwohl bei 15 der 30 Patienten eine ICB vor der Randomisierung diagnostiziert wurde. Zusammenfassend war die Behandlung mit Nadroparin risikoarm, führte jedoch zu keiner signifikanten Verbesserung des Outcomes. Die Autoren kombinierten die Ergebnisse dieser Studie mit den Ergebnissen von Einhäupl et al. (3) und fanden eine 15,5% Reduktion vom schlechtem Outcome (definiert als Tod oder Abhängigkeit) in der Heparingruppe. Dieses Ergebnis wurde als „ein moderater aber klinisch wichtiger – wenn auch statistisch insignifikanter – Gewinn von der Heparintherapie bei SVT" interpretiert. Der Hauptgrund für den fehlenden Vorteil für die Heparintherapie könnte die geringe Fallzahl der untersuchten Patienten sein. Für diese Annahme spricht die Tatsache, dass in prospektiv-randomisierten, placebokontrollierten Studien bei Patienten mit extrakraniellen, tiefen Venenthrombosen die Wirksamkeit von Heparin und niedermolekularem Heparin gezeigt werden konnte (30, 31).

Brucker et al. beschrieben 42 Patienten mit einer SVT, die intravenöses Heparin für 3 Wochen erhielten und anschließend mit Marcoumar weiterbehandelt wurden (32). Eine neue hämorrhagische Transformation ohne klinische Verschlechterung trat bei einem Patienten auf; keine neuroradiologische oder klinische Verschlechterung wurde beobachtet bei den 22 Patienten, bei denen bereits vor Einleitung der Heparinisierung eine hämorrhagische Transformation bestand.

Aufgrund der niedrigen Komplikationsrate der Heparinbehandlung, der – wenn auch statistisch insignifikanten – Outcome-Verbesserung unter Heparintherapie, der klinischen Erfahrung und entsprechend der Therapie von extrakraniellen, tiefen Venenthrombosen wird eine SVT mittels Vollheparinisierung (Heparin oder niedermolekulares Heparin) behandelt. Dies gilt auch für eine SVT mit hämorrhagischer Transformation. Es gibt keine Untersuchungen über die notwendige Dauer der anschliessenden oralen Antikoagulation. In Analogie zur Behandlung von tiefen Venenthrombosen wird meist eine Antikoagulationsdauer von 3–6 Monaten empfohlen.

Thrombolyse

Die systemische Anwendung von Urokinase zur Behandlung einer SVT wurde erstmalig 1971 von Vines und Davis beschrieben (33). Di Rocco et al. berichteten von einem vollständigen Rückgang der klinischen Symptomatik und angiographischem Nachweis einer kompleten Rekanalisierung bei 5 Patienten mit SVT, die mit einer Kombination von Urokinase und Heparin behandelt wurden (34). Scott et al. führten im Jahre 1988 die erste lokale Anwendung von Urokinase in einem Patienten mit SVT aus (35). Seitdem wurden die Behandlungsergebnisse von insgesamt 48 lokal mit Urokinase therapierten Patienten veröffentlicht (siehe Tabelle 2). Es wurden kaum intrakranielle hämorrhagische Komplikationen beobachtet, und die meisten Patienten zeigten ein gutes funktionelles Outcome. Allerdings waren diese Fälle sehr unterschiedlich in Bezug auf den Schweregrad der klinischen Symptomatik, die Latenz zwischen Beginn der Symptome und Lyse, die verwendete Urokinase-Dosis und die zusätzliche Verwendung von Heparin. Die größte Serie wurde von Horowitz et al. berichtet; eine Rekanalisation wurde bei 11/12 Patienten erreicht, wobei die Symptome des zwölften Patienten zum Zeitpunkt der Behandlung bereits 2 Monate zurücklagen (36).

Rekombinanter Gewebs-Plasmin-Aktivator (rtPA) zur lokalen Thrombolyse bei Patienten mit SVT wurde bisher in zwei Studien verwendet. Neun Patienten wurden in die erste Studie eingeschlossen (37). Die ersten 10 mg von rtPA wurden als Bolus verabreicht, gefolgt von weiteren 50 mg über 3 h und anschließend 5 mg/h bis zu einer Tagesdosis von 100 mg. Bei Patienten, bei denen keine komplette Rekanalisation erreicht wurde, wiederholte sich das gleiche Schema

Tab. 2 Übersicht der bisher veröffentlichten Studien über lokale Thrombolyse mit Urokinase

Autor, Jahr	Outcome		
	Verbessert	Verschlechtert	Tod
Scott et al. 1988 (35)	1	0	0
Barnwell et al. 1991 (40)	2	1	0
Manthous et al. 1992 (41)	1	0	0
Tsai et al. 1992 (42)	5	0	0
Smith et al. 1994 (43)	6	1	0
Griesemer et al. 1994 (44)	1	0	0
Horowitz et al. 1995 (36)	11	0	1
Gurley et al. 1996 (45)	2	0	0
Spearman et al. 1995 (46)	2	0	0
Gerszten et al. 1997 (47)	1	0	0
Smith et al. 1997 (48)	2	0	0
Holder et al. 1997 (49)	1	0	0
Rael et al. 1997 (50)	1	0	0
D'Alise et al. 1998 (51)	1	0	0
Kuether et al. 1998 (52)	1	0	0
Philips et al. 1999 (53)	6	0	0
Dowd et al. 1999 (54)	1	0	0
Gomez et al. 2000 (55)	1	0	0
Novak et al. 2000 (56)	1	0	0
Gesamt	47 (94%)	2 (4%)	1 (2%)

am nächsten Tag. Alle Patienten erhielten zusätzlich Heparin (Ziel PTT 1,5×Basiswert) und wurden nach Ende der Thrombolyse marcoumarisiert. Unter dieser Therapie wurde in allen Fällen eine Rekanalisation beobachtet; die dafür notwendige rtPA Dosis variierte zwischen 50 und 300 mg (Mittelwert 134 mg), während die Zeit bis zur Rekanalisation zwischen 8 und 43 h lag. Es traten zwei extrakranielle Blutungen (an der Punktionsstelle bei einem und im kleinen Becken bei einem weiteren Patienten, der transfusionspflichtig wurde).

Zwölf Patienten wurden im Rahmen der zweiten Studie behandelt (38). Eine rtPA Bolusgabe von 1 mg/cm Thrombus wurde gefolgt von einer kontinuierlichen Infusion von 1–2 mg/h. Heparin wurde parallel zur rtPA verabreicht (Ziel PTT 2×Basiswert). Die verwendete rtPA Dosis war deutlich niedriger als in der vorigen Studie (Mittelwert 43 mg, minimum 10, maximum 128 mg), während die Dauer der rtPA Infusion im Schnitt 30 h betrug (minimum 13, maximum 77 h). Eine komplette Rekanalisation wurde bei 6 Patienten beobachtet; diese wurde von einer kompletten Remission der klinischen Symptomatik in 5 und einer Besserung der Symptomatik in 1 Patienten begleitet. Eine inkomplette Rekanalisierung wurde bei 3 Patienten beobachtet; zwei davon zeigten eine komplette Remission der Symptomatik. Die dritte Patientin hatte ein bleibendes neurologisches Defizit, welches auf einen links-temporalen Infarkt – 9 Tage vor Lyse aufgetreten – zurückzuführen war. Keine Rekanalisation wurde erreicht in den anderen 3 Patienten. Eine Besserung der klinischen Symptomatik wurde bei einem dieser Patienten beobachtet. Eine Vergrößerung der vorbestehenden hämorrhagischen Transformation trat auf bei den übrigen 2 Patienten, und musste in einem Fall chirurgisch entlastet werden.

Zusammenfassend führt die lokale Therapie mit Urokinase und rtPA wahrscheinlich schneller und möglicherweise häufiger zur Rekanalisation von thrombosierten zerebralen Sinus oder Venen als Heparin; dies wurde jedoch bisher nicht im Rahmen kontrollierter Studien belegt. Obwohl die existierenden Daten heterogen sind, scheint die Thrombolyse auch häufiger mit hämorrhagischen Komplikationen assoziiert zu sein. Die Langzeitprognose einer mittels Antikoagulation behandelten SVT ist jedoch gut, insbesondere wenn die Behandlung frühzeitig nach Beginn der Symptome begonnen wurde (4, 6, 12, 39). Daher sollte eine Thrombolyse nur bei Patienten in Erwägung gezogen werden, die sich unter der Heparinisierung klinisch verschlechtern.

Literatur

1. Ribes MF (1825) Des recherches faites sur la phlebite. Revue Medicale Francaise Etrangere Journal de Clinique de l'Hotel-Dieu et la Charite de Paris 3:5–41
2. Warlow CP (1991) Textbook of neurology. Blackwell Science UK
3. Einhäupl KM, Villringer A, Meister W, Mehraein S, Garner C, Pellkofer M, Haberl R, Pfister H-W, Schmiedek P (1991) Heparin treatment in sinus venous thrombosis. Lancet 338:597–600
4. Ameri A, Bousser M-G (1992) Cerebral venous thrombosis. Neurol Clin 10:87–111
5. Bousser M-G, Chiras J, Bories J, Castaigne P (1985) Cerebral venous thrombosis – a review of 38 cases. Stroke 16:199–213
6. Daif A, Awada A, Al-Rajeh S, Abduljabbar M, Al Tahan A, Obeid T, Malibary T (1995) Cerebral venous thrombosis in adults. A study of 40 cases from Saudi Arabia. Stroke 26:1193–1195
7. Biousse V, Ameri A, Bousser MG (1999) Isolated intracranial hypertension as the only sign of cerebral venous thrombosis. Neurology 53:1537–1542
8. Buonanno FS, Moody DM, Ball RM (1982) CT scan findings in cerebral sinovenous occlusion. Neurology 12:288–292
9. Osborn AG, Anderson RE, Wing SD (1980) The false falx sign. Radiology 134:421–425

10. Rao KCVG, Knipp HC, Wagner EJ (1981) Computed tomographic findings in cerebral sinus and venous thrombosis. Radiology 140:391–398
11. Virapongse C, Cazenave C, Quisling R, Sarwar M, Hunter S (1987) The empty triangle sign: frequency and significance in 76 cases of dural sinus thrombosis. Radiology 162:779–785
12. Cantu C, Barinagarrementeria F (1993) Cerebral venous thrombosis associated with pregnancy and puerperium. Review of 67 cases. Stroke 24(12):1880–1884
13. Sze G, Simmons B, Krol G, Walker R, Zimmermann RD, Deck MD (1988) Dural sinus thrombosis: Verification with spin echo techniques. AJNR Am J Neuroradiol 9:679–686
14. Thron A, Wessel K, Linden D, Schroth G, Dichgans J (1986) Superior sagittal sinus thrombosis: Neuroradiological evaluation and clinical findings. J Neurol 233:283–288
15. Schaefer PW, Buonanno FS, Gonzalez RG, Schwamm LH (1997) Diffusion-weighted imaging discriminates between cytotoxic and vasogenic edema in a patient with eclampsia. Stroke 28:1082–1085
16. Keller E, Flacke S, Urbach H, Schild HH (1999) Diffusions- and perfusion-weighted magnetic resonance imaging in deep cerebral venous thrombosis. Stroke 30:1144–1146
17. Corvol JC, Oppenheim C, Manai R, Logak M, Dormont D, Samson Y, Marsault C, Rancurel G (1998) Diffusion-weighted magnetic resonance imaging in a case of cerebral venous thrombosis. Stroke 29:2649–2652
18. Röther J, Waggie K, Van Bruggen N, De Crespigny AJ, Moseley ME (1996) Experimental cerebral venous thrombosis: evaluation using magnetic resonance imaging. J Cereb Blood Flow Metab 16:1353–1361
19. Forbes KPN, Pipe JG, Heiserman JE (2001) Evidence for cytotoxic edema in the pathogenesis of cerebral venous infarction. AJNR Am J Neuroradiol 22:450–455
20. Manzione J, Newman GC, Shapiro A, Santo-Ocampo R (2000) Diffusion- and perfusion-weighted MR imaging of dural sinus thrombosis. AJNR Am J Neuroradiol 21:68–73
21. Mattle HP, Wentz KU, Edelman RR, Wallner B, Finn JP, Barnes P, Atkinson DJ, Kleefield J, Hoogewoud HM (1991) Cerebral venography with MRI. Radiology 178:453–458
22. Ayanzen RH, Bird CR, Keller PJ, McCully FJ, Theobald MR, Heiserman JE (2000) Cerebral MR venography: normal anatomy and potential diagnostic pitfalls. Am J Neuroradiol 21:74–78
23. Giraud P, Thobois S, Hermier M, Broussolle E, Chazot G (2001) Intravenous hypertrophic Paccioni granulations: differentiation from venous dural thrombosis. J Neurol Neurosurg Psychiatr 70:700–701
24. Liang L, Korogi Y, Sugahara T, Onomichi M, Shigematsu Y, Yang D, Kitajima M, Hiai Y, Takahashi M (2001) Evaluation of the intracranial dural sinuses with a 3D contrast-enhanced MP-RAGE sequence: prospective comparison with 2D-TOF MR venography and digital subtraction angiography. AJNR Am J Neuroradiol 22:481–492
25. Krayenbühl H (1954) Cerebral venous thrombosis. The diagnostic value of cerebral angiography. Schw Arch Neurol Neurochir Psychiatry 74:261–287
26. Vines FS, Davis DO (1971) Clinical radiological correlation in cerebral venous occlusive disease. Radiology 98:9–22
27. Martin JP, Sheehan HL (1941) Primary thrombosis of cerebral veins (following childbirth). BMJ 1:349–353
28. Stam J, Lensing AW, Vermeulen M, Tijssen JG (1991) Heparin treatment for cerebral venous and sinus thrombosis. Lancet 2;338:1154
29. De Bruijn SFTM, Stam J, for the Cerebral Venous Sinus Thrombosis Study Group (1999) Randomized, placebo-controlled trial of anticoagulant tratment with low-molecular-weight heparin for cerebral sinus thrombosis. Stroke 30:484–488
30. Research Committee of the British Thoracic Society (1992) Optimum duration of anticoagulation for deep-vein thrombosis and pulmonary embolism. Lancet 340:873–876
31. Schulman S, Rhedin A-S, Lindmarkker P, Carlsson A, Lärfars G, Nicol P, Loogna E, Svensson E, Ljungberg B, Walter H, Viering S, Nordlander S, Leijd B, Jönsson K-Å, Hjorth M, Linder O, Boberg J, Group tDoATS (1995) A comparison of six weeks with six months of oral anticoagulant therapy after a first episode of venous thromboembolism. N Engl J Med 332:1661–1665
32. Brucker AB, Vollert-Rogenhofer H, Wagner M, Stieglbauer K, Felber S, Trenkler J, Deisenhammer E, Aichner F (1998) Heparin treatment in acute cerebral sinus venous thrombosis: a retrospective clinical and MR analysis of 42 cases.Cerebrovasc Dis 8(6):331–337
33. Vines FS, Davis DO (1971) Clinical-radiological correlation in cerebral sinus occlusive disease. Radiology 98:9–22
34. Di Rocco C, Iannelli A, Leone G, Moschini M, Valori VM (1981) Heparin-urokinase treatment in aseptic dural sinus thrombosis. Arch Neurol 38(7):431–435
35. Scott JA, Pascuzzi RM, Hall PV, Becker GJ (1988) Treatment of dural sinus thrombosis with local urokinase infusion. Case report. J Neurosurg 68(2):284–287
36. Horowitz M, Purdy P, Unwin H, Carstens G, Greenlee R, Hise J, Kopitnik T, Batjer H, Rollins N, Samson D (1995) Treatment of dural sinus thrombosis using selective catheterization and urokinase. Ann Neurol 38:58–67
37. Kim S, Suh J (1997) Direct endovascular thrombolytic therapy for dural sinus thrombosis: infusion of alteplase. Am J Neuroradiol 18:639–645
38. Frey JL, Muro GJ, McDougall CG, Dean BL, Jahnke HK (1999) Cerebral sinus thrombosis. Combined intrathrombus rtPA and intravenous heparin. Stroke 30:489–494
39. Preter M, Tzourio C, Ameri A, Bousser MG (1996) Long-term prognosis in cerebral venous thrombosis. Follow-up of 77 patients. Stroke 27(2):243–246
40. Barnwell SL, Higashida RT, Halbach VV, Dowd CF, Hieshima GB (1991) Direct endovascular thrombolytic therapy for dural sinus thrombosis. Neurosurgery 28(1):135–142
41. Manthous CA, Chen H (1992) Case report: treatment of superior sagittal sinus thrombosis with urokinase. Conn Med 56(10):529–530
42. Tsai FY, Higashida RT, Matovich V, Alfieri K (1992) Acute thrombosis of the intracranial dural sinus: direct thrombolytic treatment. Am J Neuroradiol 13(4):1137–1141
43. Smith TP, Higashida RT, Barnwell SL, Halbach VV, Dowd CF, Fraser KW, Teitelbaum GP, Hieshima GB (1994) Treatment of dural sinus thrombosis by urokinase infusion. AJNR Am J Neuroradiol 15(5):801–807
44. Griesemer DA, Theodorou AA, Berg RA, Spera TD (1994) Local fibrinolysis in cerebral venous thrombosis. Pediatr Neurol 10(1):78–80
45. Gurley MB, King TS, Tsai FY (1996) Sigmoid sinus thrombosis associated with internal jugular venous occlusion: direct thrombolytic treatment. J Endovasc Surg 3(3):306–314
46. Spearman MP, Jungreis CA, Wehner JJ, Gerzten PC, Welch WC (1997) Endovascular thrombolysis in deep cerebral venous thrombosis. Am J Neuroradiol 18:502–506

47. Gerszten PC, Welch WC, Spearman MP, Jungreis CA, Redner RL (1997) Isolated deep cerebral venous thrombosis treated by direct endovascular thrombolysis. Surg Neurol 48(3):261–266

48. Smith AG, Cornblath WT, Deveikis JP (1997) Local thrombolytic therapy in deep cerebral venous thrombosis. Neurology 48(6):1613–1619

49. Holder CA, Bell DA, Lundell AL, Ulmer JL, Glazier SS (1997) Isolated straight sinus and deep cerebral venous thrombosis: successful treatment with local infusion of urokinase. Case report. J Neurosurg 86(4):704–707

50. Rael JR, Orrison WW Jr, Baldwin N, Sell J (1997) Direct thrombolysis of superior sagittal sinus thrombosis with coexisting intracranial hemorrhage. Am J Neuroradiol 18(7):1238–1242

51. D'Alise MD, Fichtel F, Horrowitz M (1998) Sagital sinus thrombosis following minor head injury treated with continuous urokinase infusion. Surg Neurol 49:430–435

52. Kuether TA, O'Neill O, Nesbit GM, Barnwell SL (1998) Endovascular treatment of traumatic dural sinus thrombosis: case report. Neurosurgery 42(5):1163–1166

53. Philips MF, Bagley LJ, Sinson GP, Raps EC, Galetta SL, Zager EL, Hurst RW (1999) Endovascular thrombolysis for symptomatic cerebral venous thrombosis. J Neurosurg 90(1):65–71

54. Dowd CF, Malek AM, Phatouros CC, Hemphill JC 3rd (1999) Application of a rheolytic thrombectomy device in the treatment of dural sinus thrombosis: a new technique. Am J Neuroradiol 20(4):568–570

55. Gomez CR, Misra VK, Terry JB, Tulyapronchote R, Campbell MS (2000) Emergency endovascular treatment of cerebral sinus thrombosis with a rheolytic catheter device. J Neuroimaging 10(3):177–180

56. Novak Z, Coldwell DM, Brega KE (2000) Selective infusion of urokinase and thrombectomy in the treatment of acute cerebral sinus thrombosis. Am J Neuroradiol 21:143–145

96–112
© Steinkopff Verlag 2003

W. Hacke, Heidelberg
M. Kaste, Helsinki
T. S. Olsen, Kopenhagen
J. M. Orgogozo, Bordeaux
J. Bogousslavsky, Lausanne
für das EUSI-Exekutive Komitee

Empfehlungen der Europäischen Schlaganfall-Initiative zur Versorgung und Behandlung des Schlaganfalls

Der vorliegende Artikel stellt eine Übersetzung der Empfehlungen zur Versorgung und Behandlung des Schlaganfalles der Europäischen Schlaganfall-Initiative (EUSI) dar.

Originalpublikation: Hacke W, Kaste M, Olsen TS, Orgogozo JM, Bogousslavsky J (2000) European Stroke Initiative Recommendations for Stroke Management. Cerebrovas Dis 10:335–351; ebenfalls erschienen in: J Neurol 247: 732–748; Europ J Neurol 6:607–623

Übersetzung: Dr. Wolf-Rüdiger Schäbitz und Nicola Hacke, Heidelberg

Mit freundlicher Genehmigung der Europäischen Schlaganfall-Initiative (EUSI) und des Karger Verlags, Basel

Summary This article summarises recommendations for management of stroke by the European Stroke Initiative (EUSI) on behalf of the European Stroke Council (ESC), the European Neurological Society (ENS) and the European Federation of Neurological Societies (EFNS).

Key words Stroke therapy – prevention – secondary prophylaxic – stroke units rehabilitation

Zusammenfassung Dieser Artikel fasst die Empfehlungen zur Behandlung des Schlaganfalls der Europäischen Schlaganfall-Initiative (EUSI) für das Europäische Schlaganfall-Council (ESC), die Europäische Neurologische Gesellschaft (ENS) und die Europäische Förderation Neurologischer Gesellschaften (EFNS) zusammen.

Schlüsselwörter
Schlaganfalltherapie –
Prevention –
Sekundärprophylaxe –
Stroke Units Rehabilitation

Organisation der Behandlung des Schlaganfalles: Ausbildung, Zuweisung, Notfallorganisation und Schlaganfallstationen

Schlaganfälle sind nach kardiovaskulären und Tumor-Erkrankungen die dritthäufigste Todesursache in den industrialisierten Ländern. Die Todesrate variiert von 63,5/100 000 in Europa (Männer, Schweiz, 1992) bis 273,4/100 000 in Russland (Frauen, Russland, 1991). Darüber hinaus stellen Schlaganfälle den wichtigsten Faktor für Morbidität und Langzeitbehinderung in Europa dar. Schlaganfälle verursachen zum Beispiel in Großbritannien 5% der Ausgaben des Nationalen Gesundheitssystems (Isard und Forbes 1992). Die durchschnittlichen Behandlungskosten für einen Schlaganfall lagen 1990 in Großbritannien bei etwa 7500 britischen Pfund und liegen in den meisten europäischen Ländern noch darüber (Forbes, 1993).

Die Behandlung des Schlaganfalles ist alles andere als befriedigend, obwohl in den letzten Jahren wesentliche Fortschritte erzielt wurden und Schlaganfälle zunehmend als medizinischen Notfälle wahrgenommen werden. Die akute-, postakute- und Rehabilitationsbehandlung von Schlaganfall-Patienten in Spezialabteilungen wie Schlaganfallstationen hat die Behandlung akuter ischämischer Schlaganfälle effektiv verbessert.

Die vorliegenden Empfehlungen zur Versorgung und Behandlung des Schlaganfalles stammen von der Europäischen Schlaganfall-Initiative, die aus drei europäischen neurologischen bzw. Schlaganfall-bezogenen Organisationen gebildet wird: der Europäischen Neurologischen Gesellschaft (ENS), der Europäischen Federation der Neurologischen Gesellschaft

(EFNS) und des Europäischen Schlaganfall-Council (ESC), die auch die Europäischen Schlaganfall-Konferenz repräsentiert.

Die vorliegenden Empfehlungen fassen etablierte und in Entwicklung befindliche therapeutische Maßnahmen zusammen und wurden verschiedenen Evidenzkategorien (levels of evidence; Loe) zugeordnet.

Ausbildung

Schlaganfall als medizinischer Notfall

Der Schlaganfall ist wie der Herzinfarkt oder die Lungenembolie als medizinischer Notfall zu behandeln. Für eine adäquate Erstversorgung des Schlaganfalles ist daher die medizinische Notversorgung einzuschalten (in Deutschland Notruf 112) und der Transport in ein Krankenhaus vorzunehmen, in dem eine qualifizierte akute Schlaganfallbehandlung gewährleistet ist. Aufgrund der „Harmlosigkeit" der Symptome, wie der schmerzlosen Lähmung, wird der Schlaganfall oft nicht als Notfall erkannt und viele Patienten und Angehörige zögern den Notruf abzusetzen. Weitere Gründe für die Verzögerung der Krankenhauseinweisung und der adäquaten Erstversorgung sind Fehldiagnosen der Sanitäter sowie die Primärbehandlung durch den Hausarzt (Kothari et al. 1997). Daher ist die Aufklärung der Öffentlichkeit über die Erstsymptome des Schlaganfalles und die daraus resultierende Notfallbehandlung als wichtigstes Ausbildungsziel anzusehen.

Das in der Erstversorgung tätige medizinische Fachpersonal wie Neurologen, Internisten, Hausärzte, Notärzte, Sanitäter sowie Schwestern und Pfleger sollten in der Wahrnehmung der Erstsymptome des Schlaganfalles geübt und in der Lage sein, Frühkomplikationen qualifiziert zu versorgen. Insbesondere die Sanitäter sollten in der Lage sein, eine Beurteilung des neurologischen Status des Patienten vorzunehmen, d. h. das Vorliegen einer Bewusstseinsstörung, einer Lähmung, eines Krampfanfalles, einer Aphasie oder anderer kognitiver Beeinträchtigungen zu beurteilen. Wichtig ist, dass sich diese Gruppen dessen bewusst sind, dass sie wichtige und kompetente Partner in der akuten Schlaganfallbehandlung sind.

Krankenhauseinweisung

Schlaganfallpatienten sollten in Kliniken aufgenommen werden, die über eine Schlaganfallstation oder Stroke Unit verfügen, wobei hierfür sogar ein weiterer Anfahrtweg in Kauf genommen werden kann. Schlaganfallstationen verfügen in der Regel neben spezialisiertem Fachpflegepersonal durchgehend über einen Neurologen sowie die Möglichkeit zur Durchführung einer kranialen Computertomographie (CCT). Obwohl alle Schlaganfallpatienten von einer Behandlung in Schlaganfallstationen profitieren (Langhorne und Dennis 1993), gibt es eine Untergruppe von Patienten die intensivmedizinisch behandelt werden und unverzüglich an eine entsprechende Neurologische Intensivstation weitergeleitet werden müssen.

Schlaganfallstationen

Die Behandlung auf einer Schlaganfallstation verglichen mit der in einer allgemeinen internistischen Klinik ist sehr effektiv und reduziert die Mortalität um 18–46%, Tod oder Abhängigkeit um 29% und die erforderliche Weiterbehandlung in einem Pflegeheim oder vollständige häusliche Pflege um 25% (Langhorne und Dennis 1993, Ronnig und Guldvog, 1998). Dieser Effekt ist unabhängig von Geschlecht und Alter der Patienten sowie vom Typ des Schlaganfalles (Stroke Unit Trialists Collaboration 1997).

Schlaganfallstationen sind spezialisiert auf die Behandlung von Schlaganfällen und charakterisiert durch multidisziplinäre Teamarbeit, die aus medizinischer und pflegerischer Versorgung, Physio- und Beschäftigungstherapie sowie Logopädie und Sozialarbeit besteht. Um optimale Behandlungserfolge zu gewährleisten, sollten Schlaganfallstationen in ein Netz medizinischer Nachbehandlungen eingebettet sein, zu denen Anschlussheilbehandlungen sowie die Durchführung der primären und sekundären Prävention durch die Hausärzte gehören. Dabei kommt es nicht unbedingt auf die Größe der Schlaganfallstation an, denn auch Schlaganfallstationen mit nur sechs Betten haben sich als effektiv bewiesen.

Es gibt folgende Kategorien von Schlaganfallstationen: 1. Die Schlaganfallstation für die Akutbehandlung in den ersten Tagen nach Symptombeginn. 2. Die kombinierte Schlaganfallstation, die eine Kombination von Akut- und Rehabilitationsbehandlung darstellt. 3. Die Rehabilitations-Schlaganfallstation, in der Patienten in der subakuten Phase nach Schlaganfall aufgenommen und auch rehabilitativ weiterbehandelt werden. 4. Ein mobiles Schlaganfall-Behandlungs-Team, das in der Regel in Krankenhäusern zur Anwendung kommt, die nicht über eine Schlaganfallstation verfügen. Von diesen Typen haben sich nur die kombinierte Schlaganfallstation aus Akut- und Rehabilitationsbehandlung und die Rehabilitations-Schlaganfallstation in kontrollierten randomisierten Studien als effektiv in der Verminderung von Todesfällen und Behinderung erwiesen.

Empfehlungen

1. Schlaganfallpatienten sollten in Schlaganfallstationen behandelt werden (*Loe I*).
2. Der Schlaganfall ist als medizinischer Notfall anzusehen und erfordert das für Notfälle erforderliche Versorgungs- und Behandlungsnetzwerk sowie öffentliche Aufklärung.
3. Bei Auftreten eines Schlaganfalls ist unverzüglich der medizinische Notfalldienst zu verständigen und eine Einweisung in ein qualifiziertes Zentrum zu veranlassen.

Versorgung in der Notaufnahme

Nach Aufnahme des Patienten in die Notaufnahme des Krankenhauses sind eine unverzügliche körperliche und neurologische Untersuchung des Patienten sowie weitere diagnostische Untersuchungen zu veranlassen. Eine schnelle Diagnosefindung ist essentiell, da für die weitere Therapie jede Minute zählen und das Zeitfenster des einzelnen Patienten sehr eng sein kann.

Verschiedene Faktoren können die frühe Behandlung im Krankenhaus verzögern, dazu gehören (1) Aufnahme-Protokolle, welche die Einweisung eines Patienten auf eine Normalstation vorsehen, (2) kein Zugang zu bildgebenden Verfahren in der Frühphase, (3) Nichterkennen eines Schlaganfalls als Notfall durch Mitarbeiter, (4) keine Möglichkeiten einen Schlaganfall zu behandeln und (5) keine Verfügbarkeit eines Neurologen oder eines in Schlaganfall erfahrenen Arztes in der Notaufnahme.

Eine effiziente Organisationsstruktur in der Notaufnahme und vorgefasste Protokolle für die Versorgung von Schlaganfallpatienten sind die Voraussetzung für eine standardisierte Patienten-Behandlung.

Die Aufnahme-Untersuchung beinhaltet in der Regel die Protokollierung der Atmungs-, Herz- und Kreislauffunktionen, eine Routine-Laboruntersuchung und einen venösen Zugang. Im Anschluss daran folgt eine symptomorientierte neurologische Untersuchung. Weitere diagnostische Maßnahmen sind erforderlich, um verschiedene Formen des Schlaganfalls wie ischämische oder hämorrhagische Infarkte bzw. Subarachnoidalblutungen zu unterscheiden und andere Hirnerkrankungen auszuschließen.

Zusatzuntersuchungen

Kraniale Computertomographie (CCT)

Mit Hilfe einer CCT-Untersuchung kann man sicher zwischen hämorrhagischen und ischämischen Schlaganfällen unterscheiden. Bereits 2 Stunden nach einem ischämischen Infarktereignis ist es möglich in der CCT Infarktzeichen zu erkennen (von Kummer et al. 1997). Ausgeprägte Infarktfrühzeichen in den ersten sechs Stunden nach dem Schlaganfall deuten auf eine massive Infarzierung mit einem entsprechend höheren Risiko einer sekundären Hämorrhagisierung oder Ödementwicklung hin. Hirnblutungen sind unmittelbar nach Auftreten in der CCT festzustellen, können aber im weiteren Verlauf an Größe zunehmen, sodass eine Kontroll-CCT erforderlich werden kann. Ein Großteil der Subarachnoidalblutungen kann ebenfalls mit Hilfe der CCT diagnostiziert werden. Für kleinere Läsionen im Bereich des Hirnstammes ist diese Methode allerdings nicht sehr sensitiv, wobei jedoch größere Infarkte im Kleinhirn oder der Brücke meistens noch feststellbar sind. Weiterhin dient die CCT zum Ausschluss anderer neurologischer Krankheiten die in ihrer klinischen Symptomatik Schlaganfällen ähneln können.

Kraniale Magnetresonanztomographie (MRT)

Die MRT, die verglichen mit der CCT die sensitivere Methode zur Diagnostik von Hirnparenchymläsionen ist, kann nicht überall zur Primärdiagnostik des Schlaganfalles eingesetzt werden. Moderne MRT-Techniken, wie Diffusions- und Perfusions-Untersuchungen, mit denen bereits Minuten nach Symptombeginn das spätere Infarktareal visualisiert werden kann, revolutionieren die Ischämiediagnostik in spezialisierten Zentren.

Ultraschall

Doppler- oder Duplex-Sonographie-Untersuchungen werden zur Diagnostik von Stenosen oder Verschlüssen der extra- und intrakraniellen Arterien sowie deren Kollateralen durchgeführt. Transthorakale oder transösophageale Echokardiographie-Untersuchungen dienen zur Detektion kardialer Emboliequellen und sollten zwar nicht in der Notaufnahme jedoch innerhalb von 24 Stunden nach Symptombeginn durchgeführt werden.

Elektrokardiographie- (EKG) und Laboruntersuchungen

Das EKG gehört zu den Standarduntersuchungen in der Notfallsituation und dient zur Diagnostik von Herzfehlern und Herzrhythmusstörungen. Laboruntersuchungen beinhalten Routineparameter des Blutbildes, der Gerinnung sowie der Elektrolyte.

> **Empfehlungen**
>
> 1. Die CCT ist die wichtigste und unverzüglich durchzuführende apparative Untersuchung bei Schlaganfallpatienten.
> 2. Die Erhebung von Routinelaborparametern, sowie EKG, Pulsoxymetrie und Röntgen-Thorax gehört zu den Basisuntersuchungen und muss bei jedem Schlaganfallpatienten durchgeführt werden.
> 3. Ultraschall-Untersuchungen der extra- und intrakraniellen Gefäße und des Herzens sowie kraniale MRT und spezielle Laboruntersuchungen dienen der Ursachenfindung des Schlaganfalls und sollten so früh wie möglich nach Symptombeginn durchgeführt werden, ohne allgemeine oder spezifische Therapiemaßnahmen zu verzögern.

Akute Schlaganfallbehandlung

Die akute Schlaganfallbehandlung setzt sich aus drei Bestandteilen zusammen: Erstens der Behandlung allgemein-medizinischer Parameter wie Blutdruck und Körpertemperatur, zweitens der spezifischen Behandlung, die aus einer Revaskularisierungs-Therapie oder Neuroprotektiva bestehen kann und drittens der Behandlung von neurologischen Komplikationen wie z. B. epileptischen Anfällen oder aber medizinischen Komplikationen wie z. B. Pneumonie, Dekubitus, tiefe Beinvenenthrombosen oder einer Lungenembolie.

Allgemeinmedizinische Behandlung

Monitoring vitaler neurologischer Funktionen in der Schlaganfall- oder Normalstation

Bei allen Schlaganfallpatienten sollten der neurologische Status und die Vitalfunktionen (Blutdruck, Puls, Temperatur) kontinuierlich oder diskontinuierlich kontrolliert werden. Zur Evaluierung des neurologischen Status sind validierte neurologische Skalen wie die NIH Stroke Scale, die Scandinavian Stroke Scale oder die Glasgow Coma Scale am besten geeignet. EKG-Monitoring ist bei Patienten mit bekannten Herzerkrankungen oder Herzrhythmusstörungen zu empfehlen. Blutdruckmonitoring kann mit repetitiver, automatischer, aufblasbarer Sphygmomanometrie bzw. mit einem mobilen 24-Stunden-Blutdruck-

Monitoring-Gerät durchgeführt werden. Meist reicht das konventionelle Blutdruck-Monitoring aus. Mit Hilfe der Pulsoxymetrie sollte der respiratorische Status des Patienten kontrolliert werden. Wo keine Pulsoxymetrie zur Verfügung steht, muss eine klinische Kontrolle der respiratorischen Funktionen durchgeführt werden. Ein zentralvenöser Katheter und zentralvenöse Druckmessung ist für Patienten mit schweren Schlaganfällen auf Spezialstationen sinnvoll. Über den zentralvenösen Katheter können das intravaskuläre Volumen, die Herzfunktion und die Compliance des venösen Systems ermittelt werden.

Bei den meisten Schlaganfallpatienten stehen die akuten neurologischen Symptome im Vordergrund, Behandlung und Prognose werden aber von den Begleiterkrankungen des Patienten bestimmt. Das Schlagwort „allgemeine Behandlung" bedeutet, optimale physiologische Parameter zu schaffen um mit den spezifischen Behandlungen beginnen zu können. Es gibt eine Übereinstimmung darüber, dass die Behandlung der allgemeinmedizinischen Probleme die Basis der Schlaganfallbehandlung ist (WHO Task force 1989; Brott und Reed 1989; Adams et al. 1994; Hacke et al. 1995; European Ad Hoc Consensus Group 1996).

Die medizinische Versorgung umfasst die respiratorische und kardiale Behandlung, den Ausgleich des Flüssigkeits- und Elektrolythaushaltes, Blutdruckkontrolle und -behandlung sowie die Behandlung erhöhten intrakraniellen Druckes. Zusätzlich gehören zur medizinischen Versorgung die Behandlung von epileptischen Anfällen, die Vorsorge und Behandlung von tiefen Beinvenenthrombosen und pulmonalen Embolien sowie Aspirationspneumonien, anderen Infektionen und Dekubitalgeschwüren.

Die meisten Autoren sind sich darüber einig, dass die adäquate Behandlung und Erhaltung der Vitalfunktionen nicht nur in Stroke Units, sondern auch auf Normalstationen die Basis aller therapeutischen Maßnahmen ist. Andererseits muss man bedenken, dass selbst die beim Schlaganfall vorgeschlagene Behandlung von Hypertension oder Hyperglykämie nie prospektiv untersucht wurde.

Respiratorische Funktion und Atemwegshygiene

Anzustreben ist eine adäquate Oxygenierung des arteriellen Blutes, die für den Metabolismus des kritisch perfundierten Hirngewebes in der Randzone des Infarktes, der sogenannten Penumbra, von entscheidender Bedeutung sein kann. Obwohl hierüber keine gesicherten Daten aus prospektiven klinischen Studien vorliegen, ist eine Oxygenierung über eine Nasensonde von 2–4l/O_2/min zu empfehlen.

Bei Patienten mit einem Hirnstamminfarkt, Hirnblutungen oder bei Patienten mit epileptischen Anfällen nach einem hemisphärischen Schlaganfall können die Atemwege betroffen sein. Eine manifeste pulmonale Dysfunktion wird manchmal bei Patienten mit vorbestehender COPD gefunden. Die Atmung kann besonders im Schlaf gestört sein.

In Fällen mit einem pathologischen Atemmuster z. B. infolge von ausgedehnten hämorrhagischen Infarkten sowie Hirnstamm- und Hemisphäreninfarkten oder beim bewusstlosen Patienten mit dem Risiko der Entwicklung einer Aspirationspneumonie, ist eine frühe endotracheale Intubation anzustreben. Vor einer solchen Entscheidung sind jedoch die allgemeine Prognose des Krankheitsverlaufes, interkurrierende Begleiterkrankungen sowie der vermutliche Wille des Patienten zu berücksichtigen. Die Überlebensrate intubierter Schlaganfallpatienten nach einem Jahr ist mit etwa einem Drittel besser als man aufgrund der schweren Krankheitsverläufe annehmen würde (Grotta et al. 1995, Steiner et al. 1997).

Kardiale Behandlung

Kardiale Arrhythmien und Endstreckenveränderungen im EKG, die die Kriterien eines akuten Myokardinfarktes aufweisen können, sind nach Schlaganfällen keine Seltenheit (Norris 1983). Nach einem Schlaganfall können die Herzenzyme erhöht sein (Kaste et al. 1978). Gelegentlich kann es nach Schlaganfällen zu akuten Myokardinfakten kommen, die klinisch kaum in Erscheinung treten und daher schwierig zu diagnostizieren sind (Furlan 1987). Ein EKG sollte aus diesen Gründen unverzichtbarer Bestandteil der Routinediagnostik bei Schlaganfallpatienten sein.

Bestandteil der Schlaganfallgrundversorgung ist weiterhin die Optimierung der kardialen Auswurfleistung bei hoch-normalen systemischen Blutdruckwerten. Der zentrale Venendruck sollte bei etwa 8–10 cm H_2O liegen und gilt als wichtiger Bilanzierungsparameter für Volumenüberlastungen oder -defizienz, die beide ungünstige Effekte auf die zerebrale Perfusion haben. Das intravasale Volumen ist stabil zu halten. Mit Hilfe inotroper Substanzen wie z. B. Dobutamin ist eine Verbesserung der kardialen Auswurfleistung zu erreichen, die zu einer erhöhten zerebralen Perfusion in Hirnarealen mit aufgehobener Autoregulation führen kann.

Die Behandlung von Herzrhythmusstörungen durch Medikamente, Kardioversion oder Herzschrittmacher sollte in der Regel in Zusammenarbeit mit Internisten oder Kardiologen erfolgen.

Blutdruckbehandlung

Da die Autoregulation des zerebralen Blutflusses in Arealen mit sich entwickelnden Infarkten aufgehoben sein und somit direkt vom systemischen Blutdruck abhängen kann, sind Blutdruckabfälle möglichst zu vermeiden. Schlaganfallpatienten haben allerdings meist einen erhöhten Blutdruck, sodass bei Patienten mit vorbestehender arterieller Hypertonie Blutdruckwerte von systolisch 180 mmHg und diastolisch von 100–105 mmHg zu tolerieren bzw. anzustreben sind. In allen anderen Fällen ist eine leichte hypertensive Kreislauflage wünschenswert (160–180/90–100). Blutdruckentgleisungen (systolisch über 220 mmHg, diastolisch über 120 mmHg) sollten jedoch medikamentös behandelt werden, wobei darauf zu achten ist, dass keine zu drastische Blutdrucksenkung vorgenommen wird.

Die Indikation für eine Blutdrucksenkung in der Akutphase der zerebralen Ischämie besteht vor allem bei interkurrierenden Erkrankungen wie beim akuten Myokardinfarkt, bei der Herzinsuffizienz, beim akuten Nierenversagen oder bei der akuten hypertensiven Enzephalopathie. Im Falle eines gesicherten hämorrhagischen Infarktes oder einer Subrarachnoidalblutung kann eine Blutdrucksenkung ebenfalls sinnvoll sein.

Die allgemein verbreitete Blutdrucksenkung mit Nifedipin p.o. sollte aufgrund des raschen und teilweise ausgeprägten Effektes nicht mehr praktiziert und durch Captopril 6,25–12,5 mg p.o. ersetzt werden!

Glukose-Stoffwechsel

Viele Schlaganfallpatienten sind Diabetiker. Eine bereits vorbestehende diabetische Stoffwechsellage kann sich während eines Schlaganfalles dramatisch verschlechtern und eine vorübergehende Insulinbehandlung erforderlich machen. Diese sollte ab 10 mmol/l konsequent durchgeführt werden, da es Hinweise dafür gibt, dass eine Hyperglykämie ungünstig für die weitere Prognose des Krankheitsverlaufes ist (Pulsinelli et al. 1983). Bis der Blutzucker bestimmt ist dürfen einem Schlaganfallpatienten keine kohlenhydratreichen Lösungen gegeben werden. Auch eine Hypoglykämie sollte durch Infusion einer 10–20% Glukoselösung ausgeglichen werden, am besten über einen zentralvenösen Zugang. Eine Hypoglykämie kann in seltenen Fällen auch die Symptome eines akuten Schlaganfalles imitieren.

Körpertemperatur

Erhöhte Körpertemperaturen vergrößern in experimentellen Studien das Infarktareal und sind bei Schlaganfallpatienten mit einer schlechteren Prognose verbunden (Castillo et al. 1998, Reith et al. 1996). Obwohl bislang keine kontrollierten klinischen Studien vorliegen, sollten Körpertemperaturen über 37,5 °C bei Schlaganfallpatienten mit antipyretischen Substanzen wie Paracetamol behandelt werden. Da Infektionen ein Risikofaktor für die Entwicklung von Schlaganfällen sind, und andererseits viele Patienten nach einem Schlaganfall eine Infektion entwickeln, ist auch ein frühzeitiger Einsatz von Antibiotika gerechtfertigt.

Kontrolle des Flüssigkeits- und Elektrolythaushaltes

Obwohl massive Elektrolytentgleisungen nach ischämischen Infarkten selten sind, sollte für einen ausgeglichenen Elektrolyt- und Flüssigkeitshaushalt gesorgt werden, der für eine normale Rheologie des Blutes erforderlich ist. Ein intravenöser Zugang ist zur regelmäßigen Blutkontrolle und zur Flüssigkeitszufuhr ebenfalls erforderlich. Die Elektrolyte sollten täglich kontrolliert und bei Bedarf entsprechend substituiert werden. Die Zufuhr von größeren Flüssigkeitsmengen oder hoch-osmolaren Flüssigkeiten erfordert in der Regel einen zentralvenösen Zugang.

Empfehlungen

1. Der neurologische Status und die Vitalfunktionen sollten überwacht werden.
2. Blutzucker und Körpertemperatur sollten regelmäßig kontrolliert und ausgeglichen werden (*Loe III*).
3. Der Elektrolytstatus sollte regelmäßig kontrolliert und ausgeglichen werden.
4. Bei Patienten mit schweren Schlaganfällen sind die Atemwege freizuhalten und eine zusätzliche Oxygenierung anzusteben (*Loe III*).
5. Arterieller Hypertonus bei Patienten mit Schlaganfällen sollte nicht behandelt werden, solange keine kritischen Blutdruckgrenzen überschritten werden (*Loe III*).

Spezifische Therapie

Thrombolyse

Die intravenöse thrombolytische Therapie mit recombinant tissue plasminogen activator (rtPA, 0,9 mg/kg/KG innerhalb eines 3-Stunden-Fensters) führt zu einem signifikant verbessertem *outcome* nach einem ischämischen Schlaganfall (National Institute of Neurological Disorders and Stroke, 1995). Darüber hinaus gibt es Hinweise, dass diese Therapieform bis zu 6 Stunden nach Symptombeginn für eine Untergruppe von Schlaganfallpatienten von Nutzen sein kann (Hacke et al. 1998). Die Lysetherapie mit rtPA ist in Nordamerika für die Behandlung des ischämischen Schlaganfalles innerhalb eines 3-Stunden-Fensters zugelassen, wobei in Europa noch Zweifel hinsichtlich des Nutzen/Risiko-Verhältnisses bestehen und bislang keine Zulassung erfolgte. Bei Patienten mit schweren Infarkten (NIH Stroke Scale >22) und ausgedehnten Infarktfrühzeichen kann die Lysebehandlung infolge des Risikos von Sekundärblutungen kontraindiziert sein (von Kummer et al. 1997). Allgemein sollte die Lysetherapie des Schlaganfalles nur in neurologischen Zentren durchgeführt werden, die Erfahrung mit der Frühdiagnose von Schlaganfällen und der Beurteilung von Infarktfrühzeichen haben.

Streptokinase sollte als intravenöses Lysetherapeutikum nicht mehr verwendet werden, da dieses mit einem deutlich erhöhten Blutungs-Risiko sowie blutungsassoziierten Todesfällen vergesellschaftet war (Multicenter Acute Stroke Trial, 1996).

Die intra-arterielle thrombolytische Behandlung mit Pro-Urokinase führte bei Patienten mit Verschlüssen der proximalen A. cerebri media in einer randomisierten Studie zu einer deutlichen Verbesserung des outcome, ist aber an interventionelle angiographische Techniken gebunden und somit nur spezialisierten Zentren vorbehalten (Furlan et al. 1999). Die intra-arterielle Behandlung von Basilarisverschlüssen mit Urokinase oder rtPA wird ebenfalls mit Erfolg an spezialisierten, interventionell-angiographisch tätigen Zentren eingesetzt (Hacke et al. 1988, Brandt et al. 1996).

Defibrogenierende Enzyme

Es konnte gezeigt werden, dass Ancrod, ein defibrinogenisierendes Enzym das Behandlungsergebnis nach akuten ischämischen Schlaganfällen verbessern kann, wenn es bis zu 3 Stunden nach Auftreten des Schlaganfalls für 5 Tage gegeben wird (Sherman 1999). Kürzlich wurde allerdings eine europäische Studie, die den Einsatz von Ancrod in einem 6-Stunden-Zeitfenster getestet hat, vermutlich aus Sicherheitsgründen vorzeitig abgebrochen.

Empfehlungen (für Zentren in denen Thrombolyse durchführbar ist)

1. Die intravenöse Behandlung mit rtPA wird innerhalb eines 3-Stunden-Fensters zur Behandlung ischämischer Hirninfarkte empfohlen (0,9 mg/kg/KG, Maximum von 90 mg, 10% der Gesamtdosis als Bolus, die restlichen 90% im Anschluss als Infusion über 60 Minuten) (*Loe I*).
2. Die intravenöse Behandlung des ischämischen Schlaganfalls mit rtPA nach 3 Stunden ist weniger effektiv, hat sich aber für eine Untergruppe von Patienten ebenfalls als wirksam erwiesen (*Loe I*).
3. Eine intravenöse Lysebehandlung sollte bei unklarem Symptombeginn nicht durchgeführt werden, dies schließt Schlaganfälle ein, die beim Aufwachen festgestellt werden (*Loe III*).
4. Die intravenöse Behandlung des ischämischen Schlaganfalls mit Streptokinase sollte aufgrund der schwerwiegenden Nebenwirkungen nicht durchgeführt werden (*Loe I*).
5. Es gibt keine Daten für die Wirksamkeit und Sicherheit von anderen intravenös applizierten thrombolytischen Substanzen.
6. Die intraarterielle Behandlung proximaler Stenosen der A. cerebri media mit pro-urokinase führte innerhalb eines 6-Stunden-Zeitfensters zu einer signifikanten Verbesserung des *outcome* und kann daher empfohlen werden (*Loe I*).
7. Die intraarterielle Behandlung akuter Basilarisverschlüsse mit Urokinase oder rtPA kann in darauf spezialisierten Zentren durchgeführt werden (*Loe IV*).
8. Ancrod kann das Behandlungsergebnis nach einem ischämischen Schlaganfall bedeutend verbessern, wenn es innerhalb von 3 Stunden gegeben wird (*Loe I*).

Thrombozytenaggregationshemmer

Eine Aspirin-Behandlung innerhalb von 48 Stunden nach einem Schlaganfall führt zu einer leichten Reduktion der Mortalität und Wiederauftretensrate von Schlaganfällen, wie in zwei großen randomisierten Studien gezeigt werden konnte (International Stroke Trial Collaborative Group 1997, Chinese Acute Stroke Trial 1999).

Frühzeitige Antikoagulation

Obwohl die intravenöse Heparin-Behandlung in der Akutphase des Schlaganfalles sehr verbreitet ist, haben keine Studien beweisen können, dass Heparin das *outcome* nach Schlaganfällen beeinflusst oder vor neuen Schlaganfällen schützt (Swanson 1999). Ob-

wohl es Hinweise auf ein besseres Behandlungsergebnis auf Verminderung von wiederholten Schlaganfällen gab wurden diese positiven Effekte durch eine erhöhte Rate an hämorrhagischen Komplikationen ausgeglichen. Die meisten Untersucher sind sich heute darüber einig, dass Heparin keine Standardtherapie für alle Schlaganfallsubtypen ist und auch nie sein wird. Vielmehr sollte die intravenöse Heparin-Behandlung deshalb nur bei Schlaganfallpatienten angewendet werden, die auch ein erhöhtes Risiko für embolische Infarkte besitzen. Kontraindikationen für eine Heparin-Behandlung bestehen aufgrund der Blutungskomplikationen bei großen Territorialinfarkten (>50% des Versorgungsgebietes der A. cerebri media), bei nicht einstellbarem Bluthochdruck und bei fortgeschrittenen mikrovaskulären Veränderungen des Gehirns.

Hämodilution

Es gibt keine Hinweise für eine Verbesserung des weiteren Krankheitsverlaufes nach Hämodilutionsbehandlung bei Schlaganfallpatienten (Strand et al. 1992, Italian Acute Stroke Study Group 1988, Scandinavian Stroke Study Group 1987).

Neuroprotektion

Bis heute konnte für kein Neuroprotektivum eine wirksame Behandlung des Schlaganfalles nachgewiesen werden.

Empfehlungen

1. Heparin oder Heparinabkömmlinge sollten für die Akutbehandlung des Schlaganfalles nicht verwendet werden, falls keine speziellen Indikationen vorliegen (*Loe I*).
2. Eine Vollheparinisierung kann bei bestimmten Fällen, in denen eine Emboliequelle vorliegt, indiziert sein, z.B. bei Vorhofflimmern und anderen kardialen Emboliequellen, arteriellen Gefäßdissektionen oder hochgradigen arteriellen Stenosen (*Loe IV*).
3. Eine Aspirin-Behandlung (100–300 mg/Tag) nach einen Schlaganfall kann allgemein empfohlen werden, wobei hierfür nicht notwendigerweise eine CCT durchgeführt werden muss (*Loe I*).
4. Eine Hämodilutions-Behandlung bzw. die Neuroprotektion nach Schlaganfällen kann zum jetzigen Zeitpunkt nicht empfohlen werden (*Loe I*).
5. Neuroprotektiva sind zur Behandlung des ischämischen Schlaganfalls nicht zu empfehlen.

⬛ Vorsorge und Behandlung von Komplikationen nach Schlaganfällen

Aspirationspneumonie

Eine der häufigsten Komplikationen in der Frühphase nach Schlaganfällen sind die Aspirationspneumonien (Horner 1988). Bakterielle Pneumonien verursachen 15–20% der Todesfälle nach einem Schlaganfall. Die Ursache hierfür ist in den bei Schlaganfallpatienten häufig vorkommenden Bewusstseinsstörungen, fehlenden Schutzreflexen und Schluckstörungen zu suchen. Abhilfe kann hier durch Versorgung über eine Nasensonde sowie durch Lagerung des Patienten und Physiotherapie geschaffen werden.

Harnwegsinfekte

Harnwegsinfekte stellen die häufigste Komplikation bei Schlaganfallpatienten dar, die oft durch die Verwendung von Transurethralkathetern induziert wird. Intermittierende Katheterisierungen sind aber gerade bei Patienten mit schweren Schlaganfällen schwierig durchzuführen und bergen die Gefahr der Bildung von Dekubitalgeschwüren. In solchen Fällen ist die Anlage eines suprapubischen Katheters und die Ansäuerung des Urins indiziert, was deutlich weniger Infektionsrisiken aufweist. Ein manifester Harnwegsinfekt sollte antibiotisch behandelt werden. Eine antibiotische Prophylaxe ist jedoch nicht nötig.

Lungenembolien und tiefe Beinvenenthrombosen

An Lungenembolien versterben bis zu 5% aller Schlaganfallpatienten unabhängig von der Prognose des Schlaganfalls. Dieses Risiko kann durch eine frühe Mobilisierung des Patienten und durch eine subkutane Heparinbehandlung reduziert werden. Daher wird eine Prophylaxe mit niedrig dosiertem Heparin (5000–7000 IU alle 12 Stunden subkutan) für bettlägerige Schlaganfallpatienten empfohlen. Zu bedenken ist jedoch, dass die Embolieprophylaxe das Auftreten von hämorrhagischen Komplikationen erhöht. Zur Prophylaxe von tiefen Beinvenenthrombosen sollte täglich eine Inspektion der unteren Extremitäten erfolgen, die normalerweise von einer krankengymnastischen Behandlung sowie dem Tragen von Kompressionsstrümpfen begleitet wird.

Dekubitalgeschwüre

Dekubitalgeschwüren wird am besten durch regelmäßiges Lagern des Patienten vorgebeugt. Für Hochrisikopatienten empfiehlt sich die Lagerung auf luft- oder flüssigkeitsgefüllten Matratzensystemen. Kann hierdurch keine befriedigende Rückbildung erreicht werden, ist eine antibiotische Behandlung und gegebenenfalls eine chirurgische Sanierung anzustreben.

Epileptische Krampfanfälle

Partielle bzw. fokale oder sekundär generalisierte epileptische Krampfanfälle können in der Akutphase von Schlaganfällen auftreten. Die Behandlung erfolgt zunächst mit Clonazepam (2 mg i.v.) oder Diazepam (10–20 mg i.v.) gefolgt von Phenytoin (oral oder i.v.) bzw. Carbamazepin.

Empfehlungen

1. Zur Prophylaxe von Lungenembolien und tiefen Beinvenenthrombosen ist eine subkutane Behandlung mit Heparin oder niedrig-molekularem Heparin indiziert; wodurch sich allerdings das Risiko intrakranieller Blutungen erhöht (*Loe I*).
2. Infektionen nach Schlaganfällen sollten adäquat antibiotisch behandelt werden. Aspirationspneumonien sollte durch Versorgung über eine Nasensonde vorgebeugt werden (*Loe IV*).
3. Eine Frühmobilisation von Schlaganfallpatienten ist zur Vorbeugung von Aspirationspneumonien, tiefen Beinvenenthrombosen und Dekubitalgeschwüren anzustreben (*Loe III*).
4. Epileptische Krampfanfälle bei Schlaganfallpatienten sollten unbedingt suffizient behandelt werden (*Loe III*).
5. Eine Prophylaxe mit Antikonvulsiva bei Schlaganfallpatienten die bislang keine Anfälle hatten wird nicht empfohlen (*Loe IV*).

⬛ Erhöhter intrakranieller Druck (ICP) und Hirnödem

Die Entwicklung eines Hirnödems beginnt 24–48 Stunden nach einem Schlaganfall und kompliziert häufig den weiteren Krankheitsverlauf. Inbesondere jüngere Patienten mit kompletten Mediainfarkten erleiden häufig massive Hirnschwellungen begleitet von intrakraniellen Druckanstiegen, die dann nach 2–4 Tagen zur Einklemmung und nachfolgend zum Tod führen können (Hacke et al. 1996). Die Prognose dieser Patientengruppe ist bei konservativer Therapie mit einer Mortalität bis 80% als sehr ungünstig einzuschätzen (Rieke et al. 1995, Hacke et al. 1996).

Konservative Therapie

Zur Grundversorgung von Patienten mit erhöhtem intrakraniellen Druck gehört die Oberkörperhochlagerung (30°), eine ausreichende Schmerzbehandlung sowie die Normalisierung der Körpertemperatur. Entwickelt sich unter diesen Maßnahmen eine Hirndrucksymptomatik, besteht der nächste Schritt in einer intravenösen Osmotherapie mit Glycerol (4×250 ml Glycerol 10% über 30–60 min) oder Mannitol (25–50 g Mannitol alle 3–6 Stunden). Auf hypotone und glukosehaltige Lösungen sollte in diesem Stadium als Flüssigkeitsersatz verzichtet werden. Weitere Behandlungsmöglichkeiten bestehen im Einsatz von kurz wirksamen Barbituraten wie Thiopental, die bei hohem ICP als Bolus verabreicht, schnell und effektiv den Hirndruck senken können. Hierbei ist allerdings zu beachten, dass eine Barbituratbehandlung ein Hirndruck- und EEG-Monitoring erfordert, da die Bolusbehandlung nicht selten deutliche Blutdruckabfälle induziert. Alternativ zur Barbituratbehandlung können Tris-(hydroxymethyl-)aminomethan Pufferlösungen verwendet werden, die allerdings nephrotoxische Nebenwirkungen haben. Kortikosteroide sind zur Behandlung des postischämischen Hirnödems nicht wirksam.

Hypothermie

Eine moderate Hypothermie von 33°–35 °C wurde von Schlaganfallpatienten ohne gravierende Nebenwirkungen toleriert und führte zu einer Reduktion der Mortalität nach schweren Mediainfarkten (Schwab et al. 1998). Dieses vielversprechende Therapieverfahren wird derzeit in kontrollierten prospektiven Studien untersucht.

Dekompressive Kraniektomie

Die dekompressive Kraniektomie reduziert bei raumfordernden Hemiphäreninfarkten die Mortalität von 80 auf 30% ohne die Anzahl schwer behinderter Überlebender zu erhöhen. Die großzügig anzulegende Trepanationslücke führt zu einer Druckentlastung von geschwollenem Hirngewebe und verbessert die zerebrale Perfusion durch Entfaltung von kollateralen Gefäßkreisläufen. Eine frühe Kraniektomie (innerhalb der ersten 24 Stunden), bevor die ersten Symptome einer Herniation aufgetreten sind, scheint noch günstiger zu sein und wird derzeit in einer prospektiven Multicenter-Studie untersucht (Rieke et al. 1995, Schwab et al. 1998).

Die dekompressive Kraniektomie wird als Therapiemethode der Wahl bei raumfordernden Kleinhirninfarkten angesehen, obwohl die Datenlage keineswegs eindeutiger ist als bei Hemisphäreninfarkten. Die dekompressive Kraniektomie reduziert bei komatösen Patienten mit raumfordernden Kleinhirninfarkten die Mortalität ebenfalls von 80 auf 30% (Heros et al. 1992, Rieke et al. 1993). Eine frühe Trepanation, noch bevor die ersten Symptome einer Einklemmung zu finden sind, ist wie bei supratentoriellen Hemisphäreninfarkten zu bevorzugen. Die Prognose der Überlebenden kann als sehr gut eingeschätzt werden, selbst wenn die Patienten zum Operationszeitpunkt bereits komatös waren. Es ist jedoch zu bedenken, dass es sich bei allen vorliegenden Studien um offene Fallserien handelt und nur eine Studie ein prospektives Design aufwies (Rieke et al. 1993). Daten aus kontrollierten und randomisierten Studien sind nicht verfügbar.

Empfehlungen

1. Die Osmotherapie ist indiziert bei Patienten, die Symptome infolge erhöhten intrakraniellen Druckes sowie Herniationszeichen entwickeln (*Loe III*).
2. Die Dekompressionsbehandlung wird bei raumfordernden zerebellären Infarkten mit Hirnstammkompression empfohlen (*Loe III*).
3. Die Dekompressionsbehandlung von Hemisphäreninfarkten wird ebenfalls empfohlen und ist nicht nur als lebensverlängernde Maßnahme anzusehen, sondern ermöglicht den Überlebenden trotz residualer neurologischer Symptome ein weitestgehend unabhängiges Leben (*Loe III*).

Rehabilitationsbehandlung des Schlaganfalls

Etwa die Hälfte aller Schlaganfallpatienten leidet unter signifikanten neurologischen Beeinträchtigungen, welche die Unabhängigkeit der Patienten einschränken, und 20% aller Patienten sind ganz auf fremde Hilfe angewiesen. Rehabilitation kann die Anzahl der Patienten, die nach einem Schlaganfall auf Hilfe angewiesen sind verringern.

Frührehabilitation

40% aller Schlaganfallpatienten benötigen eine aktive stationäre Rehabilitationsbehandlung, die so früh wie möglich beginnen sollte. Die Intensität des Rehabilitätsprogrammes hängt vom Zustand und vom Behinderungsgrad des Patienten ab. Bei bewusstlosen Patienten beugt eine passive Rehabilitationsbehandlung der Entwicklung von Kontrakturen und

Gelenkschmerzen sowie Dekubitalgeschwüren und Pneumonien vor. Alle Gelenke der gelähmten Seite sollten hierbei mindestens 3–4/Tage passiv durchbewegt werden. Wenn keine Bewusstseinsstörung vorliegt, sollte die Mobilisierung zum Stuhl oder Rollstuhl bereits 2–3 Tage nach einem Schlaganfall begonnen werden. Verlängerte Immobilisationsphasen und eine Hemiplegie erhöhen das Risiko für eine tiefe Beinvenenthrombose bzw. eine Lungenembolie.

Rehabilitationsprogramme

Jede Rehabilitationsbehandlung setzt eine genaue Evaluierung des Krankheitszustandes des jeweiligen Patienten voraus. Das betrifft intellektuelle Funktionen sowie das Vorliegen spezifischer kognitiver Defizite wie einer Aphasie, Agnosie und Apraxie, der Motivation und Stimmung, dem Ausmaß an Lähmungen, sensiblen Defiziten sowie von Sehstörungen. Weiterhin bestimmen finanzielle Belastungen, die Aussicht auf eine Rückkehr des Patienten in das Sozial- und Berufsleben sowie in die häusliche Umgebung, aber auch Sexualfunktion und Abhängigkeitsgrad den Erfolg der Rehabilitationsbehandlung bei jedem einzelnen Patienten.

Ein interdisziplinäres Schlaganfall-Rehabilitationsteam sollte daher auf die besonderen Probleme beim Schlaganfall spezialisiert sein und sich wie folgt zusammensetzen: (1) der schlaganfallerfahrene Arzt, (2) erfahrenes Pflegepersonal, (3) Physiotherapeuten, (4) Beschäftigungstherapeuten, (5) Logopäden, (6) Neuropsychologen, (7) Sozialarbeiter. Nicht alle Krankenhäuser können diese Teamstruktur anbieten, wobei jedoch bereits eine erfahrene Kerngruppe bestehend aus Ärzten, Pflegepersonal und Physiotherapeuten in der Lage ist ein effektives Rehabilitationsprogramm umzusetzen.

Der Fortschritt einer Rehabilitationsbehandlung sollte täglich überprüft werden. Auch die Familienangehörigen sollten Teil des Schlaganfallteams sein und konkret in das Rehabilitationsprogramm eingebunden werden. Sobald es der Zustand des jeweiligen Patienten erlaubt, sollten kurzfristige Aufenthalte im eigenen Hause gezielt zur Motivationsförderung in das Behandlungsprogramm integriert werden. Längerfristige Rehabilitationsbehandlungen sind meistens in einer Spezialklinik effektiver durchzuführen.

Die Rückbildungswahrscheinlichkeit neurologischer Symptome ist innerhalb von 3 Monaten nach einem Schlaganfall am größten und daher auch die beste Zeit für eine Rehabilitationsbehandlung. Aktive Rehabilitation sollte jedoch, solange sich eine objektive Verbesserung der Symptomatik erreichen lässt, durchgeführt werden.

Nach Besserung der Symptomatik und Abschluss der aktiven Rehabilitationsbehandlung sollte eine Langzeitbehandlung mit 15–20 physiotherapeutischen Sitzungen pro halbem Jahr eingeleitet werden und somit der erreichte funktionelle Status erhalten werden. Eine sekundäre Verschlechterung rechtfertigt eine erneute Intensivierung des Rehabilitationsprogrammes.

Das Ziel der Rehabilitationsbehandlung besteht weniger in einer Reduktion der neurologischen Symptome sondern soll Funktionalität und Unabhängigkeit der Patienten verbessern und die Versorgung im eigenen Hause ermöglichen. Ein verbessertes *outcome* nach einem Schlaganfall ist nicht nur für die spezifische Situation des einzelnen Patienten sondern auch unter ökonomischen Aspekten von Nutzen.

Empfehlungen

1. Eine Rehabilitationsbehandlung sollte früh nach einem Schlaganfall begonnen werden (*Loe I*).
2. Jeder Patient sollte die Möglichkeit einer Rehabilitationsbehandlung haben (*Loe III*).
3. Die Rehabilitationsbehandlung sollte von einem interdisziplinären Team durchgeführt werden (*Loe III*).

Primäre und sekundäre Prävention

Verschiedene Faktoren wie arterieller Hypertonus, Herzinfarkt, Vorhofflimmern, Diabetes mellitus, erhöhter Cholesterinspiegel, Rauchen und Alkoholabusus sind mit einem erhöhten Schlaganfall-Risiko assoziiert. Die primäre Prävention zielt auf eine Reduktion der Schlaganfallinzidenz in asymptomatischen Patienten, die sekundäre Prävention umfasst die Risikominimierung in Patienten, die bereits eine transiente ischämische Attacke oder einen Schlaganfall erlitten haben.

Arterieller Hypertonus

Der arterielle Hypertonus ist der am häufigsten vorbestehende Risikofaktor, dessen konsequente Behandlung deutlich das Risiko, einen Schlaganfall zu erleiden, reduzieren kann. Eine Meta-Analyse 14 randomisierter Studien zeigte eine signifikante 42%ige Schlaganfallreduktion bei diastolischer Blutdrucksenkung von nur 5–6 mmHg (Collins et al. 1990). Die konsequente systolische Blutdruckeinstellung <160 mmHg bei älteren Patienten (>60 Jahre) reduzierte die Schlaganfallinzidenz um 36% (SHEP Cooperative Research Group 1991). Die absolute Reduktion im Zeitraum von fünf Jahren betrug 30 Ereignisse/1000 Patienten. Alle Untersuchungen wurden mit klassischen Antihypertensiva wie Diuretika, Betablockern oder zuletzt ACE-Hemmern durchgeführt (HOPE Trial 2000). Obwohl bislang keine prospektiven Daten vorliegen, ist jedoch anzunehmen, dass ähnliche Effekte auch mit anderen Antihypertensiva wie AT-Rezeptorblockern, Clonidin oder Alpha-Rezeptorblockern erzielt werden können. Die optimale Blutdruckeinstellung ist nicht bekannt, es ist jedoch zu bedenken, dass eine zu radikale Blutdrucksenkung das Risiko kardiovaskulärer Komplikationen erhöht.

Diabetes Mellitus

Obwohl der Diabetes mellitus als unabhängiger Risikofaktor für das Auftreten eines Schlaganfalles gilt, ist nicht bekannt, ob eine konsequente Blutzuckereinstellung tatsächlich das Auftreten von Schlaganfällen verhindern kann. Patienten mit Typ-II-Diabetes, Sulfonylurie und/oder Insulinbehandlung wiesen vermehrt systemische mikro- nicht aber makrovaskuläre Komplikationen wie Schlaganfälle auf (UK Prospective Diabetes Study Group 1998).

Hypercholesterinämie

Obwohl ein klarer Zusammenhang zwischen erhöhten Serumcholesterinspiegeln und koronarer Herzkrankheit (KHK) besteht, ist die Situation beim Schlaganfall nicht eindeutig. In einer kürzlich durchgeführten Meta-Analyse fand sich keine deutliche Korrelation zwischen Serumcholesterinspiegel und Schlaganfallrisiko (Prospective Study Collaboration 1995). Das Risiko einen Schlaganfall zu erleiden war immerhin bei Herzinfarkt- bzw. KHK-Patienten um etwa 30% erniedrigt, die aufgrund einer Hypercholesterinämie mit Pravastatin behandelt wurden (Shepard et al. 1995, Plehn et al. 1999). Eine Meta-Analyse dieser Studien bestätigte die Reduktion von Schlaganfällen (31%) nach Statin-Behandlung, wobei sich allerdings kein Effekt auf fatal verlaufende Schlaganfälle nachweisen ließ (Blaw et al. 1997).

Nikotinabusus

Der Nikotinabusus stellt einen unabhängigen Risikofaktor für das Auftreten eines ischämischen Schlaganfalles bei Frauen und Männer dar (Abbott et al. 1986, Colditz et al. 1988). Dieses Risiko hängt von der Menge des Zigarettenkonsums ab und kann das 6fache von Nichtrauchern betragen. Eine Beendigung des Rauchens reduzierte das Risiko für das Auftreten von Schlaganfällen um etwa 50% (Colditz et al. 1988).

Alkoholgenuss

Während leichter Alkoholgenuss (2 Gläser Wein, 2 Flaschen Bier, 2 Gläser Schnaps) mit einem verringerten Risiko einen Schlaganfall zu erleiden einhergeht, ist schwerer Alkoholabusus mit einer deutlich erhöhten Inzidenz sowohl ischämischer als auch hämorrhagischer Schlaganfälle assoziiert (Sacco et al. 1999).

Körperliche Inaktivität

Körperliche Aktivität reduziert das Risiko einen Schlaganfall zu erleiden infolge günstiger Effekte auf das Köpergewicht, Blutdruck, Serumcholesterinspiegel und Glukosetoleranz (Lee et al. 1999). Unabhängig von diesen Faktoren ließ sich kein Einfluss auf die Schlaganfallinzidenz nachweisen.

Antithrombotische Behandlung

In mehreren großen klinischen Studien konnte ganz klar gezeigt werden, dass eine Aspirinbehandlung das Risiko kardiovaskulärer Erkrankungen vermindert. In der „British Male Doctor Study" erhielten 5139 Ärzte entweder 500 mg Aspirin täglich oder kein Aspirin. Zwischen diesen beiden Gruppen gab es keinen Unterschied hinsichtlich der Häufigkeit von Herzinfarkten, jedoch gab es mehr schwerwiegende Schlaganfälle in der Aspiringruppe (Peto et al. 1988). Bei genauer Betrachtung der Anzahl ischämischer und hämorrhagischer Schlaganfälle ist das Ergebnis wahrscheinlich auf eine größere Anzahl hämorrhagischer Schlaganfälle zurückzuführen.

In der randomisierten, doppel-blinden und Placebo-kontrollierten „Physicians Health Study", an der 22 071 Mediziner teilnahmen, reduzierte sich das Risiko einen Herzinfarkt zu erleiden um 44% nach kontinuierlicher Aspirinbehandlung (325 mg), während ein leicht erhöhter, nicht signifikanter Effekt auf die Schlaganfallinzidenz nachweisbar war (Steering Committee of the Physicians' Health Study Group 1989). Dieses Risiko bestand vor allem für die Untergruppe hämorrhagischer Schlaganfälle und war hier grenzwertig signifikant.

Kein erhöhtes Risiko einen Schlaganfall unter Aspirinbehandlung zu erleiden fand sich in der „Nurses' Health Study" (Manson et al. 1991). Auch hier war das relative Risiko einen Herzinfarkt zu erleiden verringert (0,68).

Empfehlungen

1. Eine sorgfältige Blutdruckkontrolle sollte Bestandteil der Gesundheitsvorsorge sein, wobei Blutdruckwerte von 145/85 mmHg entweder durch Änderung der Lebensumstände und/oder medikamentöse Behandlung anzustreben sind (*Loe I*).
2. Eine sorgfältige Kontrolle und Behandlung von Hyperglykämie und Hypercholesterinämie ist schon aufgrund der hierdurch induzierten Begleiterkrankungen zu empfehlen, auch wenn nicht zweifelsfrei gesichert ist, dass sich das Risiko einen Schlaganfall zu erleiden reduziert (*Loe III*).
3. KHK-Patienten mit erhöhten Serumcholesterinspiegeln sollten mit Statinen behandelt werden, da sich hierdurch die Inzidenz von Schlaganfällen senken lässt (*Loe II*). Vermutlich betrifft das auch Schlaganfallpatienten mit erhöhten Serumcholesterinspiegeln.
4. Nikotinabusus sollte beendet werden (*Loe II*).
5. Alkoholabusus sollte beendet werden, während moderater Alkoholgenuss akzeptiert werden kann (*Loe II*).
6. Regelmäßige körperliche Betätigung ist zu empfehlen (*Loe II*).
7. Eine Aspirinbehandlung reduziert bei asymptomatischen Patienten das Risiko einen Herzinfarkt nicht aber einen Schlaganfall zu erleiden (*Loe I*).

Antikoagulation: Vorhofflimmern

Die Schlaganfallrate pro Jahr bei Patienten mit Vorhofflimmern beträgt etwa 5%, wobei für verschiedene Subgruppen eine Variation von 0,5–12%/Jahr vorliegt. Eine Meta-Analyse der letzten klinischen Studien belegt, dass die Antikoagulation mit dem Vitamin-K-Antagonist Warfarin die Schlaganfallinzidenz um 70% reduziert (Laupacis et al. 1998). Die optimale Antikoagulation scheint zwischen einer Internationalen Normalisierten Ratio (INR) von 2,0–2,9 zu liegen, mit der die Inzidenzrate für ischämische und hämorrhagische Ereignisse 80% niedriger lag, verglichen mit einer INR<2 (European Atrial Fibrilation Study Group, 1995). Eine INR>5,0 war mit unakzeptablen Blutungskomplikationen verbunden, während eine INR<2,0 keinen signifikanten Schutz vor thrombembolischen Ereignissen bot.

Aspirin wurde in vier randomisierten Studien untersucht und ergab eine gemittelte Risikoreduktion von 21% für das Auftreten thrombembolischer Ereignisse verglichen mit Placebo (Hart et al. 1998). In zwei dieser Studien war Aspirin signifikant weniger effektiv als Warfarin.

Da das Risiko junger Patienten (<65 Jahre) mit Vorhofflimmern, ohne weitere kardiovaskuläre Erkrankungen, thrombembolische Ereignisse zu erleiden gering ist, können mit Aspirin oder gar nicht behandelt werden. Ältere Patienten (>65 Jahre) mit Vorhofflimmern ohne weitere Risikofaktoren, haben ein moderates Risiko und sollten mit Warfarin oder Aspirin behandelt werden. Eine Aspirindosis von 300 mg wurde bei Patienten mit Vorhofflimmern als effektiver Schutz vor thrombembolischen Ereignissen nachgewiesen.

Für Patienten älter als 75 Jahre sollte, um Blutungskomplikationen zu vermeiden, eine niedrigere Ziel-INR von 2,0 (1,6–2,5) erwogen werden. Diese Empfehlung ist jedoch wissenschaftlich nicht abgesichert.

Empfehlungen

1. Eine orale Langzeit-Antikoagulation (INR 2,0–3,0; Ziel-INR 2,5) ist für alle Patienten mit Vorhofflimmern indiziert, die ein erhöhtes Risiko für einen Schlaganfall besitzen (*Loe I*).
2. Junge Patienten (<65 Jahre) ohne kardiovaskuläre Erkrankungen, die nicht antikoaguliert werden können, sollten mit Aspirin behandelt werden (300 mg/Tag) (*Loe I*).
3. Obwohl nicht durch randomisierte Studien gesichert, können ältere Patienten (>65 Jahre) ohne Risikofaktoren antikoaguliert oder mit Aspirin (300 mg/Tag) behandelt werden (*Loe III*).
4. Obwohl noch nicht durch randomisierte Studien gesichert, sollten Patienten über 75 Jahre mit einer Ziel-INR von 2 (1,6–2,5) antikoaguliert werden, um das Risiko hämorrhagischer Komplikationen zu reduzieren (*Loe III*).

Chirurgische Behandlung asymptomatischer Stenosen der A. carostis

Die Resultate der Studien, welche die chirurgische Behandlung von Karotisstenosen asymptomatischer Patienten untersuchten, sind noch immer umstritten. Die größte dieser Studien, ACAS (Asymptomatic Carotid Atherostenosis Study), zeigte für Patienten mit einer asymptomatischen Karotisstenose größer als 60%, wenn diese chirurgisch angegangen wurde, eine Verminderung des relativen Risikos für einen ipsilateralen Schlaganfall von 53% in 5 Jahren.

Da jedoch die absolute Risikoreduktion gering war (5,9% in 5 Jahren) bei einer nur 11%igen Inzidenz ipsilateraler Schlaganfälle (2,3% jährlich), wird eine Behandlung asymptomatischer Patienten allgemein nicht empfohlen (Executive Committee for the Asymptomatic Carotid Athereosclerosis Study-ACAS, 1995). Zudem wurden diese Ergebnisse mit einer perioperativen Komplikationsrate (Schlaganfall oder Tod) von 2,3% erreicht. Die 5-Jahresergebnisse wurden auf der Basis von zwei Kontrolluntersuchungen erstellt, was die Reliabilität der Effekte verringert.

Empfehlungen

1. Eine operative Behandlung asymptomatischer Stenosen der A. carotis wird allgemein nicht empfohlen (*Loe II*), obwohl in besonderen Fällen eine Indikationsstellung gegeben sein kann.

Sekundare Prävention

Antithrombotische Behandlung

Aspirin ist das bestuntersuchte Medikament zur Schlaganfallprävention. Eine Meta-Analyse von 145 Studien mit insgesamt 51 144 Patienten ergab für Aspirin-behandelte Patienten eine 25%ige relative Risikoreduktion für einen späteren Schlaganfall (Antiplatelet Trialist Collaboration, 1994). Die optimale Aspirindosis ist allerdings ungeklärt, wobei niedrige Dosierungen (<160 mg) möglicherweise effektiver sein könnten als mittlere (160–325 mg) oder hohe (500–1500 mg) Dosierungen, da bei niedrigen Dosierungen die Prostacyclinsynthese der Gefäßwände nicht vollständig aufgehoben ist (Salt Collaborative Group, 1991). Der direkte Vergleich verschiedener Dosierungen zur Schlaganfallprävention ergab aber keine Unterschiede zwischen niedrigen und mittleren Dosierungen (Dutch TIA Trial Study Group, 1991) oder mittleren und hohen Dosierungen (UK-TIA Study Group, 1991). Daher werden von der Antiplatelet Trialist's Collaboration Dosierungen zwischen 160 und 325 mg/Tag empfohlen. Möglicherweise sind aber niedrige Dosierungen (50 mg/Tag) ähnlich effektiv (Diener et al. 1996).

Clopidogrel ist ein neuartiges Thienopyridin-Derivat, das chemisch mit Ticlopidin verwandt ist. In einer randomisierten Studie an 19 185 Patienten reduzierte Clopidogrel (75 mg) signifikant das Auftreten von Herzinfarkten, Schlaganfällen oder Tod infolge eines Gefäßereignisses um 8,7% gegenüber Aspirin (325 mg) (CAPRIE Steering Committee 1996). Clopidogrel war geringfügig aber signifikant effektiver als die mittlere Aspirindosis, kann somit als Medikament der ersten Wahl bei Patienten mit Kontraindikationen für Aspirin angesehen werden und scheint besser für Hochrisikopatienten geeignet zu sein.

Eine Kombination von Aspirin und Dipyrimidamol (50 mg + 400 mg täglich) zur sekundären Schlaganfallprävention ist der Monobehandlung mit Aspirin oder Dipyrimidamol signifikant überlegen: Das Risiko einen Schlaganfall zu erleiden reduziert sich in der Kombinationsgruppe um 37% verglichen mit 18,1% in der Aspiringruppe und 16,3% in der Dipyrimidamolgruppe (Europäische Schlaganfall-Präventionsstudie, ESPS II, Diener et al. 1996).

Empfehlungen

1. Die niedrige oder mittlere Aspirindosierung (50–325 mg täglich) ist als Mittel erster Wahl zur Schlaganfallprophylaxe anzusehen (*Loe I*). Alternativ ist die Kombination von Aspirin und Dipyrimidamol (25 mg + 200 mg/zweimal täglich) zu empfehlen (*Loe I*).
2. Clopidogrel ist etwas effektiver als Aspirin in der Prävention ateriosklerotischer Ereignisse (Kategorie I) und kann daher als Medikation erster Wahl empfohlen werden. Clopidogrel ist insbesondere für Hochrisiko-Patienten zu empfehlen bzw. wenn unter Aspirin neue ischämische Ereignisse auftreten oder Kontraindikationen für Aspirin vorliegen (*Loe III*).
3. Clopidogrel sollte bei Neueinstellungen aufgrund geringerer Nebenwirkungen Ticlopidin vorgezogen werden (*Loe I*). Patienten, die schon über einen längeren Zeitraum auf Ticlopidin eingestellt sind und dieses gut tolerieren, sollten unverändert weiterbehandelt werden, da die unter Ticlopidin am häufigsten auftretenden Nebenwirkungen (Neutropenie, Erythem) in der Regel bei Neueinstellungen vorkommen.
4. Patienten, die weder Aspirin noch Clopidogrel tolerieren, sollten mit Dipyrimidamol (2×200 mg täglich) behandelt werden (*Loe I*).

Antikoagulation nach kardio-embolischen Schlaganfällen

Eine orale Antikoagulation (INR 2–3) reduziert bei Schlaganfall-Patienten mit Vorhofflimmern das Risiko einen weiteren Schlaganfall zu erleiden (European Atrial Fibrillation Study Group, 1995). Eine orale Langzeit-Antikoagulation (INR 2–3) sollte weiterhin bei allen Patienten mit etablierten kardialen Emboliequellen durchgeführt werden: rheumatische Herzklappenerkrankungen, Herzinfarkt, Herzfehler, Kardiomyopathie, Herzrhythmusstörungen, offenes Foramen Ovale. Eine Antikoagulation ist auch bei Herzklappenersatz durchzuführen, wobei hier eine INR von 3–4 anzustreben ist.

Empfehlungen

1. Eine orale Antikoagulation (INR 2–3) ist bei Schlaganfällen infolge Vorhofflimmerns indiziert (*Loe I*).
2. Patienten mit Herzklappenersatz sollten ebenfalls antikoaguliert werden (INR 3–4)(*Loe III*).
3. Patienten mit kardio-embolischen Schlaganfällen sollten bei relevanten Emboliequellen ebenfalls antikoaguliert werden (INR 2–3) (*Loe III*).

Gefäßchirurgische Behandlung

Patienten mit einer symptomatischen Stenose der ipsilateralen A. carotis (>70%) profitieren von einer Karotis-Endarteriektomie (The North American Symptomatic Carotid Endarteriectomy Trial Collaborators NASCET, 1991, European Carotid Surgery Trialists Collaborative Group ECST, 1991). In der NASCET-Studie betrug die Risikoreduktion ipsilateraler Schlaganfälle nach zwei Jahren bei behandelten Patienten 17%. Eine perioperative Komplikationsrate von >2,1% kann dabei den Behandlungseffekt bereits reduzieren, eine Komplikationsrate von ungefähr 10% würde den Behandlungseffekt komplett aufheben. Obwohl die perioperative Komplikationsrate in der europäischen Studie deutlich höher lag (7,5% Todesfälle, behindernde Schlaganfälle nach >1 Woche), war immer noch eine signifikante absolute (6,5%) und relative (39%) Risikoreduktion ipsilateraler Schlaganfälle zu erreichen.

Bei behandelten symptomatischen Patienten mit einer <70%igen Stenose (50–69%) war eine absolute (6,5%) und relative (29%) Risikoreduktion ipsilateraler Schlaganfälle zu erreichen (NASCET-Studie, Barnett et al. 1998).

Endovaskuläre Gefäßbehandlung

Die endovaskuläre Gefäßbehandlung kann als wichtige Alternative zur gefäßchirurgischen Behandlung angesehen werden. Der Vorteil liegt in der geringen Invasivität, die keine Anästhesie erforderlich macht und kürzere Krankenhausliegezeiten erlaubt sowie der besseren Erreichbarkeit intrakraniell gelegener Stenosen. Besonders aussichtsreich erscheint die endovaskuläre Stent-Behandlung zuvor operierter Stenosen der A. carotis (Yadav et al. 1996). Solange jedoch keine kontrollierten Studien mit Langzeitverläufen vorliegen, die momentan in Vorbereitung sind, kann die endovaskuläre Gefäßbehandlung als experimentelle Alternative zur gefäßchirurgischen Behandlung von Stenosen der A. carotis in ausgewählten Zentren angesehen werden.

Empfehlungen

1. Die Karotis-Endarteriektomie ist indiziert bei symptomatischen Patienten mit Stenosen der A. carotis von 70–99% bei einer perioperativen Komplikationsrate >6% (*Loe I*).
2. Die Karotis-Endarteriektomie kann indiziert sein bei Stenosen der A. carotis von 50–69% bei Patienten ohne schweres neurologisches Defizit mit einer perioperativen Komplikationsrate >6%, wobei männliche Patienten mit Hemisphärensymptomen in der Vorgeschichte am meisten profitieren (*Loe I*).
3. Die Karotis-Endarteriektomie ist nicht indiziert bei Stenosen der A. carotis von >50% (*Loe I*).
4. Eine Karotis-Endarteriektomie sollte nicht in Zentren durchgeführt werden, die keine der NASCET- oder ECST-Studie vergleichbare perioperative Komplikationsrate aufweisen.
5. Die Karotis-Endarteriektomie kann für Patienten mit Stenosen zwischen 60–99% indiziert sein, insbesondere wenn ein niedriges Operationsrisiko (<3%) sowie eine Lebenserwartung von mindestens 5 Jahren vorliegt (*Loe II*).
6. Die endovaskuläre Gefäßbehandlung mit oder ohne Stent-Applikation kann für Patienten empfohlen werden, die Kontraindikationen für eine Operation aufweisen (*Loe IV*).
7. Die endovaskuläre Gefäßbehandlung mit oder ohne Stent-Applikation kann für Patienten empfohlen werden, deren Gefäßstenose chirurgisch schwierig zu erreichen ist (*Loe IV*).
8. Die endovaskuläre Stent-Behandlung kann für Patienten mit einer Rezidivstenose nach Karotis-Endarteriektomie indiziert sein (*Loe IV*).

Appendix

EUSI Members:
Markku Kaste, Helsinki, Finland (Chairman)
Julien Bogousslavsky, Lausanne, Switzerland representing the ENS
Otto Busse, Minden, Germany, representing the ESC
Eberhard Deisenhammer, Linz, Austria, representing the EFNS
Hubert Kwiecinski, Warszawa, Poland, representing the EFNS
Tom Skyhoj Olsen, Copenhagen, Denmark, representing the ENS
Jean-Marc Orgogozo, Bordeaux, France, representing the ESC
Werner Hacke, Heidelberg, Germany (Secretary)

This paper is approved and endorsed by the EFNS, ENS and ESC. (ENS = European Neurological Society; EFNS = European Federation of Neurological Societies; ESC = European Stroke Council).

Literatur

Abbott R, Yin Y, Reed D, Yano K (1986) Risk of stroke in male cigarette smokers. N Engl J Med 315:717–720

Aboderin I, Venables G (1996) For the PAN European Consensus Meeting on Strike Management: Stroke management in Europa. J Intern Med 240: 173–180

Adams H, Brott T, Crowell R, Furlan A, Gomez C, Grotta J, Helgason C et al (1994) Guidelines for the management of patients with acute ischemic stroke. A statement for healthcare professionals from a special writing group of the Stroke Council, American Heart Association. Stroke 25:1901–1914

Antiplatelet Trialists Collaboration (1994) Collaborative overview of randomised trials of antiplatelet therapy. I. Prevention of death, myocardial infarction, and stroke by prolonged antiplatelet therapy in various categories of patients. BMJ 308:81–106

Asplund K, Marké L-Å, Terént A, Gustafsson C, Wester P (1993) Costs and gains in stroke prevention: European perspective. Cerebrovasc Dis 3(suppl 1):34–42

Barnett H, Taylor W, Eliasziw M, Fox A, Ferguson G, Haynes R et al (1998) Benefit of endarterectomy in patients with symptomatic moderate or severe stenosis. N Engl J Med 339:1415–1425

Biller J, Feinberg W, Castaldo J, Whittemore A, Harbaugh R, Dempsey R, Caplan L et al (1998) Guidelines for carotid endarterectomy. A statement for healthcare professionals from a special writing group of the Stroke Council, American Heart Association. Stroke 97:501–509

Blaw G, Lagaay A, Smelt A, Westendorp R (1997) Stroke, statins and cholesterol: A meta-analysis of randomized, placebo-controlled, double-blind trials with HMG-CoA reductase inhibitors. Stroke 28:946–950

Brainin M (1997) European Federation of Neurological Societies Task Force (1997) Neurological acute stroke care: The role of European neurology: Eur J Neurol 4:435–441

Brandt T, von Kummer R, Müller-Küppers M, Hacke W (1996) Thrombolytic therapy of acute basilar artery occlusion: Variables affecting recanalization and outcome. Stroke 27:875–881

Brott T, Reed TL (1989) Intensive care for acute stroke in the community hospital setting. Stroke 20:694–697

Brott T, Fieschi C, Hacke W (1994) General therapy of acute ischemic stroke. In: Hacke W, Hanley DF, Einhäupl K, Bleck TP (eds) Neuro Critical Care. Springer, Berlin, pp 553–577

Cannegieter S, Rosendaal F, Witzen A, Van Der Meer F, Vandenbroucke J, Briët E (1995) Optimal oral anticoagulation therapy in patients with mechanical heart valves. N Engl J Med 333:11–17

CAPRIE Steering Committee (1996) A randomised, blinded trial of clopidogrel versus aspirin in patients at risk of ischaemic events (CAPRIE). Lancet 348:1329–1339

CAST (1999) Randomized placebo-controlled trial of early aspirin use in 20 000 patients with acute ischaemic stroke. CAST Chinese Acute Stroke Trial. Collaborative Group. Lancet 349: 1641–1649

Castillo J, Dávalos A, Marrugat J, Noya M (1998) Timing for fever-related brain damage in acute ischemic stroke. Stroke 29:2455–2460

Chamorro A, Vila N, Asaco C, Blanc R (1999) Heparin in stroke with atrial fibrillation. Arch Neurol 56:1098–1102

Colditz G, Bonita R, Stampfer M, Willett W, Rosner B, Speizer F et al (1988) Cigarette smoking and risk of stroke in middle-aged women. N Engl J Med 318:937–941

Collins R, Peto P, MacMahon S, Herbert P, Fiebach N, Eberlein K (1999) Blood pressure, stroke, and coronary heart disease. 2. Short-term reductions in blood pressure: Overview of randomised drug trials in their epidemiological context. Lancet 335:827–838

Diener H, Cunha L, Forbes C, Silvenius J, Smets P, Lowenthal A (1996) European stroke prevention study. 2. Dipyridamole and acetylsalicylic acid in the secondary prevention of stroke. J Neurol Sci 143:1–13

Diringer M, Ladenson P, Stern B, Schleimer J, Hanley D (1998) Plasma atrial natriuretic factor and subarachnoid hemorrhage. Stroke 19:1119–1124

Dutch TIA Trial Study Group (1991) A comparison of two doses of aspirin (30 mg vs 283 mg a day) in patients after a transient ischemic attack or a minor ischemic stroke. N Engl J Med 325:1261–1266

Einhäupl K, Diener C, Hacke W, Hennerici M, Ringelstein B (1999) Behandlung des akuten ischämischen Insults. Dt Ärztebl 17:1123–1130

European Ad Hoc Consensus Group (1996) European strategies for early intervention in stroke. Cerebrovasc Dis 6:315–324

European Atrial Fibrillation Study Group (1995) Optimal oral anticoagulation therapy with nonrheumatic atrial fibrillation and recent cerebral ischemia. N Engl J Med 333:5–10

European Carotid Surgery Trialists Collaborative Group (1991) MRC European Carotid Surgery Trial: Interim results for symptomatic patients with severe (70–99%) or with mild (0–29%) carotid stenosis. Lancet 337:1235–1243

Executive Committee for the Asymptomatic Carotid Atherosclerosis Study (ACAS) (1995) Endarterectomy for asymptomatic carotid artery stenosis. JAMA 273:1421–1428

Feinberg W, Albers G, Barnett H, Biller J, Caplan L, Carter L et al (1994) Guidelines for the management of transient ischemic attacks. From the Ad Hoc Committee on Guidelines for the Managment of Transient Ischemic Attacks of the Stroke Council of the American Heart Association. Circulation 89:2950–2965

Forbes J (1993) Cost of stroke. Scott Med J 38(suppl):1–4

Furlan A (1987) The Heart and Stroke. Springer, New York

Furlan A, Higashida R, Wechsler L, Schulz G (1999) PROACT II: Recombinant prourokinase (r-ProUK) in acute cerebral thromboembolism. Initial Trial Results. The PROACT II Investigators. Stroke 30:234

Gorelick P, Sacco R, Smith D, Alberts M, Mustone-Alexander L, Rader D et al (1999) Prevention of first stroke. A review of guidelines and a multidisciplinary consensus statement from the National Stroke Association. JAMA 281:1112–1120

Grau A, Buggle F, Heindl S, Steichen-Wiehn C, Banerjee T, Maiwald M, Rohlfs M et al (1995) Recent infection as a risk factor for cerebrovascular ischemia. Stroke 26:373–379

Grotta J, Pasteur W, Khwaja G, Hamel T, Hamel T, Fisher M, Ramirez A (1995) Elective intubation for neurologic deterioration after stroke. Neurology 45:640–644

Hacke W, Zeumer H, Ferbert A, Brückmann H, Del Zoppo G (1988) Intra-arterial thrombolytic therapy improves outcome in patients with acute vertebrobasilar occlusive disease. Stroke 19: 12166–12222

Hacke W, Stingele R, Steiner T, Schuchardt V, Schwab S (1995) Critical care of acute ischemic stroke. Intensive Care Med 21:856–862

Hacke W, Schwab S, Horn M, Spranger M, De-Georgia M, von Kummer R (1996) Malignant middle cerebral artery territory infarction: Clinical course and prognostic signs. Arch Neurol 53:309–315

Hacke W, Kaste M, Fieschi C, von Kummer R, Davalos A, Meier D, Larrue V et al (1998) Randomised double-blind placebo-controlled trials of thrombolytic therapy with intravenous alteplase in acute ischaemic stroke (ECASS II). Lancet 352:1245–1251

Hart R, Sherman D, Easton D, Cairns J (1998) Prevention of stroke in patients with nonvalvular atrial fibrillation. Views and reviews. Neurology 51:674–681

The Hemodilution in Stroke Study Group (1989) Hypervolemic hemodilution treatment of acute stroke. Results of a randomized multicenter trial using pentastarch. Stroke 20:317–323

Heros R (1992) Surgical treatment of cerebellar infarction. Stroke 23:937–938

The HOPE Investigators (2000) Effects of an ACE inhibitor, ramipril, on cardiovascular events in high-risk patients. NEJM 342:145–153

Horner J, Massey EW (1988) Silent aspiration following stroke. Neurology 38:317–319

Indredavik B, Slørdahl S, Bakke F, Roksetz R, Håheim L (1997) Stroke unit treatment: Long-term effects. Stroke 28:1861–1866

International Stroke Trial Collaborative Group (1997) The International Stroke Trial (IST) (1997) A randomised trial of aspirin, subcutaneous heparin, both, or neither among 19435 patients with acute ischaemic stroke. Lancet 349:1569–1581

Isard P, Forbes J (1992) The cost of stroke to the National Health Service in Scotland. Cerebrovasc Dis 2:47–50

Italian Acute Stroke Study Group (1988) Haemodilution in acute stroke: Results of the Italian haemodilution trial. Lancet 8581:318–321

Kaste M, Somer H, Konttinen A (1978) Heart type creatine kinase isoenzyme (CK MB) in acute cerebral disorders. Br Heart J 40:802–805

Kothari R, Hall K, Brott T, Broderick J (1997) Early Stroke Recognition: Developing an out-of-hospital NIH Stroke Scale. Acad Emerg Med 4:986–990

von Kummer R, Allen K, Holle R, Bozzao L, Bastianello S, Manelfe C, Bluhmki E et al (1997) Acute stroke: Usefulness of early CT findings before thrombolytic therapy. Radiology 205:327–333

Langhorne P, Williams B, Gilcrist B (1993) Do stroke units safe lifes? Lancet 342:395–398

Laupacis A, Albers G, Dalen J, Dunn M, Jacobson A, Singer D (1998) Antithrombotic therapy in atrial fibrillation. Chest 114:579–589

Lee I, Hennekens C, Berger K, Buring J, Manson J (1999) Exercise and risk of stroke in male physicians. Stroke 30:1–6

Manson J, Stampfer M, Colditz G, Willett W, Rosner B, Speizer F et al (1991) A prospective study of aspirin use and primary prevention of cardiovascular disease in women. JAMA 266:521–527

Multicenter Acute Stroke Trial – Europe Study Group (1996) Thrombolytic therapy with streptokinase in acute ischaemic stroke. N Engl J Med 335:145–150

National Institute of Neurological Disorders and Stroke (1995) rt-PA Stroke Study Group (NINDS): Tissue plasminogen activator for acute ischemic stroke. N Engl J Med 333:1581–1587

Norris J (1983) Effects of cerebrovascular lesions on the heart. Neurol Clin 1:87–101

North American Symptomatic Carotid Endarterectomy Trial Collaborators (NASCET) (1991) Beneficial effect of carotid endarterectomy in symptomatic patients with high-grade carotid stenosis. N Engl J Med 325:445–453

Pan European Consensus Meeting on Stroke (1997) Management, Helsingborg, Sweden, 8–10 November 1995 (abstracts) Neurol Neurochir Pol 31 (suppl 1):1–40

Peto R, Gray R, Collins R, Wheatley K, Hennekens C, Jamrozik K et al (1988) Randomised trial of prophylactic daily aspirin in British male doctors. Br Med J 296:313–316

Plehn J, Davis B, Sacks F, Rouleau J, Pfeffer M, Bernstein V et al (1999) Reduction of stroke incidence after myocardial infarction with pravaslatin: The cholesterol and recurrent events (CARE) study. Circulation 99:216–233

Prospective Studies Collaboration (1995) Cholesterol, diastolic blood pressure and stroke. 13000 strokes in 450000 people in 45 prospective cohorts. Lancet 346:1647–1653

Pulsinelli W, Levy D, Sigsbee B, Scherer P, Plum F (1983) Increased damage after ischemic stroke in patients with hyperglycemia with or without established diabetes mellitus. Am J Med 74:540–544

Reith J, Jørgensen H, Pedersen P, Nakayama H, Raaschou H, Jeppesen L, Olsen T (1996) Body temperature in acute stroke: Relation to stroke severity, infarct size, mortality and outcome. Lancet 347:422–425

Rieke K, Krieger D, Adams H-P, Aschoff A, Meyding-Lamade U, Hacke W (1993) Therapeutic strategies in space-occupying cerebellar infarction based on clinical, neuroradiological and neurophysiological data. Cerebrovasc Dis 3:45–55

Rieke K, Schwab S, Krieger D, von Kummer R, Aschoff A, Schuchardt V, Hacke W (1995) Decompressive surgery in space-occupying hemispheric infarction: Results of an open, prospective trial. Crit Care Med 23(9):1576–1587

Ringleb PA, Bertram M, Keller E, Hacke W (1998) Hypertension in patients with cerebrovascular accident: To treat or not to treat? Nephrol Dial Transplant 13:2179–2181

Rønnig O, Guldvog B (1998) Stroke units versus general medical wards. I. Twelve and eighteen-month survival. A randomized, controlled trial. Stroke 29:58–62

Sacco R, Elkind M, Boden-Albala B, Lin I, Kargmann D, Hauser W et al (1999) The protective effect of moderate alcohol consumption on ischemic stroke. JAMA 281:53–60

Saito I, Segawa H, Shiokawa Y, Taniguchi M, Tsutsumi K (1987) Middle cerebral artery occlusion. Correlation of computed tomography and angiography with clinical outcome. Stroke 18:863–868

Scandinavian Stroke Study Group (1987) Multicenter trial of hemodilution in acute ischemic stroke. I. Results in the total patient population. Stroke 18:691–699

SALT Collaborative Group (1991) Swedish aspirin lowdose trial (SALT) of 75 mg aspirin as secondary prophylaxis after cerebrovascular ischaemic events. Lancet 228:1345–1349

Schwab S, Schwarz S, Spranger M, Keller E, Bertram M, Hacke W (1998) Moderate hypothermia in the treatment of patients with severe middle cerebral artery infarction. Stroke 29:2461–2466

SHEP Cooperative Research Group (1991) Prevention of stroke by antihypertensive drug treatment in older persons with isolated systolic hypertension: Final results of the Systolic Hypertension in the Elderly Program (SHEP). JAMA 365:3255–3264

Shepherd J, Cobbe S, Ford I, Isles C, Lorimer A, Macfarlane P et al (1995) Prevention of coronary heart disease with pravastatin in men with hypercholesterolemia. N Engl J Med 333:1301–1307

Sherman D, for the STAT Writers Group (1999) Defibrinogenation with Viprinex (ancrod) for the treatment of acute, ischemic stroke. Stroke 30:234

Steering Committee of the Physicians' Health Study Research Group (1989) Final report of the ongoing physicians health study. N Engl J Med 321:129–135

Steiner T, Mendoza G, De Georgia M, Schellinger P, Holle R, Hacke W (1997) Prognosis of stroke patients requiring mechanical ventilation in a neurological critical care unit. Stroke 28:711–715

Strand T (1992) Evaluation of long-term outcome and safety after hemodilution therapy in acute ischemic stroke. Stroke 23:657–662

Stroke Units Trialists Collaboration (1997) A systematic review of the randomised trials of organised impatient (stroke unit) care after stroke. Br Med J 314: 1151–1159

Swanson R (1999) Intravenous heparin for acute stroke. What can we learn from the megatrials? Neurology 52:1746–1750

UK Prospective Diabetes Study (UKPDS) Group (1998) Intensive blood-glucose control with sulphonylureas or insulin compared with conventional treatment and risk complications in patients with type 2 diabetes (UKPDS 33) Lancet 352:837–853

UK-TIA Study Group (1991) The United Kingdom transient ischaemic attack (UK-TIA) aspirin trial: Final results. J Neurol Neurosurg Psychiatry 54:1044–1054

WHO Task Force on Stroke and Other Cerebrovascular Disorders (1989) Recommendations on stroke prevention, diagnosis, and therapy. Report of the WHO Task Force on Stroke and Other Cerebrovascular Disorders. Stroke 20: 1407–1431

Yadav J, Roubin G, King P, Iyer S, Vitek J (1996) Angioplasty and stenting for restenosis after carotid endarterectomy, initial experience. Stroke 27: 2075–2079